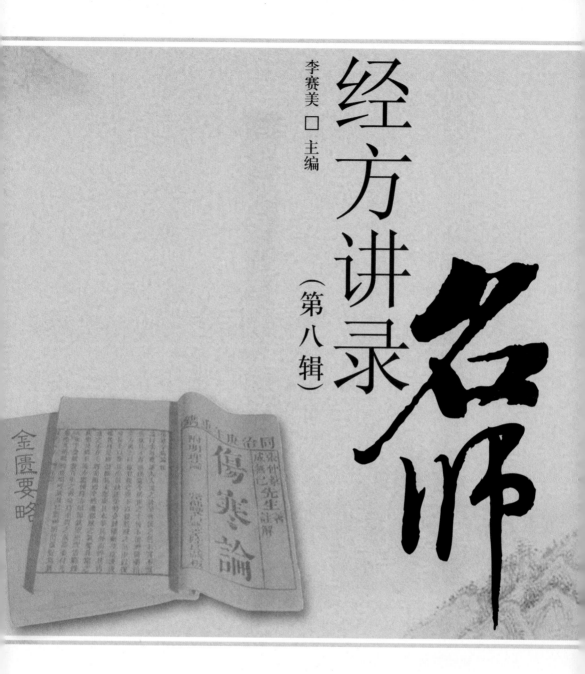

李赛美 □ 主编

经方讲录

（第八辑）

名师

金匮要略

伤寒论

中国中医药出版社

·北京·

图书在版编目（CIP）数据

名师经方讲录．第八辑/李赛美主编．—北京：中国中医药出版社，2020.5
ISBN 978-7-5132-6015-2

Ⅰ.①名… Ⅱ.①李… Ⅲ.①经方-文集 Ⅳ.①R289.2-53

中国版本图书馆 CIP 数据核字（2019）第 288737 号

中国中医药出版社出版

北京经济技术开发区科创十三街 31 号院二区 8 号楼
邮政编码 100176
传真 010-64405750
保定市西城胶印有限公司印刷
各地新华书店经销

开本 710×1000 1/16 印张 16 彩插 1 字数 274 千字
2020 年 5 月第 1 版 2020 年 5 月第 1 次印刷
书号 ISBN 978-7-5132-6015-2

定价 78.00 元
网址 www.cptcm.com

社 长 热 线 010-64405720
购 书 热 线 010-89535836
维 权 打 假 010-64405753

微信服务号 zgzyycbs
微商城网址 https://kdt.im/LIdUGr
官 方 微 博 http://e.weibo.com/cptcm
天猫旗舰店网址 https://zgzyycbs.tmall.com

如有印装质量问题请与本社出版部联系（010-64405510）

名 师 经 方 讲 录

编委会

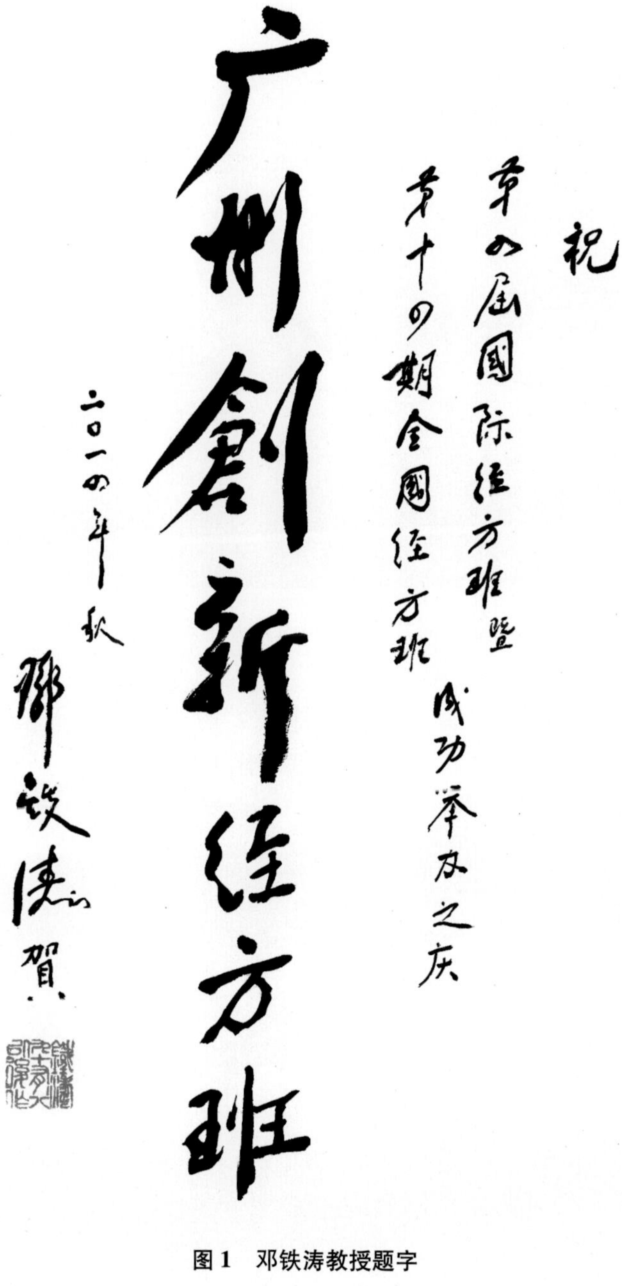

广州創新经方班

祝

第八届国际经方班暨

第十四期全国经方班

成功举办之庆

二〇一四年秋

邓铁涛贺

图1　邓铁涛教授题字

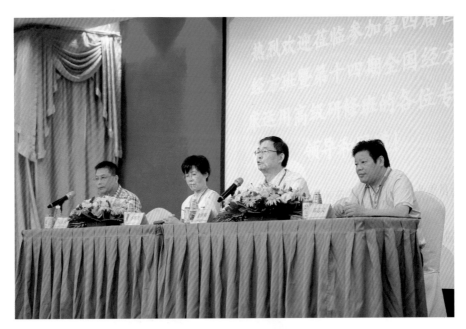

图 2　第四届国际经方班（东莞班）开幕式金世明副会长致辞

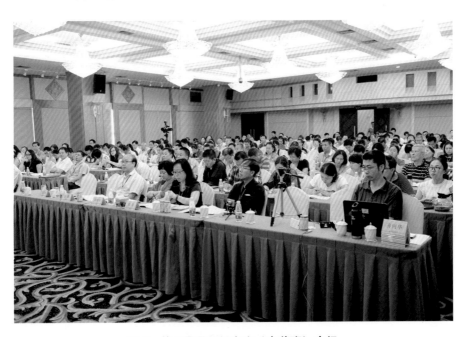

图 3　第四届国际经方班（东莞班）会场

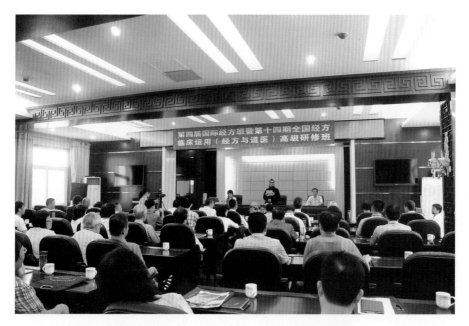

图 4　第四届国际经方班（武当山班）开幕式

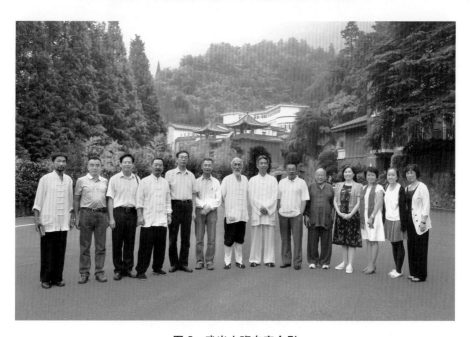

图 5　武当山班专家合影

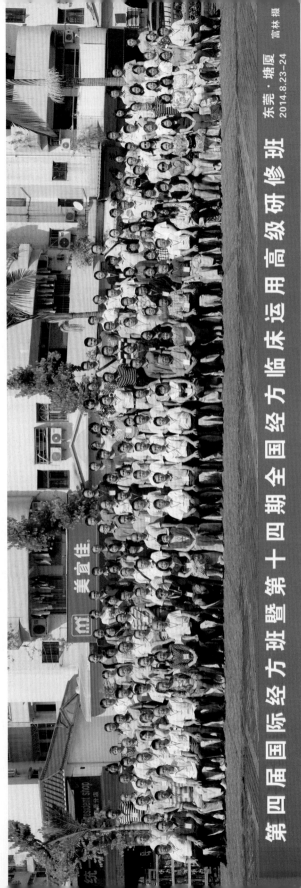

图6 第四届国际经方班（东莞班）合影

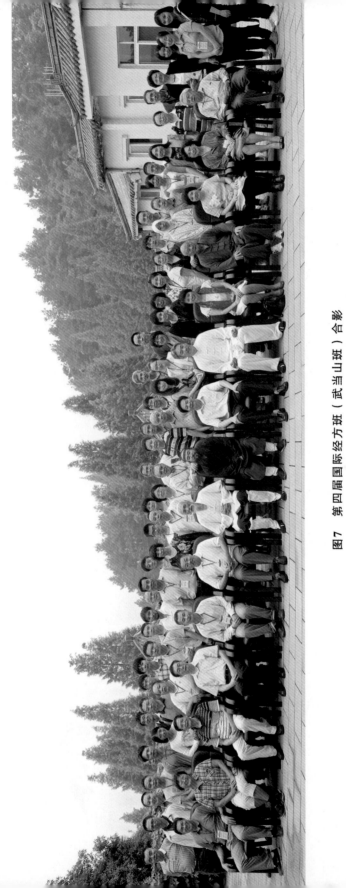

图 7 第四届国际经方班（武当山班）合影

前 言

 由国家中医药管理局主管，广东省中医药学会、广州中医药大学第一附属医院主办，武当道教医药研究院、东莞市中医学会、东莞市塘厦医院、香港注册中医师学会、香港中医骨伤学会、台湾财团法人张仲景文教基金会，以及新加坡中医师公会、马来西亚中医师公会共同承办的国家级继续教育项目"第四届国际经方班暨第十四期全国经方临床运用（经方与道医）高级研修班"，分别于 2014 年 8 月 16~17 日在湖北省十堰市武当山、8 月 23~24 日广东省东莞市举行，来自中国大陆、港澳台及东南亚等国家和地区 300 余名学员参加这次经方班，感受经方与道医之魅力。

 本届经方班立足临床与理论，立足思路与技巧，见解独到，富于启迪，论道也问术；同时突出学院派，东南西北，广播福种，汇聚当前仲景学术研究领域十分活跃而又享有口碑的名师大家，颇具少壮派、实力派风格。研修班理论与临床结合，面向基层，面向临床，面向世界，大气场，大智慧，吸引了 300 余名海内外经方学子参会，尤其是广东省及全国优才班学员全程参与。规模虽小，但师生层次高、研修内容实、授课品质精是本次经方班的鲜明特色。

 中医学作为中国优秀传统文化重要组成部分，与道同源同根，道与德、道与养生也是一脉相承的。将中医学放置于道之境遇来思考，寻根寻流，自形之上到形之下，切磋、探讨、对话与分享，使人思路更开阔，真是别有洞天。

 其实，在武当山办经方班还有一段故事：广东某公司老总汪博士因患慢性支气管炎多年，常因劳累出现胸闷、呼吸不利，曾有退休放弃工作的想法。后经朋友介绍于我调治，病情明显改善，体力渐增，重燃工作激情，甚至想到办一所慈善医院，为大众服务。得知我是伤寒论课程教授，特地购买《伤寒论》教材学习，阅读数遍，越学越有味道。年逾六旬，且已获得经济学、数学双博士的他，对中医学、对张仲景特别崇拜，曾产生读中医博士的念头。得知我正筹备第四届国际经方班，特别提出在武当山办班的请求，并给予全力资助。真是缘分！国际经方班海外学员多，对中国道教也十分感兴趣，我们随即决定第四届国际经方班以"道与中医"为主题。这在经方班研究内容与境界拓展上又迈出了新的一步。后来得知，汪博士还是武当山高人，修炼多年，武术特别棒！在武当山开班时一睹风采，令人叫绝。

在东莞开班，也是出于缘分。东莞塘厦医院是李可老先生学术传承临床基地。2011年甲流流行时，李老在首届国际经方班曾提出此病属中医"寒疫"，用小青龙汤的治疗思路。相关方案实施并获得令人信服的疗效就是在这所医院完成的。因为李老，我结识了其弟子阮永队院长，并得知该院虽为西医院，但中医科办得红红火火，在当地很有口碑。将国际经方班办在东莞塘厦医院，办在李可老先生的学术传承基地，可谓薪火相传，生生不息，意义非凡。这也是对李可老先生最好的缅怀和告慰。

还有一个故事要特别与大家分享：李士懋先生作为开篇第一位演讲长者，正值他出席国家中医药管理局在北京人民大会堂举行的第二届国医大师表彰大会，未能亲临现场授课，但李老早已将讲稿发来会务组；2015年8月1日再请先生出席广州中医药大学经典临床研究所举办的"中医经典理论防治技术特色班"，由于身体原因，先生遂推荐其工作室三位高徒王四平教授、杨阳博士后、牛广斌主任前来交流，分享先生平脉辨证思辨体系，乌梅丸、寒痉汤临床经验和学术见解，让人茅塞顿开。第三次是通过微信向李老致谢的同时，衷心邀请先生能出席2016年第六届国际经方班。当时先生在病床上表示非常愿意来年再聚，弥补前两次的遗憾。然而天妒英才，李士懋先生于2015年10月25日在河北保定仙逝，享年79岁。时隔1年余，竟天地绝别！回想曾三次邀请先生授课，但均未成行，十分遗憾和不甘！谨在第五届国际经方班书稿中特将李老讲稿补上，留下珍迹，激励后学，告慰英灵！"三请三憾，留后世一叹"！衷心希望是书出版让后学获得少许心灵慰藉！谨向先生三跪拜三鞠躬！祝先生天堂安息！

每年开班都有故事，有感动，有背景，更为重要的是大批"经粉"、一大批"中医铁杆"们在期盼、在支持、在呵护，在共同的中医路上不断提携和推动。讲师团的名师们不辞劳苦，一腔热血，倾囊相授，让每一位学员都学有所成，满载而归。经方班于中医之道、中医之德本身就是最好的诠释！衷心感谢各位教授、各位学友同道！衷心感谢所有支持经方班的领导和朋友们！

最后借武当山王泰科道长对经方班学员赠言共勉之："名山名水出名人，因名而名，莫图名；高师高徒授高道，得高且高，莫自高。"认认真真传承经典，踏踏实实治病救人。谨以此为序。

李赛美

2017 年春节于广州中医药大学三元里校区

目 录

第四届国际经方班（东莞班）

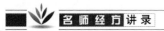

第四届国际经方班（武当山班）

第四届国际经方班
（东莞班）

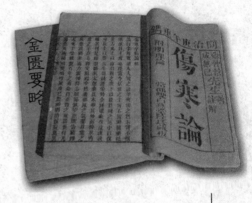

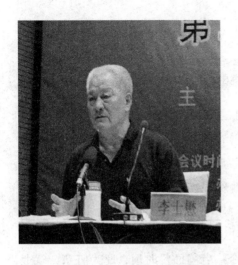

【名师简介】

李士懋 第二届国医大师。河北中医学院教授、主任医师、博士生导师，北京中医药大学博士生导师，中国中医科学院传承博士后导师，国家药品审评专家，第二、三、四、五批全国老中医药专家学术经验继承工作指导老师。1962年毕业于北京中医学院，同年分配到大庆石油总医院工作；1979年调至河北中医学院任教。2008年被评为河北省首届十二大名中医。从事中医临床52年，擅治心脑血管病及疑难杂病，临床疗效较好。获河北省科技厅科技进步三等奖1项，河北中医药学会著作一等奖1项，主持国家"十一五""十二五"支撑计划课题各1项。出版《脉学心悟》《濒湖脉学解索》《温病求索》《相濡医集》《汗法临证发微》《溯本求源平脉辨证》《李士懋、田淑霄脉学心得》等学术著作12部，发表学术论文114篇。

【名师专题】

论乌梅丸的临床应用

河北中医学院　李士懋教授

皆云乌梅丸驱蛔治久利，余亦从之。而有些医家却言，乌梅丸为厥阴篇主方，其义我多年不解，后对此下了番功夫，渐有所悟，应用亦有拓宽。

一、我对乌梅丸的理解

（一）《伤寒》《金匮》关于乌梅丸的记述

乌梅丸于《伤寒论》《金匮》中凡二见。

《伤寒论》第338条云："伤寒脉微而厥，至七八日肤冷，其人躁无暂安时者，此为脏厥，非蛔厥也。蛔厥者，其人当吐蛔。令病者静，而复时烦者，此为脏寒，蛔上入其膈，故烦，须臾复止，得食而呕，又烦者，蛔闻食臭出，其人常自吐蛔。蛔厥者，乌梅丸主之。又主久利。"

《金匮》云："蛔厥者，当吐蛔，令病者静而复时烦，此为脏寒，蛔上入其膈，故烦，须臾复止，得食而呕，又烦者，蛔闻食臭出，其人常自吐蛔。蛔厥者，乌梅丸主之。"

乌梅丸组成、制法及服法如下。

乌梅三百个，细辛六两，干姜十两，黄连十六两，当归四两，附子六两（炮，去皮），蜀椒四两（出汗），桂枝（去皮）六两，人参六两，黄柏六两。

上十味，异捣筛，合治之，以苦酒渍乌梅一宿，去核，蒸之五斗米下，饭熟捣成泥，和药令相得，内臼中，与蜜杵二千下，丸如梧桐子大。先食饮服十丸，日三服，稍加至二十丸。禁生冷、滑物、臭食等。

从上述经文中，可提出一系列问题。

1. 脏厥与蛔厥的关系

传统观点认为，脏厥与蛔厥是病机不同的两个并立的病名。脏厥是独阴无阳的脏寒证，而蛔厥是寒热错杂证。其理由是脏厥的临床表现为"脉微而厥，至七八日肤冷，其人躁无暂安时者，此为脏厥"。此显系但寒无热之阳衰证。蛔厥是寒热错杂证，理由是蛔厥者烦，烦从火、从热，故蛔厥属寒热错杂证。乌梅丸是寒热并用之方，故乌梅丸治蛔厥，而不治脏厥。所以，后世将乌梅丸局限于治蛔厥及久利，而把"乌梅丸为厥阴篇之主方"这一重要论断湮没了。

我认为脏厥与蛔厥，虽病名不同，然病机一也。脏厥是独阴无阳，本质为脏寒无疑；蚘厥，仲景亦言"此为脏寒"。二者既然皆为脏寒，病机是相同的，也就没有本质的差别。脏厥言其病名，脏寒乃其病机。脏厥与蚘厥的不同，就在于是否吐蚘。在脏寒的基础上，有吐蚘一症者，曰蚘厥；无吐蚘者，曰脏厥。

2. 寒热错杂形成的机理

肝为刚脏，内寄相火，心包亦有相火。相火者，辅君火以行事，随君火以游行全身。当肝寒时，阳气馁弱，肝失升发、疏达之性，则肝气郁。当然，这种肝郁，是因阳气馁弱而郁，自不同于情志不遂而肝气郁结者，此为实，彼为虚。既然阳气虚馁而肝郁，则肝中相火也不能随君游行于周身，亦为郁，相火郁则化热。这就是在阳气虚馁的脏寒基础上，又有相火内郁化热，因而形成了寒热错杂证。正如尤在泾所云："积阴之下，必有伏阳。"治疗这种寒热错杂证，因其前提是厥阴脏寒，故乌梅丸中以五味热药温肝阳；人参益肝气，乌梅、当归补肝体；连柏清其相火内郁之热，形成补肝且调理寒热之方。

蚘厥可在脏寒的基础上形成寒热错杂证，脏厥就不能在脏寒的基础上形成寒热错杂证吗？当然亦可，故亦应以乌梅丸主之。

前云脏寒是独阴无阳证，不应有热。独阴无阳，是言厥阴脏寒的病机。厥阴之脏寒，自不同于少阴之脏寒。肾为人身阳气之根，而其他脏腑的阳气，乃阳气之枝杈。若独阴无阳，必肾阳已亡，根本已离，此为亡阳证，当用四逆汤回阳。若肾阳未亡，仅某一脏腑的阳气衰，犹枝杈阳衰，根本未竭，未至亡阳。所以，肝的脏寒与肾亡阳的脏寒是不同的，不应混淆。既然阳未亡，则馁弱之阳必郁而化热，同样形成寒热错杂证。所以，蚘厥有寒热错杂，而脏厥同样有寒热错杂，二者本质相同，皆当以乌梅丸主之。据此可知，乌梅丸不仅治吐蚘之蚘厥，亦治脏厥，故称乌梅丸为厥阴病之主方。

厥阴病，为何易出现阳气馁弱之脏寒证？这是由厥阴的生理特点所决定的。肝主春，肝为阴尽阳生之脏，寒乍尽，阳始生，犹春之寒乍尽，阳始萌。阳气虽萌而未盛，乃少阳、弱阳。若春寒料峭，则春之阳气被戕而不升，生机萧索；若人将养失宜，或寒凉克伐，或药物损伤，皆可戕伤肝始萌之阳而形成肝寒。肝寒，则相火内郁，于是形成寒热错杂。

5

3. 厥阴篇的实质

俗皆谓厥阴篇驳杂,实则井然有序。厥阴病的本质是肝阳虚,导致寒热错杂。肝中之阳,乃春生少阳之气,始萌未盛,故易受戕伐而肝阳馁弱,形成脏寒。然又内寄相火,相火郁而化热,于是形成寒热错杂之证。

厥阴篇提纲证,即明确指出厥阴病寒热错杂的本质。"厥阴之为病,消渴,气上撞心,心中疼热,饥而不欲食,食则吐蛔,下之利不止"。此提纲证,即是寒热错杂。消渴、气上撞心、心中疼热三症,乃相火内郁而上冲所致;饥而不欲食,食则吐蛔,下之利不止,则为脏寒之征,此即寒热错杂。既为寒热错杂,则有寒化与热化两途,故厥阴篇中通篇皆是围绕寒热进退之演变而展开阐述。如何判断其寒热进退?仲景提出 4 点主要指征。

一是厥热之胜复:厥阴篇从第 326~381 条,共 56 条。第 326~329 条论厥阴提纲证及欲愈的脉、时、证。第 330~357 条以手足厥几日及热几日,判断寒热之进退、转化。若但厥不热,则为独阴绝阳之死证。若但热不厥,乃病从热化。其中,瓜蒂散、茯苓甘草汤、麻黄升麻汤等,乃厥阴篇肢厥之鉴别条文。

二是下利:第 358~375 条以下利为指征,判断厥阴病之寒热胜复。热化者便脓血,主以白头翁汤;热入阳明下利谵语者,主以大承气汤;寒化者,阳虚下利清谷,主以通脉四逆汤。

三是呕哕:第 376~381 条以呕哕判断寒热之进退。第 359 条为寒热错杂之呕,主以干姜黄芩黄连人参汤。寒化而呕者,主以四逆汤、吴茱萸汤;阳复而脏病移腑者,小柴胡汤主之。

四是以脉之阴阳,判断寒热之进退,散见于全篇。

其他如咽痛、饮食、烦躁、汗出等,亦皆用以判断寒热之进退。

由此可见,厥阴篇的实质是在脏寒的基础上,形成寒热错杂证。既然寒热错杂,就有寒化、热化两途,因而厥阴病全篇,皆是以不同指征,从不同角度,判断寒热之进退,井然有序。

4. 乌梅丸的方义

俗皆以乌梅丸仅治蛔厥,故在解释乌梅丸方义时,皆奔蛔虫而来,曰蚘"得酸而安，得辛则伏，得苦而下"。此解失去了乌梅丸的真谛。

厥阴篇的本质是因肝阳虚而形成寒热错杂证，治之亦应在温肝的基础上调其寒热，寒热并用，燮理阴阳。所以，乌梅丸中以附子、干姜、川椒、桂枝、细辛五味热药温阳、益肝之用，人参益肝气，乌梅、当归补肝之体，连柏泻其相火内郁之热，遂形成在补肝为主的基础上，寒热并调之方。

乌梅丸实由数方组成。蜀椒、干姜、人参乃大建中之主药，大建中脏之阳；附子、干姜，乃四逆汤之主药，功能回阳救逆；肝肾乃相生关系，子寒未有母不寒者，故方含四逆，亦虚则补其母；当归、桂枝、细辛，含当归四逆汤主药，因肝阳虚，阳运痹阻而肢厥，以当归四逆汤；芩、连、参、姜、附，寓泻心之意，调其寒热，复中州斡旋之功、升降之职。乌梅丸集数方之功于一身，具多种功效，共襄扶阳调寒热，使阴阳臻于和平，故应用广泛。若囿于驱蚘、下利，乃小视其用耳。

因厥阴病的实质是寒热错杂，其演变有寒化、热化两途，故厥阴全篇都是讨论寒热转化问题。寒热错杂者，有寒热多少之别，故有乌梅丸、麻黄升麻汤、干姜黄芩黄连人参汤；寒化者，有轻重之殊，方有当归四逆汤、吴茱萸汤、四逆汤等；热化有白虎、承气、白头翁汤，栀子豉汤等。

（二）我对乌梅丸的应用

厥阴病的实质是肝阳馁弱，形成寒热错杂之证。肝阳馁弱，则肝用不及，失其升发、疏泄、条达之性，因而发生广泛的病证。

肝的疏泄功能，主要体现在下列几个方面。

1. 人的生长壮老已整个生命过程，皆赖肝之春生少阳之气的升发疏泄。犹自然界，只有春之阳气升发，才有夏长、秋收、冬藏。无此阳，则生机萧索，生命过程必将停止、终结。

2. 调畅全身之气机。升降出入，无器不有，升降息，则气立孤绝；出入废，则神机化灭。周身气机之调畅，皆赖肝之升发疏泄。百病皆生于郁，实由肝郁而发。肝阳虚，肝即郁，木郁而导致五郁。当然，五郁有虚实之分。

3. 人身血的运行、津液的输布代谢、精的排泄、月经来潮、浊物排泄等，皆赖肝的升发疏泄。

4. 木能疏土，促进脾胃的运化功能，促进胆汁的生成与排泄。

5. 调畅情志。肝藏魂、主谋虑，胆主决断，肝与人之情志紧密相关。

6. 肝藏血，调节周身之血量及血的循行。

7. 肝与胆相表里，肝主筋、爪，开窍于目，在液为泪。

8. 肝经所循行及络属各部位的病变。

9. 奇经八脉皆附隶肝肾，故奇经病多与肝相关。

10. 肝为罢极之本。

肝具广泛功能，故肝失舒启、敷和之性，则必然影响上述各项功能，发生广泛病变。而厥阴篇中只限于肝阳馁弱而产生的寒热错杂之病变，实为肝病的一小部分，并非肝病之全部。如肝热生风，内窜心包，下汲肾水，入营入血及真阴耗竭等，皆未论及。温病补其不足，实为仲景德镇之功臣。凡肝阳馁弱，寒热错杂而发生的上述各项功能失常，皆可用乌梅丸为主治之，因而大大扩展了乌梅丸的应用范围。

（三）乌梅丸的应用指征

1. 脉弦按之减，此即肝馁弱之脉。弦脉亦可兼濡、缓、滑、数、细等，只要弦而按之无力，统为肝之阳气馁弱之脉。

2. 症见由肝阳虚所引发的症状，只要有一二症即可。

两条具备，即可用乌梅丸加减治之。

二、案例

例一：寒热错杂

冀某，女，54 岁，工人。1993 年 9 月 17 日初诊。

寒热往来 5 年余，昼则如冰水浸，自心中冷，寒栗不能禁；夜则周身如焚，虽隆冬亦必裸卧，盗汗如洗。情志稍有不遂，则心下起包块如球，痞塞不通，胸中憋闷，头痛，左胁下及背痛。能食，便可。年初经绝。脉沉弦寸滑。曾住院 11 次，或诊为绝经期综合征，或诊为内分泌失调，或诊为自主神经功能紊乱、神经官能症等。曾服中药数百剂，罔效。此寒热错杂，厥气上冲，乃乌梅丸证，方予乌梅丸。

乌梅 6g，细辛 4g，干姜 5g，川椒 5g，桂枝 10g，黄连 10g，黄柏 6g，党参 12g，当归 12g，炮附子 15g（先煎）。

2 剂寒热除，汗顿止，心下痞结大减，4 剂而愈。5 年后得知生活正常，未再发作。

按：厥阴病是由于肝虚而形成的寒热错杂证，以厥热胜复判断阴阳进退、寒热之多寡。此案昼夜寒热往复，同于厥阴病之手足寒热胜复。心下痞结者，乃厥气上逆；汗泄者，以阳弱不能固护其外，致津泄为汗。脉弦者，以弦则为减，乃阳弱不能温煦，经脉失柔而脉弦。寸滑者，伏阳化热上逆，致上热下寒，寒热错杂。张锡纯曾论肝虚证见寒热往来，乌梅丸用桂、辛、附、椒、姜温煦肝阳，当归补肝体，人参益肝气，连柏折其伏热。乌梅敛肺益肝，敛肝虚耗散之真气。方与病机相合，疗效显著。

例二：寒热错杂

李某，女，35 岁，农民。1995 年 7 月 26 日初诊。

周身皆麻，阴部亦麻且抽痛，阵阵寒战，时虽盛夏，犹须着棉，继之又燥热汗出，须臾缓解，每日数作，颠顶及两侧头痛，牵及目系痛，已半年余，月经尚正常。脉沉细涩，舌淡苔白。方予乌梅丸合吴茱萸汤治之。

乌梅 6g，桂枝 9g，当归 10g，炮附子 10g，干姜 6g，川椒 5g，细辛 4g，吴茱萸 6g，黄连 9g，黄柏 5g。

据引荐的同村学生述，服 2 剂即大减，4 剂服完基本正常，因路远未再复诊。

例三：寒热错杂

张某，女，47 岁。1976 年 11 月 3 日初诊。

寒热交作，日数十次，热则欲入水中，寒则覆衾亦不解，已 10 余年。头昏痛，自汗，项强，胃脘痞满，嗳气，寐差，一昼夜睡眠不足 1 小时，时轻时重，水肿。脉沉弦细软，两尺弱，舌可苔白。

乌梅 6g，黄连 8g，川椒 6g，炮附子 9g，干姜 7g，细辛 4g，党参 12g，桂枝 9g，当归 10g，黄柏 4g。

二诊：服乌梅汤 3 剂，寒热著减，浮肿亦消，心下尚满，嗳气，头昏，心悸，寐差。此升降失司，痰饮内阻，阴阳不交而为痞，心肾不交而不寐，予子龙丹4粒（每粒0.3g），每服2粒，得快利止后服。未利，24小时后再服2粒。利下，继服上方加茯苓30g、半夏45g、旋覆花15g。3剂。

三诊：服子龙丹2粒，即泻6次，隔日开始服汤药3剂，痞满、嗳气除，寐亦转安。

例四：寒热错杂

高某，女，48岁。1994年11月29日初诊。

身重燥热，二三分钟后汗湿衣衫，继之身凉寒战，背部冰冷而紧，两手臂先呈苍白，憋胀疼痛，继转紫黑，春节后尤重。头痛心悸，胸痞咽塞，咳唾善嚏，月经淋沥，1个月方净，今已半年未行。脉沉弦紧数而促，按之不实，左关稍旺，两尺不足。舌淡嫩，苔微黄。

乌梅7g，黄连8g，巴戟天10g，黄柏4g，当归12g，红参12g，半夏10g，细辛5g，川椒5g，炮附子12g，干姜6g，桂枝10g，五味子6g。4剂，水煎服。

二诊：1994年12月4日。服上药后，寒热心悸、胸痛皆除，汗少未止，手未显苍白紫暗。上方加浮小麦30g，继服5剂以巩固疗效。

按：上述三案，皆有寒热交作表现。厥阴证，厥热胜复，亦即寒热交作。夫寒热往来，原因甚多，少阳证、邪伏募原、伤寒小汗法等，皆可寒热往来；其他如大气下陷、肝阳虚馁、肾阳衰惫等亦可寒热往来。

少阳证之寒热往来，皆云邪正交争，诚然。少阳证明之半表半里，本非部位概念，而是半阴半阳证。出则三阳，入则三阴，少阳居阴阳之交界处。表为阳，里为阴，故称半表半里。君不见伤寒少阳篇，位居阳明之后，太阴之前乎？阳为邪盛，阴乃正虚。半阴半阳者，邪气尚存，正气已虚。正无力驱邪，故邪留不去；正虽虚尚可蓄而与邪一搏，故邪虽存亦不得深入，致邪正交争。正气奋与邪争则热，正虚而馁却则寒，邪正进退，胜复往来，故有寒热交作。所以，小柴胡汤的组成，一方面要扶正，一方面要祛邪。人参、甘草、生姜、大枣益气健中，扶正以祛邪；柴胡、黄芩清透邪热；半夏非为燥湿化痰而设，乃交通阴阳之品，《黄帝内经》之半夏秫米汤，即意在交通阴阳，使阴阳相交而安泰。从方义角度亦不难理解少阳证的半阴半阳之属性。再者，少阳证解之以

"蒸蒸而振"，此战汗之轻者。战汗形成，无非两类，一是邪气阻隔，正气郁伏而不得与邪争；一种是正虚无力驱邪，必待扶胃气，正蓄而强，方奋与邪争而战。小柴胡之战汗，即属后者。以汗解之方式，亦不难理解少阳证半阴半阳之属性。

厥阴证何以寒热往复？乃肝之阳气虚惫使然。肝属木主春，其政舒启，其德敷和，喜升发、条达、疏泄；肝又为风木之脏，内寄相火。春乃阳升之时，阳气始萌而未盛，易为阳升不及。肝气通于春，乃阴尽阳生之时，其阳亦始萌而未盛，最易为阳气不足而春气不升，致生机萧索。厥阴阳气虚惫而为寒，故乌梅丸以众多辛热之品，共扶肝阳，以使肝得以升发舒启。

肝寒何以又热？肝者内寄相火。肝阳虚惫，不得升发疏泄，肝中之阳气亦不得舒达敷布，则虽弱之阳，郁而为热，此即尤在泾所云："积阴之下必有伏阳"之理。郁伏之火热上冲，则消渴，气上撞心，心中疼热，善饥，时烦；郁火外泛则肢热；肝阳虚惫而不疏土，则饥而不欲食，得食而呕，食则吐蛔，下之利不止；阳虚不敷而肢厥、肤冷、躁无暂安时。阳虚阴寒内盛之际，同时可存在虚阳不布而郁伏化热之机，致成寒热错杂，阴阳交争，出现厥热胜复的表现。此厥热胜复，可表现为四肢之厥热，亦可表现为周身之寒热交作，或上下之寒热交作。表现尽可不同，其理一辙，悟明此理，则对乌梅丸法的理解大有豁然开朗，别有一番天地之感。

乌梅丸乃厥阴篇之主方，若仅以其驱蛔、治利，乃小视其用耳。厥阴病之表现纷纭繁杂，阳弱不升，郁火上冲，可头脑晕、头痛、目痛、耳鸣、口渴、心中热疼；经络不通而胁肋胀痛、胸痛、腹痛、肢痛；木不疏土而脘痞不食、呕吐、嗳气、下利；肝为罢极之本，肝虚则懈怠、困倦、萎靡不振、阴缩、抽痛、拘挛转筋；寒热错杂，则厥热胜复或往来寒热。诸般表现，不一而足。

在纷纭繁杂诸症中，如何辨识为肝之阳气虚呢？我们掌握的辨证要点为脉弦按之无力。弦为阳中之阴脉，为血脉拘急，欠冲和舒达之象，故弦为阳中伏阴之脉。经脉之柔和条达，赖阳气之温煦，阴血之濡养。当阳虚不足时，血脉失于温养而拘急，致成弦象。仲景称："弦则为减。"减乃不足也，阴也。《诊家枢要》曰："弦为血气收敛，为阳中伏阴，或经络间为寒所入。"脉弦按之无力，乃里虚之象；弦主肝，故辨为肝之阳气虚惫。若弦而按之无力兼有数滑之象，乃阳虚阴盛之中兼有伏阳化热，此即乌梅丸寒热错杂之典型脉象。厥阴亦有阴阳之进退转化，寒化则阴霾充塞，肢厥，畏寒，躁无暂安，吐利，汗出，内拘急，四肢痛，脉则转微，弦中更显细微无力之象；若热化，则口渴咽干，口伤烂赤，心中热痛，便脓血等，脉则弦数。阴阳之进退，亦依脉象之变化为重要依据。

临床见弦而无力之脉，又有厥阴证中一二症状，即可辨为厥阴证，主以乌梅丸。乌梅丸中桂、辛、椒、姜、附等温煦肝阳，以助升发；连柏清其阳郁之热，寒热并用，燮理阴阳；人参补肝之气，当归补肝之体，乌梅敛肝之真气，此方恰合厥阴证之病机。此方寓意深邃，若能悟透机制，应用极广，仅以其驱蛔下利，过于偏狭。《方解别录》序云："元明以来，清逐淆乱，而用药者专尚偏寒、偏热、偏攻、偏补之剂，不知寒热并进，攻补兼投，正是无上神妙之处。后世医家未解其所以然，反谓繁杂而不足取法。"偶方的应用，恰似天上神妙的交响乐，阳春白雪，较之奇方，别有一番境地。

例五：懈怠

孙某，男，24岁。2002年4月30日初诊。

两个月来颇觉疲乏，精力不济，学习效率低下，寐不安，睡不解乏，食减便溏。脉弦缓无力，舌嫩红胖大，苔少。证属肝阳虚惫，法宜温肝升阳，方宗乌梅丸主之。

乌梅8g，炮附子12g，干姜5g，川椒5g，桂枝10g，当归10g，党参12g，细辛5g，黄连9g，黄柏5g，柴胡8g，生芪12g。

上方共服21剂，诸症除。

按：此患者是随我待诊的学生，身体尚健，并无大疾，唯觉精力不济，颇似亚健康状态。此证在竞争日趋激烈的当今社会，在人群中所占比例甚大，尤其对苦读学子，此证颇为常见。中医对此症治疗具有一定优势，应认真研究。

天运当以日光明。阳气者，精则养神，柔则养筋。阳气旺，人则行动矫健，思维敏捷；阳气衰，则懈怠、迟钝，精力不济，但欲寐。阳运周天，必春生少阳之气升发，方能生机勃发。肝阳馁弱，则生机萧索，故肝为罢极之本。乌梅丸温肝阳，令阳气升发；乌梅、当归补肝体，益肝用；党参补肝气，更增生芪、柴胡以助之；连柏泻其伏郁相火。肝阳得升，乾坤朗照，何患精力不振？

当然，亚健康状态原因多样，湿阻清阳不升，气虚无力升举，精血亏而阴损及阳，邪阻气机不畅者，皆可致精力不济，而肝阳馁弱，是其中多见的一种。判断肝阳馁弱，我主要以脉弦无力为据。弦为肝之脉，春弦、夏钩、秋毛、冬石，而肝主春，故脉弦。弦乃阳中之阴脉，春天阳乍升，阳始萌而未盛，肝阳易受戕伐而馁弱，致脉弦无力。吾以此脉为判断肝阳馁弱的主要依据，其他再见据中医学理论可以解释的，因肝阳虚而引发的一二症，即诊为肝阳虚，而用乌梅丸主之。而肝阳虚引起的症状颇为广泛，故我用乌梅丸的范围亦很广泛，绝不囿于驱虫、下利。

例六：懈怠

孙某，男，26 岁，进修生。2004 年 10 月 18 日初诊。

唯觉疲乏无力，精力不足，眼睑眴动，便溏。脉弦缓无力，舌嫩红苔少。证属肝阳虚，予乌梅丸加味。

乌梅 5g，细辛 4g，干姜 5g，黄连 9g，当归 12g，生黄芪 12g，炮附子 12g（先煎），川椒 5g，桂枝 9g，党参 12g，黄柏 5g。4 剂而倦怠除，精神振作。

按：疲乏无力，精力不足，这类病证颇多，尤其脑力劳动者，冥思苦读，伏案少动，久之易感疲乏无力，精力不济，现称之为亚健康状态。因此，研究此类病证的治疗颇有意义。对此，中医学有较大优势。

此类病证，一般多用补益和化湿两法。脉证表现符合气虚证，故多以补中益气、归脾、人参养荣、十全大补、参茸卫生丸等治之；亦有因湿阻，清阳不能实四肢而现此证，多以升阳除湿法治之，方用升阳除湿汤、藿朴夏苓汤、升阳益胃汤、甘露消毒丹等治之，然从肝论治者鲜见。

肝为罢极之本。罢，义同疲；罢极，即劳困、倦怠、乏力的意思。吴昆云："动作劳甚，谓之罢极。肝主筋，筋主运动，故为罢极之本。"

阳主动，阳气旺，则轻捷矫健。肝应春，主春生之气，肝之少阳之气升，则脾之清阳升，全身气机调畅，方有春生、夏长、秋收、冬藏。若肝阳馁弱，则懒惰嗜卧，疲乏无力，精力不济。

何以知为肝之阳馁弱？以脉弦无力。弦为肝脉。脉乃血脉，必血以充盈，气以鼓荡，脉方调畅，徐缓悠扬。肝为阴尽阳生之脏，阳气始萌而未盛，若气运至而不及，或六淫七情戕伐阳气，易致肝寒气馁，脉弦无力而懒惰。据此脉，当知为肝之阳气不足。肝之阳乏馁弱，必表现一派虚寒之象。然乌梅丸所主之者，乃寒热错杂之证，热从何来？尤在泾云："积阴之下必有伏阳。"馁弱之阳伏而不布，必郁而化热，其热上冲而消渴，心中疼热，烦，咽痛为痹；外趋则手足热，身热，痈脓，脉数；下迫则下利，便脓血。肝阳虚为寒，又伏阳化热，此即厥阴证寒热错杂之由来。乌梅丸，五个热药、两个寒药，寒热并用，调其寒热。然以热药居多，加当归补肝之体，党参益肝气，治肝之阳气馁弱为主，苦寒清热为次。主以乌梅者，敛肺以抑金对木之克伐，实则助肝。仲景云："夫肝之病，补用酸，助用焦苦，益用甘味之药调之……肝虚则用此法，实则不在用之。"

本案以乌梅丸治之，意在强肝助阳，以使春升之气得以升发，加黄芪者益肝气。余临床用此方治罢极者，疗效颇为满意。余恒以脉弦无力作为使用乌梅丸的主要指征。

例七：懈怠

李某，女，学生。2002 年 6 月 14 日初诊。

疲乏，腰痛。脉弦细无力，舌红苔稍黄。此肝体不足，肝用不及。予乌梅丸加味。

乌梅 5g，桂枝 9g，炮附子 10g，干姜 5g，细辛 4g，当归 12g，党参 12g，黄连 9g，黄柏 5g，生黄芪 12g，白芍 10g，丹参 15g。予 4 剂，水煎服。

6 月 18 日二诊：乏力懈怠已除，腰尚痛，脉力增。上方加菟丝子 15g、川续断 18g。4 剂，水煎服。

按：弦脉主肝。弦则为减，乃不足之意。弦而无力，乃肝阳、肝气不足，故肝用不及。弦而细者，乃肝之阴血不足，肝体虚也。其舌红苔微黄者，因积阴之下必有伏阳，肝失升发条达，肝中相火亦郁而不敷。气有余便是火，相火郁而化热，火上而舌红苔黄。肝为罢极之本，体用皆不足，故而疲惫懈怠。

乌梅丸补肝用，益肝体，寒热并用，调其阴阳。加生黄芪者，益肝气，强肝之用；加白芍、丹参者，补肝之体，阴生阳长。乌梅丸寒热并用，乃复方，偶之制也。奇方，较易掌握，犹下里巴人；而偶方，相反相成，并行不悖，诚有制之师，制乃化，此类方剂较难掌握，是一种更高层次，犹阳春白雪。仲景方多为相反相成，相制乃化，如桂枝汤，即阴阳两兼、散敛并用之复方，难怪后人尊其为医圣、方药之祖。欲达辨证论治的高层境界，舍仲景别无他途。

例八：小腹痛坠

杨某，男，31 岁，公务员。2002 年 6 月 18 日初诊。

小腹痛坠胀，溲后热痛如淋，头晕痛，两肋偶痛，口苦，已有月余。脉弦无力，舌稍红。此肝虚不达，相火内郁，予乌梅丸治之。

乌梅 5g，炮附子 10g，干姜 4g，桂枝 9g，细辛 4g，川椒 4g，当归12g，党参 12g，黄连 9g，黄柏 5g，川楝子 9g。4 剂。

6 月 25 日二诊：明显好转，会阴部稍有坠胀感，溲后热痛显著减轻，口尚苦，他症均除，脉力见增、尚弦。上方加赤芍、白芍各 12g。4 剂，水煎服。

6 月 28 日三诊：诸症已除，无所苦。

按：脉弦无力，故诊为肝之阳气虚寒。小腹、两肋痛胀，头晕痛等，皆肝经循行之处。肝虚不能疏泄，经络不通，故胀痛。溲后热痛及口苦等，乃相火内郁，上攻下迫所致。肝藏相火，肝虚失去舒启、敷和之性，则内藏之相火，必郁而化火，少火变为贼火，此亦成寒热错杂之证。乌梅丸温肝助其疏达，补肝体复其舒启之功，相火得以敷布，何寒热之有？此方恰切病机，故能取效。

例九：奔豚

杨某，男，63 岁，教师。1995 年 10 月 18 日初诊。

病奔豚 30 余年，自觉有气从小腹上攻，攻至腹则腹胀痛，攻至胸则胸中窒塞，疼痛欲死，连及头颈、后背、两臂皆胀痛。痛苦殊甚，全身无

15

力，继则大口频嗳气，气喷涌如山崩，气出则稍缓，须臾复作，一日发作二三次或十余次，逐年趋重，情志波动时更重。脉弦大按之减，两尺沉。西医诊断为冠心病、胃肠神经官能症、吞气症等。中医诊断为奔豚，乃肝肾阳虚，厥气上逆，予乌梅丸加减。

乌梅6g，炮附子15g（先煎），茯苓15g，白术10g，干姜5g，川椒5g，细辛4g，沉香4g，桂枝12g，当归12g，党参12g，黄连8g，黄柏4g。

此方加减，共服24剂，诸症渐愈，至今已10年未发。

按：此案虽曰奔豚，但无奔豚鼓起如豕之形，然属厥气上冲腹、胸乃至颈背，故亦诊为奔豚。厥气上冲，缘于下焦阴寒，肝肾阳虚而冲气逆上。冲脉为病，逆气里急。冲脉隶于肝肾，肝肾虚，则气上逆。所奇者，患者频频大口大口嗳气之多，乃余所仅见。以其脉弦大持之减且尺沉，故断下焦肝肾阳虚。乌梅丸温肝，加茯苓、白术培土以制水，多年之痼疾竟得痊愈。

例十：胃脘痛

钟某，男，37岁，干部。1998年6月27日初诊。

患者自述胃脘部不适1年有余，胃中嘈杂，两肋及背部疼痛，后头亦痛，伴头晕、恶心、食差、便初硬后溏。左脉沉缓而软，右脉沉弦滑濡。此肝脾两虚，木不疏土，予乌梅丸加味。

乌梅4g，干姜4g，炮附子6g，川椒4g，桂枝8g，细辛3g，吴茱萸4g，党参12g，当归10g，半夏12g，黄连9g，黄柏4g，鸡内金12g。

共服14剂，诸症皆除。

按：脾胃属土，土性壅滞，必得木之疏泄，方能升降而不壅滞。然肝虚不能疏土，于是土壅，脘腹痞塞不通，胀满、疼痛、吐利、纳差相继而发。肝虚经气不通而胁肋胀痛，此因虚而木不达。温肝，复其升发疏达之性，木达土疏而诸症得瘳。

乌梅丸乃厥阴篇之主方，包括手足厥阴病，远不止驱蛔之一端。厥阴乃阴尽阳生之脏，阳气始萌而未盛，最易受邪气戕伐而损其始萌之阳，造成肝阳虚弱，失其敷和舒启条达之性。肝之疏泄，与人的情志、消化、气血津液运行、筋的柔和、女子月经胎产等皆密切相关。若肝阳馁弱而失升发疏泄之性，上述诸方面均可出现病变，精神不振、焦虑躁烦、头痛头晕、昏厥、懈惰；津液运行不利而消渴；厥气上逆而胸闷胸痛、嗳气呕吐、气上撞心；木不疏土而脘腹痛、吐利不食；气血不畅而见经脉所过部位的疼痛、月经不调；肝阳弱，筋失温煦而拘急，可见转筋、痉证、筋挛、疼痛等。肝主风，凡眩晕、昏厥、抽搐、振掉、痉挛等症皆为肝所主。肝内寄相火，肝阳馁弱，木失疏达，相火郁而为热、为火，形成寒热错杂之证，表现为厥热胜复、寒热往来等。此即尤在泾所云："积阴之下必有伏阳。"其热可在上，表现为心中疼热、躁烦、消渴、咽痛、吐脓血、发痈脓、身热等；在下表现为便脓血、溲淋等。其热亦可能表现于局部，如背热、手足心热、腹热等。总之，厥阴病临床表现广泛，凡西医诊断为冠心病、糖尿病、肝病、胃肠病、更年期综合征、内分泌失调及精神神经系统的一些病证，符合乌梅丸证者，余皆用之。

对乌梅丸应用指征，我主要掌握两点：一是脉弦不任重按或弦而无力，肝脉弦，无力乃阳气不足；二是出现肝病的症状，两胁胀痛，胸闷，少腹痛，腿痛，头痛，冠心病心绞痛的心前区痛，寒热错杂，精神不振，懈怠无力，转筋，痉挛，头痛，吐利，胃脘痛，经行腹痛等。见一二症，又有脉弦无力，即可用乌梅丸加减治之。

例十一：胃脘痛

王某，女，34岁，理发师。1995年4月17日初诊。

胃脘疼痛已5年，时轻时重，剧则呕吐不食，喜暖喜按伴胁胀，曾服西药及健胃舒肝等方，未见大功。脉弦按之不实，舌淡暗。此肝寒木不疏土，予乌梅丸。

乌梅6g，炮附子12g（先煎），干姜5g，川椒5g，细辛4g，桂枝10g，白芍10g，党参12g，当归10g，黄连8g，黄柏4g，炙甘草7g，生黄芪12g，柴胡8g。4剂，水煎服。

按：脉弦而不实，脘痛胁胀，乃肝经虚寒，不能疏土。厥气干格于胃，胃失和降，因而疼痛呕吐。此等病证，若误以为肝郁而破气伐肝，则肝之生气益加馁弱，肝木何由升发舒启？乃虚其虚也。

例十二：肝阳馁弱

辛某，女，62岁。2002年8月24日初诊。

头晕痛、胸闷痛憋气，心空悬，背冷身冷，连续吐大量白痰，疲倦无

17

力，目不喜睁，流泪，常突然汗出，寐差，下肢肿，大便干。脉弦而拘紧，舌暗红。血压160/80mmHg，心电图示广泛 ST-T 改变。证属肝寒而痉，饮泛血瘀，法宜温肝、解痉，方宗乌梅丸加味。

乌梅6g，细辛4g，黄连9g，水蛭7g，炮附子12g，川椒5g，蜈蚣20条，乳香9g，桂枝10g，当归12g，全蝎10g，半夏12g，干姜5g，党参12g，地龙15g，茯苓15g。

2002年10月9日二诊：上方服27剂，头晕痛已平，他症亦减，痰尚多，心中偶有短暂闷感，目泪已少，近两日曾睡中出汗。脉弦、按之有力，寸旺。证属肝热上扰，法宜清热泻肝，方宗龙胆泻肝汤加减。

龙胆草4g，干地黄12g，黄连10g，夏枯草15g，栀子9g，白芍12g，桑叶9g，生龙牡各20g，黄芩9g，丹皮10g，菊花7g。

2002年12月14日三诊：上方共服37剂，症状已不显著，心电图正常，血压140/80mmHg，脉弦略细数。改养阴柔肝平肝之剂善后。

生龙牡各18g，夏枯草15g，当归12g，生蒲黄10g，龟板18g，赤白芍各12g，炙百合15g，丹参15g，怀牛膝9g，干地黄12g。15剂，水煎服。

2005年1月24日四诊：心中空悬，气短，背沉，膝软无力，偶晨起突然浑身汗出，不敢移动。情绪易激动，好哭，易怒，恶与人言，思绪纷乱，寐时好时差。目畏光，强视之则目弩张，食可便调。血压140/80mmHg；心电图示 V_4T 波平。脉弦而涌，舌绛红少苔。证属肝肾阴虚，肝风内旋，方宜三甲复脉加减。

生龙牡各30g，怀牛膝10g，丹皮12g，白芍15g，生石决明30g，乌梅6g，山茱萸18g，珍珠粉2g（分冲），炙鳖甲30g，败龟板30g，干地黄15g。

2005年1月31日五诊：上方7剂，诸症皆减，心悬、好哭、畏光等已不显著。尚背冷，冷则心中难受。脉弦，涌势已除，寸稍旺。证属肝肾阴阳两虚，虚风内旋，方宗三甲复脉合河间地黄饮子。上方加炮附子7g、肉桂5g、巴戟天12g、肉苁蓉12g。

因近春节，予20剂，水煎服。节后未再诊。

按：此案亦多变，一变肝寒，二变肝热，三变肝肾阴虚，虚风上扰，四变阴阳两虚，虚风内旋。

一诊脉弦而拘紧，此脉痉也，弦主肝，拘紧为寒。肝开窍于目，经络布胸胁，上达于颠。肝经寒逆而头晕痛，胸闷憋气且空悬，目不喜睁，畏寒身冷。肝与心乃母子相生，俗皆知木火扰心，鲜云木寒扰心。肝寒亦可扰心，其他如肝血虚导致心血虚，肝气虚导致心气虚，肝阳虚导致心阳虚，肝阴虚导致心阴虚，肝风内旋走窜于心，肝热导致心热等，皆为母病及子，肝病传心者也。

乌梅丸补肝之阳，益肝之体，故予乌梅丸主之。然头晕痛较甚，且脉拘紧而痉，故于方中加蜈蚣、全蝎等息风解痉之品，服后头之晕痛即止。

二诊由肝寒一变而为肝热，缘何迥异耶？盖肝为阴尽阳生之脏，内寄相火。若肝寒，则相火内伏，此即"积阴之下必有伏阳"。伏阳郁而化火，乃成寒热错杂之证。厥阴寒热错杂，既可从阳化热，亦可从阴寒化。寒热进退之判断，可从多视角观察，如厥阴篇中从肢厥几日、热几日，以判寒热之进退；亦从咽痛、饮食、吐利、小便色泽、躁烦、脉象等判断阴阳之进退。此二诊而为肝热者，即厥阴热化，因脉弦有力且寸旺，乃肝热上灼，故予龙胆泻肝清其肝热。

三诊肝热清，阴虚阳亢化风之象又起。何以知为肝阴虚？脉弦细数也。弦属肝脉，细数而阴虚阳亢之脉，故予养阴柔肝之剂治之。

四诊间隔两年，脉弦而涌者，乃阴不制阳而上涌，阴虚阳亢，内风已成。风阳扰心而心空悬，惕惕不安；神志不宁而好哭、恚怒；肝阳扰窍而目畏光。宗三甲复脉滋阴潜阳、平肝息风。

五诊虽涌象已敛，但寸尚旺，知阳亢未靖；然背又冷，知阳亦不足，故仿地黄饮子之意，阳生阴长，引火下归水中。

本例起伏跌宕，病机多变，皆以脉为主判断病情之转换，若守效不更方，岂不误人？

例十三：肝阳馁弱

王某，男，35岁。2002年10月9日初诊。

1个月前突发膻中处痛甚，呼吸困难，出冷汗，四肢冰凉，急往县医院救治，诊为急性心梗，用尿激酶后缓解。现仍每日频发胸痛、憋气，不能劳作。脉弦、按之无力，舌可苔白。证属肝阳虚，经脉不通，法宜温肝通阳，方宗乌梅丸主之。

乌梅7g，桂枝10g，当归12g，川芎8g，炮附子30g，细辛6g，党参

12g，川椒 5g，炙川乌 15g，干姜 6g，黄连 9g，黄柏 4g。

2003 年 1 月 22 日二诊：上方加减共服 106 剂，诸症消除，劳作如常，脉弦缓，停药。

按：弦脉主肝，无力阳虚，故诊为肝阳虚。肝经布胸胁，经脉不通而胸痛憋气。予乌梅丸温肝通经，历百余剂，脉起症消。此当属肝厥心痛者。

例十四：肝阳虚馁

谭某，女，40 岁。2002 年 7 月 2 日初诊。

胸痛，心慌，无力，气短，畏寒，头痛，腰痛，嗜睡，耳聋，脉两关弦细小迟无力，寸尺皆沉细无力。舌尚可，苔少。心电图：T 波广泛倒置。证属阳气虚馁，气血不足，肝失升发，法宜温阳补血，益肝肾，方宗乌梅丸加味。

乌梅 5g，细辛 4g，生芪 12g，干姜 5g，桂枝 9g，川椒 5g，黄连 8g，党参 12g，桂枝 9g，当归 12g，白芍 12g，鹿角胶 15g，肉苁蓉 12g，巴戟天 12g。

2002 年 12 月 19 日，上方加减共服 102 剂，症状消失。心电图示Ⅲ导联 T 波平，其他导联正常。

按：脉沉细无力，乃阳虚阴血不足。关弦者，肝失温煦濡养而拘急，然按之无力，知为肝虚所致。母病及子，心阳亦虚，致胸痛、心慌、气短。肝为罢极之本，肝虚，一阳不升，致身懒惰无力、嗜睡、头痛。肾虚则腰痛、耳聋。方取乌梅丸，温肝之阳，参芪益肝之气，助肝之用，使一阳得升，春令得行。乌梅、当归、白芍补肝之体。鹿角胶、巴戟天、肉苁蓉，温肾且益精血，亦助肝之用。黄连泻伏郁之相火。春生令行，万物生机勃发，升降出入调畅，故诸症得安。

例十五：肝阳虚馁，血行凝泣

付某，女，54 岁。2004 年 9 月 3 日初诊。

胸背痛如刺，胸闷，心悸，重时不能平卧，多汗。血压波动，午后 14～20 时血压较高，达 160/90mmHg 左右。血压高时头晕。心电图示 aVL、$V_{2\sim3}$ T 波双相，$V_{4\sim6}$ T 波低；Ⅱ、Ⅲ导联，aVL，$V_{2\sim5}$ ST 段低。现服美托洛尔、鲁南心康、丹参滴丸。脉沉小弦紧，按之无力，舌嫩绛少苔。证属肝阳虚馁，血行凝泣，法宜温肝，令其疏达，方宗乌梅丸加味。

乌梅 6g，干姜 5g，黄连 8g，川芎 7g，炮附子 15g，细辛 5g，黄柏 3g，丹参 18g，桂枝 10g，党参 12g，生蒲黄 12g，巴戟天 12g，川椒 5g，当归 15g，水蛭 10g，淫羊藿 10g，蜈蚣 10 条。

2004 年 12 月 24 日二诊：上方加减共服 90 剂，诸症已不显著，脉弦缓，舌可。此为肝阳已复，寒凝已解。心电图示 $V_{2~4}$ T 波双相，$V_{2~5}$ ST 段低。

按：冠心病可因心本身病变所致，亦可由其他脏腑传变而发。《灵枢·厥病》所载之肺心痛、肾心痛、胃心痛、肝心痛、脾心痛，即脏腑传变而发者。肝与心母子相传，肝寒、肝热、肝阴血不足、肝气虚、肝气郁结、肝阳亢逆等病变，皆可引发心痛。《素问·经脉别论》云："一阴至，厥阴之治也，真虚痛心。"痛心，即心酸痛，乃因厥阴真气虚弱使然。此例何以用乌梅丸治心绞痛？因肝之阳气虚馁，致心阳不振，心脉不畅而心痛。仲景于厥阴篇提纲证中明确提出，厥阴病可导致气上撞心，心中热痛，故用乌梅丸治冠心病心绞痛，当无异议。我屡用此方，疗效肯定，且有些取得意想不到的疗效。

例十六：头痛

李某，男，14 岁。2002 年 12 月 20 日初诊。

额上跳痛甚，每于午后 14~23 时病发，痛重则伴发热，体温达 37.4℃ 左右，已两个月未愈。脉弦、按之不足，舌可苔白。证属肝阳虚，相火上炎，法当温肝、清相火，方宗乌梅丸主之。

乌梅 8g，炮附子 12g，干姜 5g，川椒 5g，桂枝 10g，细辛 5g，当归 12g，党参 12g，黄连 9g，栀子 9g。4 剂，水煎服。

2002 年 12 月 27 日二诊：服药后未发热，头已不跳痛，脉尚弦，按之不足。上方加川芎 7g、炙川乌 10g、生芪 12g、蔓荆子 10g、防风 9g。

2003 年 1 月 23 日三诊：上方共服 14 剂，症除，脉尚显不足，再予上方 10 剂。

按：因脉弦、按之不足，故诊为肝阳虚，相火内郁。肝虚清阳不升，相火上犯而头痛。

何以午后痛？午时一阴生，阳渐衰，阴渐盛。本为肝阳馁弱，午后阳又渐衰，故头痛著。

何以伴发热？缘相火游行于外而为热。此热究为实热还是虚热？若为阳虚而虚阳浮越之虚热，法当引火归原，不可水灭，不可直折。然乌梅丸中用苦寒之连柏，显系苦寒直折之实热。此热因相火内郁而发。

此相火缘何而郁？若正常情况下，肝得阳之温煦，犹春之风和日丽，则木得升发舒启，肝则敷和条达，大地生机盎然，人身之生机勃发。若春寒料峭，戕伐肝阳，肝阳馁弱，则生机萧索，相火亦不得游行于周身，馁弱之相火则郁而为热，于是形成寒热错杂之证。

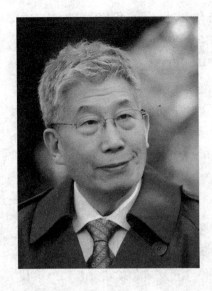

【名师简介】

郝万山　北京中医药大学教授、主任医师、博士生导师。多年从事中医教学、临床和科研工作，为北京中医药大学优秀主讲教师、北京市教育创新标兵、国家中医药管理局全国优秀中医临床人才培养专家委员会成员及优秀指导教师、中医经典著作全国示范教学主讲人。中央电视台《百家讲坛》《健康之路》、山东教育电视台《名家论坛》、北京卫视《养生堂》、中央人民广播电台《养生大讲堂》等主讲嘉宾，讲学足迹遍及亚、欧、美、澳多国和台港澳在内的多省市。

【名师专题】

精神抑郁症的辨治思考和实践

北京中医药大学　郝万山教授

在座的各位朋友，大家上午好！11 年前，也就是 2003 年的 4 月 1 日，著名的影视演员张国荣，在香港中环文华东方酒店坠楼，结束了他 46 岁的生命。从此以后，每到 4 月 1 日，在这个本应当愉快轻松的节日里，张国荣的粉丝们、歌迷们，都难免有深深的遗憾和忧伤。再往前推 11 年，1992 年的 5 月 1 日，香港的陈百强——流行音乐家、作曲家、主持人，用大量的酒送服了大量安眠药，陷入了深度昏迷，并在抢救 17 个月以后不治身亡，只有 35 岁。他留下的"偏偏喜欢你""一生何求"，至今流传不衰。

1991 年 1 月 4 日，有一条新闻震惊了国际华人界，著名作家三毛以离奇的方式离开了我们。1996 年 12 月 12 日，著名作家徐迟，在武汉同济医院高干病房的 6 楼坠亡。我读高中的时候，就是因为看到了徐迟伯伯的一篇报告文学《生命》，才决意报考中医院校，决定了我一生要从事的事业。徐迟伯伯的一篇《哥德巴赫猜想》，使数学家陈景润的名字在一夜之间传遍世界。这些演艺家、作家，他们没有名誉吗？没有地位吗？没有金钱吗？为什么选择这样的方式离开了我们？他们都怎么了？他们得的都是抑郁症。

根据世界卫生组织统计，从 20 世纪的中期到 2006 年，全球的抑郁症发病率提高了 10 倍！哈佛大学 80% 的学生有抑郁情绪，或者抑郁倾向，或者抑郁症，严重的甚至不能正常学习，不能正常工作。哈佛大学是一所什么样的大学？曾经出过 8 位美国总统、40 多位诺贝尔奖获得者、30 多位普利策奖获得者。普利策奖我们华人不太熟悉，是世界新闻奖，在国际上和诺贝尔奖是齐名的。

根据世界卫生组织的最新统计，2020 年，精神抑郁症将上升到人类疾病谱的第二位，超越了癌症，仅次于心脑血管病。所以，今天我要和大家聊的是，人为什么会得抑郁症？抑郁症有什么表现？抑郁症是心理问题还是身体问题？我们中医应该用什么样的思路来应对这样一个发病率不断上升的疾病？

抗抑郁的西药虽然种类繁多，但大多数副作用非常明显。这些抗抑郁药，要在用药以后的第 3 周到 1 个月才看到疗效，但是用药以后的不良反应在第 2 天就出现了。所以，很多人不能坚持用药，甚至拒绝用药，于是导致了抑郁症不断加剧。

我记得在很久以前，有一位女士来找我看病。她慢慢地走进我的诊室，满面愁容，就坐在诊桌旁，把胳膊放到诊桌上。我给别人看病有 10 几分钟，自始至终她的姿态就没有变化过。按理来说，她一进来、一坐下，我就应该知道她得的是什么病，但是我还要问她，你怎么不舒服啊？我静静地足足等了 1 分钟，看着她嘴巴动了一下，但是最终没有吐出一个音节。陪她来的，是她先生和妹妹。先生看她说不出话来，就说她几年前遇到了一些事情，再以后就不讲话了，情绪低落，精神抑郁。她还常说由于自己健康的问题影响了先生的工作，如果死了那就好了。我这时候就知道，我给她下精神抑郁症的诊断是没有问题的。于是，我给她开了方子。

一、抑郁症的诊断标准

那么，抑郁症的诊断标准是什么呢？第一条，以心情抑郁为主要特征，而且相对持久，但在 1 天之内可以有晨重夜轻的节律变化。第二条，首次发作者，情绪障碍至少已经持续 2 周，而且至少具有下列 9 项症状中的 4 项：第一项，对日常生活丧失兴趣，或者无愉快感；第二项，精力明显减弱，没有原因的疲倦，软弱无力；第三项，反复出现想死的念头，或者有自杀的企图或行为；第四项，自责或者内疚感；第五项，思考能力或注意力减退；第六项，精神、运动迟钝或激越；第七项，失眠、早醒，或者睡眠过多；第八项，食欲不振，体重明显减轻；第九项，性欲减退。

什么样的人好发精神抑郁症呢？

首先说，这一类的患者大多聪明、敏锐又敏感，又常常力求完美，如果身体素质或心理素质好，就能成为领袖、帅才、艺术家、出色的科学家。如果身体或心理素质差，控制情绪的能力不高，那真叫聪明反被聪明误。每当身体出现其他疾病的时候，或者每当现实与理想有落差，或者遇到困难和挫折的时候，就会痛苦、抑郁、焦虑，反而害到自己。从这个角度来说，真的是难得糊涂，糊涂难得！我所看过的那么多精神抑郁的患者，没有 一个是智能低下和先天愚笨的人，都是聪明人。有很多著名演员，在舞台上、影视节目中，那么光鲜，但是来找我看抑郁症。他们不愿意让公众知道有抑郁症，一定要戴上墨镜、口罩，甚至提出很多要求，专门设一个私密的房间，不通过普通患者的通道来就诊。

二、抑郁症的辨病辨证思考

那我们就来谈一谈抑郁症的辨病和辨证思考。按照中医郁证的治疗思路，效果不理想。从分析病机入手，或者可以找出治疗本病的有效方法。

抑郁症的发病有什么特点呢？

第一个特点，晨重夜轻。早晨一醒，全身重度乏力，情绪极度低落，心情极度差。有的人早上一醒就自责，我为什么又回到了这苦难的世界，为什么没有睡死过去？可是一过中午或等到太阳一落山，心情好了，身上有劲了，甚至可以淡定地工作了。很多清华大学的博士，上午什么都不能干，他们的课题完全是在下午和晚上完成的。这就是抑郁的一种现象。这些患有抑郁症的博士也能够完成博士学业，甚至博士后学业，也能完成科研课题，但是他就是感到痛苦。他们都是什么时候做课题的呢？下午或者晚上。

第二个特点，有季节性。我刚才所举的两个作家，是在冬季去世的，没有等到春天的到来。两个演艺界的明星，是在春季去世的，没有熬到阳光更加明媚的夏天。所以，抑郁症的发病特点还有季节性意义。

第三个特点，在日照时间短的北欧、北美地区发病率高。有个瑞典电视台的编导，和中央电视台合作录制一个节目。他半年在瑞典，半年在中国。他一到瑞典就抑郁，他一到中国就必须见我，一见我他就好了。他说我是他的百忧解。我说，不是我是你的百忧解，而是中国的阳光比瑞典的阳光要多，你来了中国，你的抑郁症就好了。我在地中海地区工作过一段时间，在那里没有碰到过一个抑郁症患者。可是在新加坡工作期间，抑郁症的患者很多。因为新加坡虽然阳光明媚，可是很多人每天早上太阳没升起的时候就到工作室了，到下班的时间太阳落山了，在房间里、在冷气之下过着不见太阳的生活，也很容易得抑郁症。

第四个特点，工作生活压力大的地区发病率高。

第五个特点，外伤、骨折、手术后、病后（其他疾病以后）、产后、女性经期发病率高。

我刚才讲，2006年抑郁症的发病率是1960年的10倍。这么多年来我们的生活发生了什么变化？抑郁症发病率为什么会增高？这就要从抑郁症的病机分析开始谈起。

抑郁症虽然是心神疾病，但是和人体的少阳阳气不足，肝胆木气展发无力有关。我在这里提到了两个词汇——少阳阳气和肝胆木气。

（一）中文"心"的含义

抑郁症显然是心主神志功能失常的疾病，那中文的心到底是什么含义？网上说，我们老祖宗不懂得脑主神志，就凑合着说心主神志，实际上不是我们的老祖宗错了，而是现在的年轻人不知道老祖宗写这个心字，并且读这个音的时候，赋予它的含义。

中医学是用中文来表达的，有了中国文字的出现就有了中医药的萌芽。

我们先来看看下图。

《说文解字》

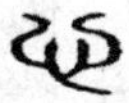

《六书通》

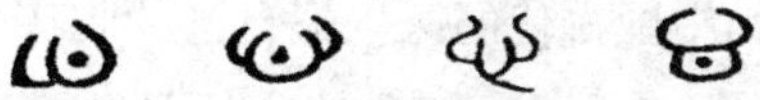

《金文编》

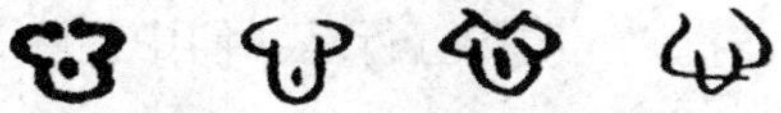

第一行是《说文解字》的心。第二行是《六书通》的心，第三行是《金文编》的心。

我们一看就知道，这肯定是原始人吃动物的时候，看见了动物心脏跳动的形象，画的这么一个图。这个图是代表心主血脉的心。可是这个字为什么读"xīn"呢？为什么不读天、不读地、不读山、不读水？字的读音是富有含义的。有的时候字的含义和字的字形是没有关系的，比如说"马"，本身是一个象形字画成一匹马；"虎"，本身也是一个象形字画成一只虎，以后才发展为现在的文字。我们有时会说一个人做事特别马虎，你说跟马有什么关系呢？跟虎又有什么关系呢？我们只是用它的读音而已。

心字为什么读"xīn"呢？东汉的刘熙，和张仲景是同时代的人，他说"心，纤也"。心和纤在古代是同一个音，但是读 xīn，还是读 qiān 呢？我们今天不知道。因为古代的人没有语音，我们从文字表达来看，心和纤在古代是同一个读音。

刘熙的《释名》里说："心，纤也，所识纤微，无物不贯也。"也就是说，心能够认识外界的任何细微事物，没有什么事物是它不能够理解、不能够认识、不能够贯通的。所以，心字以字形代表心主血脉的心、解剖学的心，以"纤"这个读音代表主神志的心，也就是大脑的功能。其实在古代，任何国家、任何民族都是以心来代表大脑功能的，都是以心来代表情感、情绪、思维理解能力的。

（二）少阳和木气

少阳和木气是阴阳五行学说的词汇。我在法国东部的城市讲课期间，有一天晚上，校长带着一个风度翩翩的老者到我住的宾馆。校长介绍说：

27

这是我们国家最著名的哲学家。我说：哲学家来找我这个中医师干什么呢？这个哲学家说：你们中国人真厉害啊，居然用哲学看病。我说：我们并不是用哲学看病，我们用医学看病。他不慌不忙地从书包里掏出一本书，是中英文对照的，中国人书写的中医基础理论。他翻到一页，指着一句话"中医学是中国古代的医生把自己的临床经验和中国古代的哲学理论阴阳五行相结合的产物"，问我这句话是什么意思。他说：你们中国人不是用哲学看病？我说：阴阳五行是我们中国古人研究生命规律、自然规律的生命科学学说，那么，后来的哲学家、社会学家、思想学家，把它上升到哲学的地位。所以，它原本是自然科学。后来，他听了我五天的课，终于明白了中医学是自然科学，不是哲学。所以，阴阳五行是古人探索自然规律、生命规律和化育生命的基本条件所得出的自然科学结论，不是哲学，更不是迷信。

我们中医研究问题的方法，是仰观天文、俯察地理、中知人事。《内经》多次强调中医师的知识结构是，上知天文，下知地理，中知人事。因为古人发现，人类是大自然所化生的，《内经》说："夫人生于地，悬命于天，天地合气，命之曰人。人能应四时者，天地为之父母。"那么换句话来说，天地是人类的父母，人类就是天地、大自然的子女。我们中国人都知道龙生龙、凤生凤，老鼠生子会打洞。我们人类既然是大自然的儿女，那我们研究人的生理病理生命规律的时候，当然要看自然的生命规律。就像一个体育教练在选拔一个孩子，希望日后培养为优秀运动员的时候，一定要做家访，了解他父母的身体素质、运动技能、心理素质。一个声乐教育家要在年轻人中选择、培养优秀歌唱家的时候，一定要做家访，了解他父母的嗓音、声带结构，了解他父母有没有演唱的经历。我们中医也这样，天地是化身人类的自然环境，天地是人类的父母，我们研究人的生理病理生命规律的时候，也一定要仰观天文、俯察地理、中知人事。这和西医学把人体放到解剖室、生化实验室里去研究人的生理是完全不同的。

人类越发展，我们的原始本能越退化，嗅觉、听觉都在退化，味觉也在退化。8500年前没有定音器，可是把那个时候中国人制作的乐器，拿到现在的中国音乐研究所去测试，音准准确到不可想象的地步。今天，没有人能只凭耳朵制作出这么精准的乐器来。8500年前的中国人，耳朵是多么灵啊！那个时候，人类可以用特别敏感的眼、耳、鼻、舌、心去研究大自然，然后再加上思考得出的一些知识，直到今天都不知道是怎么回事。譬如，中医书上说肾主生长发育，肾主生殖，肾主骨，肾司二便，肾开窍于二阴，要是按现在的解剖生理学，就会认为这些都是胡说八道，哪有这些事啊。

2000 年，美国东北部有个孩子出生了。这个孩子生下来两只脚的脚趾骨是连在一起的，骨骼发育畸形，做 X 线检查发现，她没有右肾，左肾只有四分之一。进一步检查发现，她没有膀胱，没有尿道，没有子宫，没有阴道，没有直肠，没有肛门。中医学所说的肾司二便、肾开窍于二阴、肾主生长发育，相关的这组织器官都没有，这样的孩子一般难以存活 24 小时，可她的父母一定要让她活下来。医生给她不停地做手术，到她 7 岁的时候，已经做过 150 次手术，包括两次肾移植、多次器官再造，并且每天要用大量的激素来维持生命。这个孩子在 2010 年得了一次重感冒，因并发重度肺炎去世了。我们老祖宗在 2500 年前，是怎么知道肾和膀胱、尿道、子宫、阴道、直肠、肛门的关系的？为什么能描述得那么准确？如果能够探索到中医学很多病理理论是怎么发现的，那我想这就是人类科技真正进步的时候。

仰观天文，天上有太阳；俯察地理，地上有昼夜和四季。白天是明亮的、温暖的，这就是阳；夜间是黑暗的、寒冷的，这就是阴。春天、夏天日照时间逐渐延长，气温逐渐升高，是阳；秋天、冬天日照时间逐渐缩短，气温逐渐下降，这就是阴。阴阳就是这么直观、这样简单，于是大自然就有了阴阳之分。阳气不亢不烈，阴气不冰不寒，阴阳消长进退，稳定运行，经过几十亿年的演化，跨越万紫千红、千姿百态的生命世界，这不就是发育生命的阴阳条件吗？太阳能有生命吗？纯阳、孤阴不能发育生命。离太阳非常非常遥远的其他行星能有生命吗？光照很少，温度很低，阴盛阳衰，也不可能发育生命。

《内经》说的"阴阳者，天地之道也，万物之纲纪，变化之父母，生杀之本始，神明之府也"。大自然这么多千姿百态的生命，其产生、发展、壮大、衰亡的根源是什么？就是阴阳。生之本，本于阴阳，没有阴阳，哪有生命？

伸出手来看一看，手心、手背都是肉，手背、手心的颜色一样吗？看一下叶子，任何一种植物的叶子都有阴阳两面，这不是大自然打上的烙印吗？再看细胞的同化和异化、肌肉的收缩和伸展、心脏的收缩和舒张、肺的呼和吸、精神状态的兴奋和抑制，一直到细胞，甚至到了分子层次，都有阴阳二气对立统一的协调的运动。因此，阴阳是发育生命的基本条件，地球上所有的生命都被打上了阴阳的烙印。

美国宇航局在地球外寻找生命，或者寻找人类宜居行星的基本条件：第一条，与母星保持适当距离的行星，恒星上不可能有生命，那是纯阳、孤阴的世界。第二条，行星一定是由坚固岩石或其他固体组成，光和热照在这个星球上才能够分出阴阳来。这两条是标志着要找到生命存在星球的可能性，即一定要有阴阳。接着看第三条，表面温度介于零下17℃到93℃之间。第四条，表面存在液态水。如果星球表面温度低于零下17℃，那就全结成冰了，没有液态水了。如果星球表面温度高于93℃，液态水全都气化，逸散在空间中。第三条、第四条讲的是，阳气要不亢不烈，阴气要不冰不寒。

阴阳中又有阴阳，这是大家都知道的。春生、夏长、秋收、冬藏，是气之常也，人亦应之。以一日分为四时，朝则为春，日中为夏，日入为秋，夜半为冬。所以，一年有四季，一天有四时，阴阳消长变化无穷期，跨越了万紫千红、千姿百态的生命世界无穷尽。

这种变化涉及什么了呢？涉及阴阳二气质的变化，是阴气还是阳气啊？涉及量的变化，是阳气多了还是阳气少了？是阴气多还是阴气少？还涉及阴阳气运动趋势的变化，气是上升还是下降？是内收还是展放？

春季和早晨3~9时（寅卯辰）的阳气，量比较弱小，故《内经》中把它叫少阳、一阳。阳气的运动趋向是展发。《内经》说："春三月，此谓发陈。"发陈是什么意思？我们一碗面加上发酵粉，放上几个小时，一小撮面发成一大盆，说面发了，从中心向四周展叫发。陈是什么意思啊？陈是布，陈是陈列。发和陈是并列的两个动词，讲的是阳气的运动趋向。那么，这种运动趋向，五行就叫作木行、木气、木运。

气的运动看不见、摸不着，你怎么知道啊？它应验在植物和动物的生长状况的现象上。到了春天，种子生根、发芽了，春天树木的根须迅速向下生长，树木的枝叶迅速向上展发，春天植物的营养向根的末梢输送，向枝杈的末梢输送。种植葡萄，春天是不能剪枝的，是不能够施肥的，碰断葡萄的根，根部就会流出大量的营养液，碰断葡萄的枝条，枝条的末端就会流出大量的营养液。所以，春天气的运动方向，是由中心向四周展发的。

夏季和白天 9~15 时（巳午未）的阳气，量最大，《内经》把它叫三阳、太阳。阳气的运动趋向是上升的。"夏三月，此谓蕃秀"。蕃的本意是繁殖后代，秀是高出的意思，这个物种有了后代了，它就会蒸蒸向上。五行命名为火行、火气、火运，因为火性炎上。到了夏季，植物根的生长减慢，植物的营养向顶端输送，古人看到这个现象就认为在夏季，在中午前后，是气的上升运动支配着自然界的一切生物的生命活动。

秋季和下午 15~21 时（申酉戌）的阳气，量逐渐减少。《内经》把它叫作阳明、二阳。阳气的运动趋向是内收的。"秋三月，此谓容平"。容是瓶子容纳了多少东西，也就是收的意思；平是与夏季的气的上升相比，不再上升了，平定了。五行命名为金行、金气、金运。到了秋季，植物的营养向主干内收，植物的根的末梢干枯了，植物的枝条末梢干枯了，植物的营养向种子和果实内贮藏。所以，在秋季，气的内收运动支配着自然界的一切生物的生命活动。因为金属密度大、质量重，象征着收敛蕴藏。

冬季和夜间阳气潜降，阴气主事，气候寒冷。《内经》把夜间分别叫作太阴、少阴、厥阴。阳气的运动趋向是潜降的，《内经》说："冬三月，此谓闭藏。"五行命名为水行、水气、水运。水往低处流。怎么知道在冬季是阳气的潜降运动支配着自然界一切生物的生命活动呢？因为植物种子不再生根、长芽，生机潜闭。所以，冬天气的运动是下降的，用水气来替代。

《内经》没有用过五材这个词，用的是五行、五气、五运、五常。《素问·天元纪大论》云："五气运行，各终期日。"此指气的 5 种运动状态，各自主管各自的天数。《素问·气交变大论》云："五运更治，上应天期。"更是交替，治是管理，五运更治，是有固定天数的。《素问·六元正纪大论》云："五常之气，太过不及。"金、木、水、火、土运行之数，寒、暑、燥、湿、风、火临御之化，则天道可见。五种常规的气的运动状况如果出现偏差，就会有时候太过、有时候不及。金、木、水、火、土运行的天数，导致了不同的气候出现。这是大自然的规律，是天地的规律，说得如此清楚。《素问·阴阳应象大论》云："天有四时五行，以生长收藏，以生寒暑燥湿风。"为什么地面上有生长收藏？有四季的不同气候变化？这是因为大自然有四时、有五行。《素问·六微旨大论》云："非出入，则无以生长壮老已；非升降，则无以生长化收藏。"我们把这两句话对照起来看，天有五行，才有生长化收藏的生命节律；气有升降出入，才有化生长化收藏的生命节律，我们就可以得出结论，五行就等于升降出入。《内经》描述得这么清楚。《素问·六元正纪大论》云："天地升降，不失其宜，五运宣行，勿乖其政。"天地升降指的是天地之气的升降出入，什么叫不失其宜呢？该升的升、该降的降、该出的出、该入的入，不能紊乱。五运宣行，是指气的五种不同运动趋向或者运动状态交替进行变化。勿乖其政，就是说不能乱。天地升降和五运宣行是对仗的，勿失其宜和勿乖其政同意。这就告诉我们，五行就是升降。

刚刚说了四季，代表了木、火、金、水，木代表气的展发运动，火代表上升运动，金代表内收运动，水代表潜降运动。那土代表什么啊？土代表气的升降出入均衡、平稳。那什么时间是土气主时呢？土旺四季。每一个季节的气转入下一个季节的气的时候，中间有一个相对的停顿，最典型的是春天、夏天气由展发运动、上升运动，转变为秋天、冬天气的内收潜降运动的时候，此时由阳转阴，就要有个平稳过渡。于是在《内经》里加了个长夏，夏季的最后18天，气的运动是平稳的，这就是土。后来又发现，在春季的末尾气由展发运动到上升运动的时候，也有一个18天的平稳过程；在秋季的末尾，气的内收转为下降的时候，也有个18天的平稳过渡；冬季在气的潜降转为第二年春季气的展发的时候，也有个18天的平稳过渡。这四个18天叫季春、季夏、季秋、季冬，气的平稳运动组成了自然界的一切生物的生命活动，这就叫土旺四季。

气的五种运动趋向或者状态，好像看不见摸不着，但它隐藏于动植物的生长壮老已、生长化收藏的生命过程中。至于我们现在大学教材所说的大自然是由木、火、土、金、水五种元素构成的，是对《内经》五行学说的误解，必须纠正。这个观点导致了五行学说的解释错漏百出。其实五行对五色是根据气的运动来的，五行的属性和归类是仰观天文、俯察地理、中知人事，并根据气的运动趋向来分类的。《灵枢·九宫八风》记载了太一游宫，以北斗七星斗柄的指向来确定方位和季节。《史记·历书》云："黄帝考定星历，建立五行。"《伤寒论·伤寒例》记述了斗柄指向和四季、八节、二十四气的关系，称斗历。

我举个例子。五行和五色，说树木的颜色是青绿的，所以青和木对；

火的颜色是红的，所以赤和火对；土的颜色是黄的，所以黄和土对。可是广东的土为什么是红的呢？黑龙江的土怎么还是黑的呢？西北的土怎么是白的呢？就不能自圆其说了。白色对金，怎么还有黄金呢？尤其是黑色对水，谁见过黑色的水？水是无色透明的。

当某种颜色大面积渲染的时候，就会对人的心理和情绪有影响，甚至当自己敏感的时候还会对自己气的运动有感应。颜色是什么啊？颜色是光线照在物体上，这个物体表面反射出不同波长的电磁波。既然是电磁波，就会对人的气的运动，对人的心理状态有影响。在蓝色、绿色大面积渲染的时候，气是展发的，蒙古族落生活在草原上，没有一个人得抑郁症。那样的环境使人心情开阔，而且那里阳光很多，在那里，没有一个人得抑郁症的。

其实，古人对不同的颜色反应很敏感，不同的颜色，带来的感觉不一样。绿色利于气的展发，红色利于气的上升，黄色利于气的平稳，白色利于气的收敛，黑色利于气的下降。这就是五色对五行的由来。

当这五种颜色大面积渲染的时候，分别使情绪放松、兴奋、淡定、内省、抑制，而且也分别对应着不同的五脏。所以，我们今天要意识到颜色只有大面积渲染的时候才能对人的心理和气的运动发挥作用，而不是一般所说的吃一点黑米、黑芝麻、黑枣都补肾，这不是真理。他们为什么入肾？因为它们都是种子，和它们的颜色没有关系。枸杞子色红入肝肾，它不入心；大枣色红入脾胃，也不入心，要按颜色来分类的话，那西瓜皮是绿的、瓤是红的、籽是黑的，那西瓜应该入哪一经呢？西瓜不就是清热解暑、生津止渴吗？马齿苋萼白、茎红、叶绿、花黄，那你说马齿苋是入哪一经？它不就是入大肠经，清理大肠湿热，治疗痢疾和腹泻吗？

一年之中，春季的阳气叫少阳，叫一阳，阳气运动趋向是展发，使种子生根发芽，使植物根须迅速向下伸展，植物的枝叶迅速向上展发。木气的展发运动，在春季支配着自然界一切生物的生命活动。因为春季的到来，使生物开始了新一轮的生长化收藏、生长壮老已的生命过程。因此，一年之计在于春。

一天之中寅、卯、辰3个时辰，太阳逐渐从东方升起，阳光洒满大地，大地在少阳木气展发之力的推动下，由夜间的沉寂状态转为白天的活跃状态。清晨少阳木气的展发，推动了一天的活跃。如果清晨东方一片乌云或者地面雾霾弥漫，少阳之气展发无力，则大地转为活跃状态的时间必然迟滞。因此，一天之计在于晨。在人体少阳就是胆和三焦。

（三）胆和三焦

胆附于肝，有藏精汁、主疏泄、主决断、寄相火的功能。这四大功能，对脾胃的升降、五脏六腑的代谢、情志的调畅，都有调节、控制、促进、激发的作用。

三焦是水火气机的通道，是气化的场所，是元气之别使，内寄相火。这句话大家都知道，可是真的懂了吗？我们有一个老师讲完这句话后问道："同学们懂了吗?"同学们说："懂了。"老师低头偷偷诡异地一笑。下课后我就问他："你笑什么?"他说："他们懂了我还不懂。"

确实如此，到了今天，你们说三焦是什么？什么叫水火气机的通道，什么叫气化的场所？很多人都搞不懂，我们分别来说一说。

胆藏精汁、主疏泄，胆汁的贮藏和排泄有规律，那我们阳明胃气就可以降浊，太阴脾气就可以升清，里气就调畅啦。没有一个胆囊结石或胆囊炎的患者，不出现呕吐和拉肚子。所以，少阳胆和脾胃有关。

主决断、寄相火、主疏泄的功能和我们精神情志的调控有密切关系。如果功能正常，那你处事果断少忧郁，精神愉快少抑郁，心情放松少焦虑，思维敏捷少迟钝。少阳胆主疏泄、主决断、寄相火的功能结合起来，对人的精神情志、心理状态有重要的调节控制作用。主疏泄、主决断、寄相火的功能正常，五脏六腑的气机调畅，新陈代谢旺盛，就像太阳从东方升起，能够照亮大地，大地立即活跃起来一样。

这么重要的器官，《内经》是怎么表达的呢？"凡十一脏取决于胆也"。五脏加六腑合起来 11 个脏腑，各有各的代谢特征和气的运动特征，五脏六腑的功能要想活跃起来，全靠少阳、一阳之气的激发推动和促进。这么重要的脏器，我们不能忽略。就像一年之计在于春，一天之计在于晨，一人之计在于胆和三焦。

我们再来说说三焦。元·戴侗《六书故》云："焦，燔之近炭也。"焦字底下四点是火，上面是一只鸟，一只鸟在火上被烤熟了。不能烤到碳化，碳化不能吃了。所以，焦是什么意思啊？焦字的本意就是烧烤，就是燃烧的过程，也就是物质代谢、能量转化的过程。

三字在中文里有两个意思：一个是多。"请君三思"并不是要你想三次，就是要你多考虑。台湾高雄的街道，都是用数字来命名的，一心路、二圣路、三多路……一心路，一心一意；二圣路是孔子和孟子；三多路什么意思呢？多就是三，三就是多。所以，三焦就是人体多处具有物质交换、能量转化、氧化还原反应的场所。

我们身上的细胞，有没有物质交换、能量转化呢？我们一块组织，有没有物质交换、能量转化呢？我们一个器官，有没有物质交换、能量转化呢？有。所以，人身处处是三焦，人生无处不三焦。三焦不是一个实体的解剖器官，而是指任何一个细胞、任何一个组织、任何一个器官的能量代谢、能量转化的功能。用我们老祖宗的话来说，三焦是水火气机的通道，是气化的场所。

三字另外一个意思指的是具体数字三。三焦代表上、中、下三个部位的代谢特征：上焦如雾，中焦如沤，下焦如渎。上焦如雾，这是讲的上焦心肺，营养人的阳气，向四周布散，就像雾露一样。中焦如沤，中焦就像一个大发酵池，受纳腐熟水谷，传化糟粕，泌别清浊。下焦如渎，下焦就像污水处理厂一样，排泄废水、糟粕。上、中、下合起来，也叫三焦。那么，三焦气机调畅，就代表着表里、内外、上下、左右的气机调畅，代谢旺盛。代谢流畅，痰饮、水湿就不会内生。《内经》说："三焦膀胱者，腠理毫毛其应。"所以，体表营卫之气能不能够正常布达，是依靠三焦和膀胱来疏通调畅的。

胆和三焦的阳气，像初升的太阳，不亢不烈，但木行展发疏泄的运动趋向，对五脏六腑的新陈代谢、心阳心火的振作、肝气的疏泄条达、脾胃之气的升降、太阳表气的布达，以及精神情志的舒畅，有着决定性的促进激发、调节控制作用。《内经》说少阳主枢，一人之计在于少阳胆和三焦。

天人相应，人体脏腑的代谢和精神情志的活跃与欢愉，在春季和清晨对少阳木气疏泄展发之力的依赖程度最强。此时如果少阳木气展发不足，支持无力，于是气机郁遏，代谢低下，心神失养，痰浊蒙蔽，精神抑郁、思维迟钝、重度乏力等症状就加重或者复发了。夏季和中午阳气甚大，人得天阳相助，症状就减轻了。秋冬、下午、傍晚，自然界的阳气逐渐内收、下降、潜藏，天人相应，人体五脏六腑中主要脏器的代谢功能也逐渐趋于平缓，此时对少阳木气展发疏泄的依赖程度也就降低了，即使少阳木气展发不足，也无所谓了，于是抑郁症的各种症状也就暂时减轻或者缓解了。据此，益少阳，助疏泄，畅三焦，化痰浊，是对抑郁症的基本治法。

现在和 20 世纪中期的差异是什么？为什么抑郁症的发病率提高了 10 倍呢？现在脑力劳动者多了、体力劳动者少了，室内坐着多了、室外运动少了，高能饮食多了、粗茶淡饭少了，近看屏幕多了、远看山水少了。大家想一下，你到地铁里，每一个年轻人都拿着手机在看，谁到野外去看过山水啊。乔布斯说活着就是为了改变世界。他确实改变了世界，人们天天拿着手机看，于是不去大自然了，抑郁症的发病率提高了 10 倍。

精神压力多、轻松愉快少，网络交流多、见面沟通少，这些因素导致人体气机下降，心理敏感和脆弱，心理承受能力下降。这是导致抑郁症高发的原因之一。曾有一位患者，从小长在美国，后来回国创业，创办的公司很快身家几个亿，但他得了严重的抑郁症。他的父母找我给他治。这个孩子在美国长大，不认为中药能治病。我知道他出生在河北省秦山县，我对他说：你不吃药就回到秦山县，徒步走。太阳出来你就去走，太阳落山你就住下来，走遍秦山县乡乡村村的路，把当地抗日战争时期的一些故事搜集搜集。他回到秦山县，在阳光下走路，没有走完，抑郁症就好了。我发现，骨折外伤、手术后、病后、经前、经后、产后、减肥后、青春期、老年期者，都可以引发抑郁。这说明，抑郁情绪，或者说抑郁症，和身体状况不佳有密切的关系。因此，我认为修复身体就可以平复情绪，通过调节身体健康状况就可以使抑郁症得到治愈。

三、抑郁症的选方思考

（一）小柴胡汤

和少阳枢机当然选小柴胡汤了。小柴胡汤在这里我不多解释了，大家知道，它有和枢机、解郁结、达三焦、化痰浊、助少阳的功效。和我们刚才讲的治疗抑郁症的基本思路特别接近，但是它振奋少阳阳气的力量不够。小柴胡汤的适应证：目赤、两耳无所闻、偏头痛、胸中满而烦、胁下硬满、口苦、咽干、目眩、嘿嘿不欲饮食、心烦喜呕、往来寒热、呕而发热、发潮热，或渴，或腹中痛，或心下悸，或小便不利，或咳，或身微热。你看抑郁症的患者，除了没有往来寒热、发热之外，其他症状全有。

（二）柴胡桂枝汤

柴胡桂枝汤由小柴胡汤和桂枝汤合方。桂枝、甘草是补心阳的，在柴胡的带领下，助少阳、一阳之气。芍药、甘草是养阴血的，如果抑郁症的患者全身疼痛，你可以用芍药、甘草。但抑郁症有严重胸闷的时候，就不用芍药了。柴胡桂枝汤既和少阳，又畅达气机，祛风活络，调和营卫，在这里我也不展开说了。

抑郁症的患者大多舌质很红，舌苔非常厚腻。这是整个人体的细胞代谢失调，脏腑代谢失调，痰浊内生，痰浊壅遏气机的表现，那就是自然界天空的乌云不散，地面上的雾霾弥漫。小柴胡汤里面有半夏、生姜，还可以化痰浊，但是它化痰浊的力量不足，我们就把温胆汤拉进来。

（三）温胆汤

温胆汤所描述的主治证候是胆胃不和，三焦不畅，痰热内扰，心烦不眠，呕吐呃逆，惊悸不宁。这些症状精神抑郁症患者都有。而抑郁症患者舌苔厚腻，食欲不振，嗳气呕逆，心烦不眠，胆小易惊，惶恐不宁，与温胆汤的适应证非常一致。

我们的祖先有没有见到过抑郁症呢？从《内经》查到晋朝的书，一直查到唐朝的《千金要方》卷十四，其适应证是心气不定，五脏不足，甚至忧愁悲伤不乐，忽忽喜忘，朝瘥暮剧，暮瘥朝发。这里提到了晨暮轻重的差别，是作者亲自见到了抑郁症患者，才写上了"朝瘥暮剧、暮瘥朝发"这样的话。

大家又会有疑问了，刚才不是说晨重夜轻吗？怎么还有晨轻夜重的？我真见到过。我的一个患者，因为是首长的秘书，每天到了傍晚的时候，就会接电话，明天首长到哪里做演讲，演讲的内容是什么，让他当天晚上把发言稿写出来。他必须写出和首长思路一样的文章来，他就别扭，就郁闷。时间一长，每到了傍晚他就郁闷，这和他的工作性质有关。还有一个案例，是一位母亲。她先生死得早，和一个女儿相依为命，这个女儿就是她生命的精神支柱！女儿要到美国读书去了，因为时差的原因，她到了每天傍晚就等着女儿打电话，哪天不打，她就郁闷，结果就养成了这样的习惯，哪天接不到孩子的电话就郁闷。所以，她是晚上抑郁。

这是两个特殊的病例。

（四）定志小丸

定志小丸这个方只有四味药——人参、茯苓、石菖蒲、远志。人参补五脏、益元气、安精神、定魂魄、养心健脑。用茯苓利窍祛湿导浊，补心益脑养神。用石菖蒲、远志豁痰开窍，振心阳，益智慧，醒心神。

病机单一的用单一的方剂，病机复杂的，用复合的方剂。精神抑郁症肝胆气郁，少阳不足，三焦不畅，痰浊内阻，心神不宁，故用柴胡桂枝汤、温胆汤、定志小丸合方，我把它叫柴桂温胆定志汤，也有四逆散在内。本方寒温并用，攻补同施，共成温少阳、畅三焦、疏气机、化痰浊、宁神志、定魂魄之剂。本方简单的抑郁情绪可以用，严重的抑郁症也可以用。这段时间你遇到困难或者挫折，高兴不起来，也可以用。我的一个学生电脑被人偷了，几年的资料都不见了，他很郁闷，两天两夜睡不了觉。有一天，他听了我的课照着我的方子去抓了一副柴桂温胆定志汤，白天喝完到了晚上就高兴起来了，就说："旧的不去新的不来。我这电脑也用了快十年了，可以找老爸要钱买新电脑了。这资料同学都有啊，拷过来不就得了嘛！"

柴桂温胆定志汤基础方：方子就是这么几个药，北柴胡、黄芩、桂枝、陈皮、半夏、茯苓、枳壳、竹茹、石菖蒲、远志、人参、甘草，这是基础方。随证加减很重要。

随证加减：心烦焦虑、坐卧不安，加炒栀子、淡豆豉，或莲子心等，以清心除烦。失眠多梦，加炒酸枣仁、珍珠母或合欢皮、生龙牡等，以安神定志。舌红、舌苔厚腻而黄，加天竺黄、制胆星等，以清化痰热。舌淡、舌苔厚腻而白，加炒白芥子、草果等，以温化寒痰。身痛怕风，加炒白芍、生姜、元胡。青春期抑郁，加山茱萸、枸杞子、巴戟天、鹿茸粉等，以补肾填精，促进发育。更年期抑郁，加山茱萸、丹参、枸杞子、黄柏、知母、巴戟天、淫羊藿、浮小麦等，以益肾气、调阴阳。经前抑郁，加当归、桃仁、红花等，以养血活血。经后抑郁，加黄芪、熟地等，以益气养血。产后抑郁，加熟地、丹参、山茱萸、黄芪等，以调补产后气血之虚。减肥后抑郁，加山茱萸、麦冬、五味子、黄芪等，以气阴双补。兼闭经要阴阳双补。老年抑郁属心脑血管病变者，或手术后、外伤骨折后抑郁焦虑者，加葛根、鸡血藤、丹参、赤芍等，以养血活血通络。双向情感障碍有躁狂发作倾向者，去远志、石菖蒲、桂枝，或改用柴胡加龙骨牡蛎汤。

四、柴桂温胆定志汤的拓展应用

我现在想和大家讨论一个问题。情绪，尤其是负向情绪，是导致精神疾病和心身疾病的重要诱因。我们今天重点讲的是精神抑郁症，那么恐惧症、焦虑症惊恐发作、强迫症、厌食症、多食症等，都可以考虑用这个方子，适当加减就可以了。甚至包括精神分裂症，也可以考虑用这个方子。

在德国大学里，有专门一本书叫作《心身性疾病学》，心身性疾病的发生发展和愈后，和心理情绪有关。那么，心身性疾病几乎涵盖了现在临床上所看到的多个系统的绝大多数疾病。有人统计，临床看到的80%疾病，它的发生发展都和心理因素有关。

第一类，高血压、高血脂、动脉硬化、冠心病，这类疾病患大多数是A型性格，风风火火、雷厉风行、追求完美、争强好胜、爱出风头、力争第一，这是好的方面。但是他常常给自己增加无形的压力。如果是这种性格的，今后百分之百得高血压、冠心病。

第二类，消化系统的所有疾病都与情绪因素有关。有位老先生吃不了东西，告诉我两个月了什么都咽不下去。我说："你体重有变化吗？"他回答："没有。"我说："你什么都咽不下去，你怎么体重没变化呢？你到医院查了吗？"他说："没有。"我问道："为什么不去？"他说："我不敢去，怕查出食管癌，吓都吓死。"我说："那你怎么两个月吃不下东西、喝不下东西，你也不瘦？"他说："两个月前，我儿子博士后毕业，40多岁了没有女朋友，我们两口子就盼着抱孙子，我们就这一个儿子！突然有一天他带着一个年轻女朋友回来，还挺漂亮的，说：'这就是我女朋友，我们要结婚了，今天晚上不走了，我们就住家里。'高兴得我们老两口一宿没睡呀！第二天女孩走了，我就问儿子你这女朋友家里是什么情况啊？孩子吞吞吐吐地说这女孩是高中毕业、从农村来北京的打工妹，没有北京的正式户口，没有正式职业。我一听就气了。结婚没门儿！结果孩子说：'爸爸，已经晚了，她已经怀上我的孩子三个月了。'我怒火中烧，打开冰箱，一瓶凉啤酒灌下去，还觉得热。又拿出一瓶来喝，结果呼地一下吐出来了，再喝一口，呼地又吐出来了。后来，我爱人让我不要喝冰凉的东西，喝点热粥。结果一口粥也没咽下去，水也喝不下去。第二天早晨，我出门买豆浆、油条，买回来还没走到家，就遇到了棋友，于是蹲在路边下棋。下着下着，就突然发现油条少了两根，再过一会儿，又发现包子少了两个，还问棋友是怎么回事，结果棋友说是我吃的。我当时还很惊奇，怎么我能吃得下饭了？结果回到家又什么都咽不下去了。从此以后，每次我想吃东西都必须找人下棋，而且下棋的时候还不能说吃字，一说就又咽不下去了，就靠这样我吃饭，我活到了现在。"我说："你找别的大夫看过了吗？"他说："看过了。我不敢到大医院检查，就到小门诊部找中医大夫，可他的药我都咽不下去，所以来找你来了。"

我给他开的是柴桂温胆定志汤。但是解铃还须系铃人，心病还需心来医。他拿了方子，我说："恭喜你，老先生！"他问道："何喜之有啊？"我说："恭喜你做爷爷了，赶快打个电话把儿子叫回来，不然孙子出世以后怎么上户口啊？"他问道："孙子？你怎么知道？"我说："你想想，儿子上次到家拿户口本到现在几个月了？"他回答："两个月了。"我接着问："儿子回来了没有？"他说："没有啊！"我说："两个月之前他说怀了三个月对不对？现在五个多月了，还有四个多月你就要抱孙子了。赶紧回去给儿子打电话！他们不办结婚证，怎么给孙子上户口啊？"他问道："孙子？我有孙子了？你是怎么知道是孙子不是孙女啊？"我回答："我说肯定是孙子！"他高兴地走了，还对我说："要是孙子，我一定带着他让你看看，感谢你。"有学生问我："老师，你怎么知道怀的是孙子啊？你摸他的脉就能摸出他儿媳妇怀的是男孩还是女孩吗？"我说："我先让他高兴高兴吧！"

心身性疾病有很多很多，各种皮肤病、妇科病、男性的性功能障碍、呼吸系统疾病、过敏等，都是心身性疾病。

这次到机场接我的是一位消化科医生，他说很多消化系统疾病很难治，我说这是心理情绪的问题，你从心理情绪这个角度来调，人逢喜事精神爽。很多人一点劲儿都没有，用补气的药，实际上不对，患者情绪好了，马上就有劲儿了。很多病我们都可以通过调控情绪来治疗，都可以用柴桂温胆定志汤。

五、课后思考

我还有几个问题和大家一起思考。

天人相应思想，在辨证论治中有没有应用价值？就说抑郁症，从这个发病时间，从患者接受阳光的多少，从发病的季节，都是天人相应思想。我在讲阴阳和五行，讲木气的展发，这也是从天人相应思想而来。

天人相应和天人合一是不是同一概念呢？不是的。《内经》从来没讲过天人合一，讲的是天人相应。天有日月，人有两目，天有四季，人有四肢，天有五行，人有五脏，天有六律，人有六腑，地有高山，人有肩膝，地有深谷，人有腋腘，地有十二经水，人有十二经脉。此天人相应者也。

为什么《内经》不能说天人合一呢？天地为人之父，人类和万物是大自然的儿女，儿女怎么能和父母合一呢？那天人合一是谁说的呢？是社会学家、哲学家的话，儒家做事，什么时候该让民众种粮食了，什么时候该收割了……什么时候该进行什么。这个按照大自然二十四节气的更替严格进行，就是人的行为和自然规律相合一，就叫天人合一。

如何理解中医治的是得病的人？西医治的是人得的病？当代中医都是在治人吗？有很多时候我们只是看到这个患者，像对肿瘤患者，实验室研究证实哪个药有抗肿瘤作用，我们就拿来用。很多药是苦寒的，把胃都吃疼了，吃得人什么东西都吃不下去了，结果人和肿瘤一起消灭掉。我们应当想到调整人，让人的自我调节功能、自我康复功能发挥作用，就百病不生了。

形与神是如何相互影响的？心理疾病只用情绪疏导能不能解决问题？治疗精神疾病主要应当调整哪些脏腑呢？肝、胆、心。除了调节脏腑功能之外，还要注意祛除三焦代谢失调以后产生的痰饮、水湿、瘀血等。温胆汤就是化痰浊的，有时候我也用利水湿的药。

我今天和大家的交流就到这里了，谢谢各位！

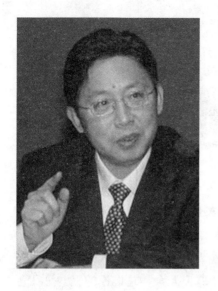

【名师简介】

　　黄煌　南京中医药大学教授、博士生导师。20世纪80年代主要从事中医学术流派的教学与研究工作，90年代以后则以名中医学术经验的调查整理与经方医学流派的研究为主攻方向，其中尤以经方方证与药证为研究重点。现致力于经方现代临床应用研究与普及推广经方工作，主持的网站"黄煌经方沙龙——经方医学学术论坛"成为全球最大的经方医学网络学术平台。代表性著作有《张仲景50味药证》《中医十大类方》《经方的魅力》《药证与经方》《医案助读》《中医临床传统流派》《黄煌经方使用手册》等，并主编《方药心悟》《方药传真》《经方100首》《黄煌经方沙龙》等。

【名师专题】

甘草类方的临床应用

南京中医药大学　黄煌教授

　　今天，我给大家讲甘草类方。甘草这味药非常重要，不能把甘草当作一个可有可无的药，也不能把甘草当作是一味调理脾胃的药。甘草是我们经方中非常重要的一环。张仲景用甘草，有的量很小，有的量比较大。以前我们用甘草，都是承袭老师的经验，经常用3g或者5g，现在我用的量相对比较大，可以到15~20g。

一、甘草泻心汤

首先给大家说一说甘草泻心汤。甘草泻心汤是古时候治疗狐惑病的专方，但是不仅仅适用在狐惑病上，张仲景也用它治疗其他的病，比如在《伤寒论》中它是用来治疗下利的。我现在发现，有些经方既可以治疗慢性病，也可以治疗某种急性病。为什么？因为古人用经方都是抓方证的，并不是说一个方就治一个病，按照方证相应的原则，一个方可以用来治疗很多个病。这就要求我们研究经方的时候，要把方证放在最最重要的地位。方证清楚以后，这张经方的使用密码我们基本上就破译了，就能灵活地用在内外各科的各种疾病上。

甘草泻心汤在《伤寒论》上面有，《金匮要略》上也有。在《金匮要略》中，它是用来治疗狐惑病的一张专方，但是我们临床上不仅仅把这张方用于治疗狐惑病，今天我和大家讲讲这张方的临床运用。

讲到甘草泻心汤，我们就要讲到一位可敬的老人，日本现代汉方的代表人物，大塚敬节。大塚敬节先生原来是西医，后来为什么会走上中医之路呢？因为他有一个非常严重的疾病——复发性口腔溃疡，严重影响了他的工作、学习，西医治疗没有效果。后来有个老汉医，给了他一张方——甘草泻心汤，一吃以后，他的口腔溃疡就被治愈了。治愈以后，他对汉方就产生了浓厚的兴趣，由此就专门研究中医中药，成为现在日本汉方的主要代表。大塚敬节的书，大家可以看看，譬如《汉方诊疗三十年》，他把30年的临床经验浓缩成300多个验案，写得非常朴实，没有废话空话，如实反映了他治病的过程，很值得我们参考学习。

甘草泻心汤这张方，在《伤寒论》和《金匮要略》中的配方有点不同。《伤寒论》的甘草泻心汤没有人参，《金匮要略》上面有人参。但是我们现在，基本还是按照有人参的这张方来应用。

1. 方药组成

半夏半升，黄芩三两，干姜三两，人参三两，甘草，炙，要四两，另外，黄连一两，大枣十二枚。

甘草泻心汤和半夏泻心汤的构成基本上是一样的，但是唯独在甘草的用量上有所不同。半夏泻心汤甘草用了三两，而甘草泻心汤甘草用四两。

甘草增加一两，方名就变，为什么呢？因为功效发生了改变。古方严谨，就在这里，不像我们现在开方，乱加乱减。有些人的方子里面没有柴胡，还叫小柴胡汤加减，更不要说剂量上的变化。所以，我们在研究经方时要强调不仅是原方，还要考虑原来配方的比例，考虑到张仲景原方的绝对剂量等。

刚才说了，甘草这味药不是一味调味药，尽管它是甜的，尽管我们现在在食品工业中用到了甘草。甘草有非常多的作用，如甘草的止痛作用就非常好，很多疼痛我们要用甘草。前不久，我用芍药甘草汤治疗好几例带状疱疹遗留的疼痛，效果就不错。同时甘草也是非常好的止咳药，咳嗽厉害、呛咳，也经常用甘草的。现在老百姓都知道，感冒以后咳嗽老不好，抗生素也没有效果，就拿点甘草片，在水里泡泡，也就好了。甘草也是非常好的黏膜修复剂，甘草泻心汤治疗狐惑病就用了甘草的这个功效。甘草还是非常好的解毒药、保肝药。所以，甘草这味药的作用非常宽泛。

按我常用的换算标准（一两为5g）来换算，那么甘草泻心汤，甘草一般要用到20g，黄连只用5g，黄芩用到15g，人参一般也要用到15g。

2. 方证提要

我们来看看甘草泻心汤的经典方证。《伤寒论》说："其人下利，日数十行，谷不化，腹中雷鸣，心下痞硬而满，干呕心烦不得安……甘草泻心汤主之。"《金匮要略》说："狐惑之为病，状如伤寒，默默欲眠，目不得闭，卧起不安，蚀于喉为惑，蚀于阴为狐，不欲饮食，恶闻食臭，其面目乍赤、乍黑、乍白，蚀于上部则声喝。"

在这两条条文中，我们要提炼几个关键词。

第一个关键词："狐惑"。"狐惑"是一种疾病，中国的古代医家，并不是只辨阳虚、阴虚、气虚、血虚、脾虚、肾虚，古时候也要辨病。古人就发现，甘草泻心汤治疗一种病，这个病是什么病？狐惑病。狐惑病的临床表现特征是什么？是咽喉、口腔及外阴部出现的溃烂。"蚀于喉为惑，蚀于阴为狐"，就是说这个人口腔或者咽喉出现了糜烂、溃疡，甚至前后阴黏膜也都溃烂了。所以，从甘草泻心汤在这个疾病的应用经验来看，我们可以把甘草泻心汤看作是一个黏膜修复剂。所有身上黏膜出现的糜烂、溃疡，我们都可以想到用甘草泻心汤。

狐惑病是什么病？大家很容易联想到现在临床常见的一种病——白塞病。土耳其的一个皮肤科医生叫白塞，他在1937年首先发现了这种病。这种病的特征是口腔、生殖器、外阴及眼睛都会出现充血糜烂，所以又称为"口-眼-生殖器三联综合征"，后来就以他的名字来给这个病命名。白塞病是全身性慢性的血管炎症性疾病，是一种非常难治的疾病。有很多人不仅满嘴的口腔溃疡，在生殖器上也出现溃疡，甚至有的人以为是性病，紧张得不得了。这个病，男性比女性患病率高，尤其是青壮年比较多见。

我一直在鸣不平，土耳其这个白塞医生虽然发现了这个病，国际上也认可了，但是没有找到治疗这个病的有效药物。而这个病远在1800年前的东汉，在张仲景的《金匮要略》中已经有记载，而且不仅对它的临床表现特征有记载，还有专治的方药——甘草泻心汤。所以，总有一天，狐惑病应该要代替白塞病，或者把白塞病改为"张仲景病"。因为古代的中国人发现了很多的病，但都没有写进《诊断学大辞典》。我们古代很多的方证，包括小柴胡汤证、大柴胡汤证等，其实就是一种疾病。如果我们对这种疾病的发病特点、病理基础及疗效判定标准规范化，完全可以写入现代医学的《诊断大辞典》里面，让大家都来用。所以，我认为中医的辨病就是辨方证，方证就是中国的古人发现的一些疾病。狐惑病的专方就是甘草泻心汤。

第二个关键词：下利。因为在《伤寒论》中，张仲景讲到"下利日数十行"，这是非常严重的一种腹泻。所以，这提示甘草泻心汤可以用来治疗各种各样的腹泻。这种腹泻有什么特点？"谷不化"，说明大便中间夹有一些不消化的东西，同时还有比较明显的肠鸣，即"腹中雷鸣"，也可以出现上消化道的症状，即"心下痞"。

"心下痞"也是一种病。对于"心下痞"的治疗，张仲景会用到两味药，黄连和黄芩。所以，泻心汤是一个类方，泻心汤类方中都会用到黄连、黄芩，包括了半夏泻心汤、甘草泻心汤、生姜泻心汤、附子泻心汤、三黄泻心汤。古人治疗心下痞，不是像我们现在用点麦芽、山楂、陈皮、半夏，而是要用清热药，要用黄连，要用黄芩，但是黄连的量是小剂量，只用一两。

我们可以把甘草泻心汤和半夏泻心汤的主治比较一下。半夏泻心汤也能治疗肠鸣，也能用来治疗心下痞，半夏泻心汤的半夏量应该是最大的。

虽然在《伤寒论》原文中，半夏是半升，但是根据考证，应该是一升。半夏泻心汤重用了半夏，所以以半夏为名。那么半夏是什么药？止呕药。所以，半夏泻心汤的经典主治是呕，"呕而肠鸣"，而不是甘草泻心汤的"下利而腹中雷鸣"。这又提示重用甘草，方子就针对腹泻了；重用半夏，就是针对呕吐，针对反流。这也反映了经方的用药是非常严谨的，不是像现在随意加减。

所以，我一直呼吁，现在中医要走出一条新的路子，一定要回归经典，倡导用原方。现在杂方乱飞，天下都是杂方，这样下去中医是找不到游戏规则，这个学科是没有规范的。没有规范的学科是非常危险的，是没有前途的。所以，我们现在强调经方，其实就是要回归经典，建立一个符合临床特征的临床规范。

第三个关键词是"心烦不得安"。"心烦不得安"是张仲景原文中常用的一个词，这是重要的方证语言词汇。"心烦不得安"，描述的是一个精神心理症状，在狐惑病条文下有"默默欲眠，目不得闭，卧起不安""心烦不得安"。这提示甘草泻心汤能够治疗一些精神心理疾病。这种病的特征首先表现为睡眠障碍，表现为烦躁，甚至出现精神失常。这也提示甘草泻心汤可以除烦。方子里面除了黄连、黄芩可以除烦以外，甘草本身也有除烦、缓急的作用，还可以除躁，像大家知道脏躁用甘麦大枣汤。所以，大量的甘草能够治疗一些精神心理疾病。这张方日本人用得比较多，日本人把它用来治疗精神心理疾病。

3. 适用人群

从甘草泻心汤的适用人群来看，一般以青壮年患者为多。我研究经方主要强调3个点，一个是方，方一定要掌握的，方要规范。第二个是这个方对什么病有效，或者说对哪些病有效，要建立它的疾病谱。第三，这个方对什么样的人比较安全，建立它的一个适用人群。这对临床上正确、安全、有效地使用经方是非常有帮助的。我们称之为"方-病-人"三角。

甘草泻心汤适用的人群，一般来说，要营养状况比较好，嘴唇、舌头一般是暗红的，眼睛容易充血的，大多数为青壮年患者，这是我们临床上发现的一个规律。如果这个人面如菜色，脸色萎黄；如果这个人舌头淡白，眼睑也是没有血色，那甘草泻心汤是不能用的。为什么呢？里面有黄连，有黄芩，所以要表现出有热象。同时这些人的主诉中，都会讲到自己有口腔黏膜溃疡，或者说自己有口疮，或者容易上火，或者喉咙痛，我们检查，看到口腔里面有溃疡。有的人外阴会出现溃疡，或者讲肛门痛、肛门痒等。因为外阴部的溃疡也不仅仅指前阴，后阴也会有。我们发现，甘草泻心汤对肛肠道疾病是非常有效的，有些人肛肠口老黏哒哒的，或者有出血，或者老是疼痛，甘草泻心汤非常有效。同时这些患者也会讲到一些上消化道症状，或者下消化道的不舒服，比如说有的讲自己上腹部难受，或者疼痛，或者轻微恶心，或者出现腹泻。那么除了消化道症状、黏膜方面的一些症状以外，我们还要问问患者的情绪，往往这些患者大多有烦躁不安、焦虑、睡眠障碍等。我们发现，这些人吃了甘草泻心汤以后都睡得很安稳。所以，很多人有睡眠障碍、焦虑，都可以用到甘草泻心汤。

4. 现代应用

我们重点来说一下，甘草泻心汤在临床适用于哪些疾病。

首先，是白塞病。我们把甘草泻心汤看作是治疗白塞病的一张常规用方。因为白塞病不仅在舌头上反复出现严重的溃疡，而且可以出现眼睛充血，甚至可以导致视力下降，或者失明，还会出现外阴部的溃疡。我们来看看赵锡武先生的一个案例。赵锡武先生是 20 世纪北京中医研究院的著名老中医，是一位非常有名的经方家。

案例：一位 36 岁的女性，口腔及外阴溃疡有半年，确诊是狐惑病，是"口-眼-生殖器综合征"，用了激素效果不好，改用中药。赵老给她开的方是甘草泻心汤加味。加了什么呢？加生地。

我们看看他的处方：生甘草 30g，党参 18g，生姜 6g，干姜 3g，半夏 12g，黄连 6g，黄芩 9g，大枣 7 枚，生地 30g。

外洗方：生甘草 15g，苦参 15g。水煎外洗。

这个案例值得我们学习的亮点：第一个亮点，大剂量的甘草和生地的使用，甘草 30g、生地 30g。甘草和生地是 1：1 的比例，两者配用，有类激素样作用。第二个亮点，干姜和生姜的量都很小，干姜只用 3g，生姜用 6g。因为我们发现，有口腔溃疡的狐惑病患者，对姜非常敏感，所以姜的量不宜过大。第三个亮点是外用药的使用。用苦参外洗治疗外阴溃疡是张仲景的经验。这个方法值得重视。

下面是我的一个案例。

案例：一位 31 岁的男性，有白塞病 5 年，同时他还伴有强直性脊柱炎、巩膜炎，龟头上有溃疡，有晨僵，容易腹泻，容易醉酒，人很怕热，有脚癣。这个患者嘴唇暗红，是非常壮实的一个年轻人。

当时我给他用的方：甘草 10g，黄连 3g，黄芩 10g，党参 15g，半夏 15g，干姜 5g，红枣 20g。

这个方让他吃 5 天、停 2 天，叫"五二服法"。他服用以后很有效，口腔和外生殖器上的溃疡减轻了。我继续给他用这个方，用了一段时间以后，发现患者的血压升高。所以，为什么这个患者我用的甘草量不大？因为有时候大剂量甘草会导致血压升高。后面因为他有腰痛，我加了一些葛根，同时采用吃 3 天、停 4 天的方法，间断性服用。大约吃这个药两年，他的家属来反映效果很不错。

这个案例提示我们，甘草泻心汤治疗狐惑病，服用的周期应该是比较长的，可以让患者间断性地长期服用。同时，这个方子对虹膜炎、晨僵有控制作用。另外提醒大家，甘草大剂量使用可能导致血压升高，要密切关注。

除了狐惑病以外，复发性口腔溃疡也是甘草泻心汤治疗的一个主要疾病。从临床患者的反馈来看，用甘草泻心汤治疗复发性口腔溃疡，首先表现为溃疡愈合比较快，比如有的不用药要半个月才能愈合，但是服用甘草泻心汤以后，5 天以内就能愈合。第二个就是表现为发作周期可以延长。本来发病此起彼伏，没有间歇，但是服用甘草泻心汤以后，3 个月甚至半年才复发 1 次。第三个，这张方可以减少溃疡的数量。本来满嘴都是溃疡，或者一下子五六个，但吃了甘草泻心汤以后，溃疡的数量就减少。还有一个非常值得大家关注的地方，患者服用甘草泻心汤以后，睡眠质量得到改善，能减轻焦虑，因为这张方有抗焦虑的作用。而且非常有意思的是，口腔溃疡患者一般都伴有焦虑、失眠等症状。一家口腔医院曾调查了 214 例口腔溃疡患者，通过心理量表测试，发现其中有 165 例、占 77% 的患者有不同程度的焦虑紧张等情绪变化。为什么服用甘草泻心汤以后，口腔溃疡消失了呢？是不是患者的焦虑得到了改善、睡眠质量提升以后，口腔溃疡就愈合了呢？有些道理我们现在还说不清楚。

类似的案例比较多。我分享一下我用这个方的经验：第一个，根据我的经验，我们发现这张方一般对青壮年的口腔溃疡比较有效。年轻人嘴周红红的，经常烦躁焦虑，甚至讲话口气比较重，用甘草泻心汤效果比较好。但是如果是老人，或者是有贫血的口腔溃疡患者，用这个方效果就差。所以，我们不要滥用甘草泻心汤，要辨方证。这是第一。第二个，口腔溃疡患者如果伴有睡眠障碍，或者伴有腹泻，用甘草泻心汤效果好。所以，我们在使用这个方的时候一般都会问患者的睡眠情况及他的大便情况，因为这张方能够止利，能够治疗腹泻，能够改善睡眠。第三个，临床上有的时候，患者寒热难辨、虚实难辨，既有甘草泻心汤证的特点，又有脸色暗黄腹胀、腹泻、口水多、怕冷所谓脾胃虚寒的一面。怎么办呢？可以和附子理中汤交替服用。可以今天是甘草泻心汤，明天是附子理中汤，交替服用。我感觉这样挺不错的，因为有些药不能随便放在一起煎煮，一起煎煮可能会发生一些问题，可以另外煎，交替服用。

下面我们来看一看赵明锐医师的医案。赵明锐是山西的一位名老中医，他有一本书叫《经方发挥》，他用原方多，辨证也非常精准。

案例：一位 30 岁的男性，口疮已好几天，后来口腔溃疡蔓延到舌背、舌腹，整个口腔舌部完全糜烂，患者吃东西非常痛苦，每喝一口水都是痛苦万状。除了局部症状以外，伴有全身发热、烦闷、大便不通、小便短赤，脉象是虚数的。

赵明锐医师用甘草泻心汤来加减。他用炙甘草，没有用生甘草，且炙甘草用到 50g，量是非常大的。炙甘草 50g，黄连 6g，黄芩 10g，干姜 10g，党参 15g，半夏 10g，桔梗 15g。

方子中，他加了桔梗。桔梗和甘草是张仲景用来治疗咽喉疼痛的一张方，其实不仅是咽喉疼痛，整个口腔、舌头疼痛都可以考虑使用桔梗汤。这也提示大家，如果口腔黏膜溃烂严重，疼痛剧烈，可以加大甘草的用量，同时配用桔梗。

这张方用了以后，2 剂自觉好转，共服 6 剂痊愈。所以，口腔黏膜溃疡、复发性口腔溃疡可以用甘草泻心汤。

另外，甘草泻心汤还可以用来治疗手足口病。每年春天，孩子们好发手足口病。手足口病也可以使用甘草泻心汤，因为本病的特点就是口腔溃疡。口腔溃疡是我们用甘草泻心汤的一个关键点。手足口病是一个现代疾病，但是我们可以用古方，一般用甘草泻心汤原方就可以，用一两剂就可以有效了，不用吃很长时间。手足口病的患者可以出现发热，加连翘和柴胡，柴胡退烧作用非常好，连翘对于淋巴结肿大是比较合适的。如果便秘、舌苔厚，可以加大黄。现代研究发现，甘草泻心汤对多种病毒性疾病是有效的，对于手足口病这个病毒性疾病来说，也是有效的。

下面是我治疗的一个案例。

案例：患者是非常可爱的孩子，在两年前曾经患手足口病，而且非常严重，并发了脑炎。这次又出现了手足口病。当时他口腔溃疡出现 1 天，手掌也有疱疹，我给他用甘草泻心汤，甘草量还不是很大，就 5g，另外加了连翘和大黄，吃了 3 剂药，很快就好了。所以，甘草泻心汤在儿科可以用来治疗手足口病。

我们再引用"黄煌经方沙龙"论坛上一位网友发的一个案例。

案例：患者是他的孩子，突然发热 38℃，口内有白疱，恶热。开始认为是温病，用了一些清火的药，没有效果。第二天，口内的白疱更多了，医院诊断为疱疹性咽峡炎，疑似手足口病，当时给予普地兰口服液，由于血象高，还给予抗生素。吃了两天药，仍发烧，在 37.8℃ 左右，口腔的问题非常严重，出现了针刺般疼痛，小儿无法进食，而且精神非常疲倦。后来他想，何不试试甘草泻心汤？他在论坛搜索了"手足口"和"甘草泻心汤"，发现有很多案例，这些案例对他使用经方提供了证据。他果断地去抓了 3 剂药：半夏 10g，黄芩 15g，干姜 10g，党参 15g，炙甘草 20g，黄连 5g，大枣 20g。每剂药 14 块左右。孩子吃完 1 剂，精神恢复大半，口内疼痛明显减轻；吃药的第二天，小家伙已经可以正常进食，一口气吃了 10 多个饺子。这个案例说明，甘草泻心汤原方治疗小孩子的手足口病，效果是非常明显的。

甘草泻心汤是一个黏膜的修复剂，溃疡型结肠炎、直肠溃疡等也可以考虑使用。如果便血严重，则重用黄芩。黄芩是非常好的止血药，古时候热利、下利成血，就用黄芩。腹痛的，加白芍。

对于溃疡型结肠炎，这里再举一个案例，是 2013 年 9 月 19 日在"黄煌经方沙龙"论坛上由一位网友发表的。

案例：一位 40 岁女性，患溃疡型结肠炎 12 年，长期服用激素及磺胺嘧啶类药物治疗，用了以后能够缓解，但是停药就复发。这位网友看到这个患者以前用的药大多数都是健脾温中的，也有的方子加了黄连、黄芩，虽然有效，但始终不能彻底消除症状。他后来读到了我的文章提到甘草泻心汤是治疗消化道黏膜病变的专方，又根据当时患者的症状，有腹痛、腹泻，有大便脓血、腹部怕冷，舌淡，苔淡黄，根部黄厚，脉细无力，就选用了甘草泻心汤加味：生甘草 6g，炙甘草 6g，黄连 6g，黄芩 10g，半夏 10g，干姜 6g，党参 10g，大枣 5 枚。另外他加了两味药，地榆和槐花，让患者每天 1 剂。这个患者一直服用这个方两个多月，症状全部消失。

这个案例也为我们提供了非常重要的启示：第一，甘草泻心汤治疗溃疡型结肠炎有效。第二，要善于守方。这个患者连续服用两个多月，症状就控制了。现在有一种倾向，特别是年轻的医生，开出 7 剂药，患者如果没有效果，他不会来找你。有些病确实你要事先和患者说清楚，起码需要 3 个月的时间，如果不说清楚，患者不会再来，治疗经验也不容易总结。

另外，甘草泻心汤还可以用来治疗皮肤病。在这里，我引用黄仕沛先生的经验。黄先生有一本书叫《经方亦步亦趋录》，写得非常好，强调方证，用得很准，建议大家好好地阅读学习。

黄仕沛先生用甘草泻心汤治疗皮肤黏膜疾病，有几点经验：第一点，一般皮肤有渗出、渗液，甚至渗血，如湿疹、牛皮癣、带状疱疹、痔疮出血。第二点，甘草用量大，达 30g。他认为甘草具有肾上腺皮质激素样作用，而且甘草是个非常重要的外科用药。中医治疗外科疾病，甘草是必用的。比如有一张方叫四妙勇安汤，甘草量用到一两。在治疗皮肤黏膜疾病时，甘草量一定要大。所以，张仲景在甘草泻心汤中，甘草要用四两。第三点，黄仕沛先生提出来，干姜是针对渗出的。分泌物清稀如水，如水样的痰、口水清稀、泻下物如水、呕吐物清水样，我们一般用干姜，一般要用到 6g。如果渗出比较多，还要加量，干姜量大了以后，可以控制渗出。第四点，治疗皮肤病要加生石膏。石膏用了多少呢？有 60g，甚至达到 90g。为什么这样用？黄仕沛先生说这类皮肤病患者大多数内有瘀热，所以加石膏。第五点，如果瘙痒明显，黄仕沛先生会加升麻和苦参内服。升麻和苦参这两味药可以控制渗出和瘙痒。他认为，升麻是解毒药，苦参张仲景用来外洗治疗皮肤病。第六点，如果皮肤潮红、脱屑明显，黄仕沛先生重用生地，用到 90g。用大量生地的指征：皮肤要潮红、脱屑，不是非常明显的渗出，而是干燥的情况下用生地凉血。黄仕沛先生还强调，用甘草泻心汤治疗皮肤病重在守方。他说，如不守方，再次发作将前功尽弃。现在我们守不住方，很多人每次开方都要加减变化；一加减变化，自己搞不清楚到底什么方有效了。所以，我们要守得住方。

有些患者，会觉得你的方总是不变。那么，我采用的办法就是稍微调整一下，这次用生甘草，下次用点炙甘草；这次用姜半夏，下次用点法半夏、清半夏。或者在剂量上稍微调整一下，这次用5g，下次用6g，让患者有点安慰。第二个办法就是服药方法改变，比如说，本来让患者吃5天、停2天，现在改为让他吃1天、停1天，方子不变，服药方法改变，患者也会满意。这样就保证我们能观察疗效，否则我们无法总结经验。

下面我们说一下用甘草泻心汤治疗情志病。这是日本人的经验。日本人用甘草泻心汤治疗各种情志病，非常值得我们去研究。日本古方派有一个医生，叫中神琴溪，是江户时代的一个医生，江户时代相当于我国晚清时期。这个医生曾经治疗了一个16岁女孩子的梦游。

案例：这个女孩子每到夜里，家人入睡以后，就会暗自起床翩翩起舞，舞姿绝妙娴雅。跳完之后，她就会上床睡觉，第二天起床问她怎么回事，她却什么也不知道。因为已经订婚了，但婆家人很怕，就要求退婚。于是就找到中神琴溪医生治疗。中神先生一看，说这就是狐惑病，用甘草泻心汤治疗。吃了药以后，病就治愈了，患者也平安结婚了。这个案例其实是我们说的梦游，那能不能用甘草泻心汤呢？那么说梦话，能不能用甘草泻心汤呢？磨牙，能不能用甘草泻心汤？睡不着觉，能不能用甘草泻心汤？答案是，都能。

再看一个病例，是中神琴溪朋友的治疗案例。因为中神琴溪讲了甘草泻心汤治疗梦游以后，他的朋友也碰到了一位妇女的一个特殊病，什么病呢？是吓出来的病。

案例：当时这名妇女不知道盒子里有一只猫，在盒子上加了盖子。两三天以后，她掀起盖子的时候，这只猫突然之间就冲出来，对她张牙舞爪，她就受到了惊吓。之后，她就得了一个奇怪的病，从起居到动作，甚至发声，都酷似猫。后来怎么办了呢？因为中神琴溪的朋友听了他治梦游的案例以后，就突发奇想，用甘草泻心汤治疗这个病，患者竟然痊愈了。

这个案例说明什么？甘草泻心汤这张方可以治疗神经症。那么，我们再来看一看赵明锐医生用甘草泻心汤治疗精神疾病的一个案例。

案例：一位38岁的女性因为孩子突然死亡，强烈的精神刺激导致她精神有点失常。每天下午到晚上，她就自言自语，哭笑不休，到了夜里，虽然能够勉强入睡，但是一夜之间数次惊醒，心悸不宁，精神恍惚，有的时候独自跑到外面；而早上、上午的时候，患者清醒如常人。如此两个月之久，治疗效果时好时坏，不能巩固。有的时候大脑非常清醒，有的时候很糊涂，这是什么病呢？有点像创伤后应激障碍，是因为强烈的精神刺激导致的。赵明锐医生用什么方呢？甘草泻心汤，连服 3 剂，症状大好，连服10 余剂，诸症痊愈。其中甘草用多少呢？用到 30g。

所以，这就提示我们，甘草泻心汤可以用来治疗情志病，可以用来治疗抑郁症，也可以用来治疗神经症及创伤后应激障碍等。张仲景原文中就是用甘草泻心汤治疗这些神志症状的。但是甘草的用量，可能要大一些，甘草量小了不行。

李发枝教授是我国治疗艾滋病最有经验的一位中医大夫。他还用甘草泻心汤治疗艾滋病。

有几点说明：第一个，甘草泻心汤是一个黏膜修复剂，从口腔到肛门，整个消化道黏膜的充血、糜烂、溃疡，都能用甘草泻心汤，但是口腔和直肠、肛周的黏膜充血、糜烂用得比较多。除此以外，生殖道的溃疡，能不能用这个方？也能用。眼睛的溃疡能不能用呢？也能用。女性的宫颈炎、阴道炎、子宫颈糜烂能不能用啊？也能用的。而且，这个方对人乳头瘤病毒（HPV）也有抑制作用。所以，有些女性出现了宫颈糜烂、HPV 感染，都可以考虑使用甘草泻心汤。第二，甘草泻心汤能够长期服用。前面我讲过了，很多病都需要守方，需要长期服用。但患者每天连续吃，早一顿、晚一顿，那是吃不消的。你可以让患者间断性服用，隔天服用或隔两天服用。这些都是慢性病，服药的时间也都要半年以上。第三，甘草使用的剂量大的时候，可能导致反酸、腹胀及浮肿。所以，在这种情况下，要适当减少甘草的用量。甘草大剂量，还可以引起血压升高，对于高血压患者，用甘草的时候要非常小心。第四，关于黄连的用量，在本方中不宜大，一般 5g 左右就可以了。黄连如果量太大，这个方就非常难吃。我引用袁建国医生说的一段话，他说："甘草泻心汤我喝过，黄连在 4g 以下，感觉就很好喝，曾经有过一段时间总想喝这个方，甜甜的，汤也很清，不过黄连超过 6g，那就有点苦了，感觉有点难喝。"所以，这就是量，我们要控制好。古人用方，既要安全，又要有效，还要可口。用经方，原方最有效，原方最安全，原方最可口，不妨你们试一下。

二、炙甘草汤

第二张方，炙甘草汤。炙甘草汤这张方很有魅力。这张方我把它看作是古时候的一张急症用方。它有非常良好的止血、强心作用，还有强壮的作用，营养的作用。所以，这张方非常有意思。《伤寒论》中炙甘草汤用来治疗"脉结代，心动悸"，用来"复脉"。炙甘草汤能恢复脉搏，有抗休克的作用。但是在《金匮要略》中用炙甘草汤来治疗虚劳、肺痿、慢性病、虚损性疾病。所以，这张方急症可用，慢性病也能用。现代药理研究还发现，炙甘草汤有抗心律失常、抗耐低氧、改善贫血等很多作用。现在我就把这张方给大家详细解读一下。

1. 方药组成

炙甘草汤方：甘草四两，生姜三两，人参二两，生地黄一斤，桂枝三两，阿胶二两，麦门冬半升，麻仁半升，大枣三十枚。

上九味以清酒七升，水八升，先煮八味，取三升，去滓，内胶烊，消尽，温服一升，日三服。

桂枝在这里，不是我们平时用的桂枝，我们要用肉桂。

这张方子里面有几个知识点。

第一，甘草四两。为什么要用大量的甘草？甘草能够定悸。大量的甘草不仅能够治疗黏膜的溃疡，还能定悸。《伤寒论》中甘草和桂枝同用的，最简单的配方是桂枝甘草汤，治疗"发汗过多，其人叉手自冒心，心下悸，欲得按"，心悸的时候用。在《伤寒类要》这本书中有一味甘草汤，专治"伤寒脉结代，心动悸"。《经方例释》的作者——莫枚士，就认为炙甘草就是用来治疗伤寒心动悸、脉结代的。那么这里面的"炙"是什么意思呢？它不是蜜制，而是在高温环境下干炒。这是"黄煌经方沙龙"论坛的一位网友经过考证发现的。这位网友不是专业的中医师，而是一名财务工作者。他是一位中医爱好者，但对经方医史文献的研究非常深入。他的考证对我们非常有用。他讲道："炙"就是高温干炒，是放在古时候的陶器上，或者是一个陶板上，或者是一个石板上，或者是瓦片上干烤，就像我们现在的清制甘草。他认为，蜜制甘草的方法不会早于隋唐，在清代才大规模、大范围地使用。张仲景书中的炙甘草就是在高温下干炒的甘草。那为什么要干炒呢？主要是"令不吐"。这是依据《小品方·柴卷》上讲到的"甘草去赤皮之汁令不吐"。因为甘草量大以后，吃了可能会恶心，但是如果炒一下，就不会有恶心感。这里请注意：甘草四两，应该是20g，但是有许多学者认为古时候的一两应该等于15.625g，如果按这样折算，那不得了，炙甘草用量要达到62.5g，那么生姜47g，人参31g，生地要250g，如此大的量，一定要大锅煎煮了。

第二，生地黄的问题。地黄在这里用了一斤，生地黄干什么用的？止血。生地黄是止血药，《神农本草经》说它主治"折跌"，也就是骨折外伤。《名医别录》说得更清楚，这味药主治"妇人崩中血不止，产后血上薄心，胎动下血"，能够治疗瘀血、流血、衄血、吐血。所以，根据《名医别录》的记载，我们推测张仲景用一斤生地黄是止血的，而且生地黄配阿胶是止血的最佳配伍，炙甘草汤这张方有止血的作用。我们现在用干地黄，因为现在鲜生地用不到了，只能用干地黄。那么，一斤生地黄折算下来，是20~30g的干地黄。岳美中先生用到48g，顾植山教授用到100g左右，这个量就非常大了。

第三，麻仁的问题。麻仁到底是什么东西？现在很多人说不清楚，有的人甚至用酸枣仁来替代，比如柯韵伯，我还是主张用火麻仁。因为很多炙甘草汤证的患者会出现便秘，而便秘往往会导致心搏骤停。所以，火麻仁润肠通便，也能够减轻心脏负担。如果大便干结，我主张用火麻仁，如果大便并不干结，也可以不用火麻仁，我用枸杞子来替代。

第四，这张方子里面用了30枚大枣，量非常大。大枣干什么用的？补气，增强机体的能量，能够消除疲劳，增加心肌的收缩力，改善心肌的营养。所以，大枣30枚在这张方子里起的作用就是提供能量，就相当于现在的辅酶A、高渗糖了。大枣是非常重要的药物。

第五，清酒。张仲景讲煮这张方要用清酒七升，水八升。清酒是什么？现在研究说是古时候老百姓家里自酿的米酒。为什么是清的？因为腊月里面酿的米酒，刚开始是混浊的，是混酒，但到了春天以后，酒的颜色就澄清了，叫清酒。现在我们用什么酒替代？我经常让患者煎药的时候，舀几瓢羹黄酒，或者葡萄酒也行，一定要放点酒。为什么要放酒？关键是能促进地黄中间有效成分的煎出，同时因为有的人吃了大量的地黄以后胃

55

里不舒服，但是配酒以后就不伤胃了。所以，很多人用熟地黄来代替生地黄，因为熟地九蒸九晒，用过酒制。曹颖甫先生在《经方实验录》里讲到可以不用酒，"吾师生之用本汤，每不用酒，亦效"。不用酒行不行？也行。但是如果大剂量使用地黄，一定要加酒。

另外，这张方一定要久煎。为什么要久煎？因为，原文中说"清酒七升，水八升，煎煮八味，取三升"。十五升水煎成三升，这个得多少时间。所以，小火煎煮的时间要长，一般在 1 个小时，甚至可以到两个小时。顾植山教授的经验是要文火煎煮要 4~5 小时，那时间很长了。我们主张煎 1 个小时到一个半小时，最多两个小时。一定要跟患者讲清楚，如果不是久煎，效果不好。

我给大家推荐的用量：炙甘草 20g，人参 10g，麦门冬 15g，干地黄 20g，阿胶 10g（另烊），肉桂 15g，生姜 15g，火麻仁 15g，红枣 60g。以水 1500mL，加入黄酒或米酒 50mL，煮沸后调文火再煎煮 50 分钟，取汤液 300mL，化入阿胶，分 2~3 次温服。这个药煮出来，不仅喷香扑鼻，而且甘甜可口，黏嘴巴。你想，60g 红枣，再加黄酒、米酒，还有生地，炖了以后，这个汤液是乌黑稠厚、黏嘴巴的，补气养阴作用非常好。

2. 方证提要

我们来看《伤寒论》原文第 177 条，"伤寒脉结代，心动悸，炙甘草汤主之"。这一条非常简单，虽然简单，但是画龙点睛。在《金匮要略》中，炙甘草汤方的原文有两条，"虚劳不足，汗出而闷，脉结悸，行动如常，不出百日，危急者十一日死"；还用来治疗肺痿，"肺痿涎唾多，心中温温液液者"。我们把这个经典方证的关键词点出来。

第一个关键词，"心动悸"。"心动悸"，有两种，一种是自觉的心动悸，一种是他觉的心动悸。所谓自觉的心动悸，即自己感觉到心悸，动得非常厉害，甚至患者感觉到全身都在跳动，动悸的同时会有短气、胸闷的不适感，这是自觉的心动悸。还有一种是他觉的心动悸。譬如一个人很瘦，心跳又非常剧烈，把他胸前的衣服拉开，就看见左心房处跳动不安，甚至隔着衣服都可以看见心尖冲动，这是他觉的心动悸。什么情况可以导致心动悸呢？贫血的时候可以出现，消瘦可以出现，心功能不全的患者可以出现，血压过低的时候，患者也会出现猛烈的心跳。

第二个关键词，"脉结代"。"脉结代"是什么？就是间歇脉。古人的解释为脉止无定数叫结脉，止有定数叫代脉。我们把脉结代看作是间歇脉，脉跳跳停停，心律失常。除了脉结代以外，根据后世医家的一些经验，还应该补充细脉，脉搏要细。曹颖甫先生说：为什么心动悸？血不足。血虚的人脉一定细小。这种人肯定心功能不好，血压也偏低，所以脉搏肯定细，血容量变少了。同时从脉的跳动的次数来看，亦有争议，有的人主张是缓脉，有的人主张是数脉。那么到底是缓的还是数的呢？我发现两种情况都有。主张缓脉的谢玉茹，是清代医家，江西人，他说："必缓中一止，方为可治。"如果脉跳得快，就不好治，毕竟要跳得慢，慢速性的心律失常，用这方子才有效。但是曹颖甫先生却相反，他说："炙甘草汤汤证脉象，数者居多，甚至在百至以上。"所以，这提示两种情况都有，脉或缓或数。

根据《伤寒论》中"脉结代，心动悸"，炙甘草汤这张方是治疗急症的。我经常采用做梦的方法来读《伤寒论》。我要回到张仲景时代，跟张仲景抄方。东汉末年是中国历史上战争最频繁的年代，在战争时期，一切社会资源首先要保证军人的需要。所以我想，名医肯定被军人征用，因为华佗也是被曹操征用的，张仲景有可能被当时的军队征用，甚至让他当一名野战院的院长。那个时候，野战院叫"安庐"，他带了一大批学生，都是他的手下，治疗军人的各种疾病。那么大家知道，冷兵器时代，战斗的损伤主要是失血性休克，有可能炙甘草汤就是用来治疗当时军人的失血性休克或循环衰竭。有可能某个少将给人捅了一刀，或中了箭，血流不止，到了张仲景面前的时候，脸色惨白，气喘，浑身冷汗，一摸脉，脉搏跳跳停停、脉结代，自己感觉心慌心动，马上要出现失血性休克了。这个时候怎么办？首先止血，用生地、阿胶；其次要调心律，用桂枝、甘草加人参，还要加麦冬等，有升压作用。大家知道，人参、麦冬，再加五味子，就是生脉散，生脉散升压作用非常好。而且阿胶吃进去以后，能够增加血容量。30枚大枣提供了能量，那就是现代的高渗糖。吃了以后，血止了，脉搏开始恢复，脸色好转了，血压升上来了，这个人活过来了。所以，炙甘草汤还有一个名称叫"复脉汤"。再比如，对于那些烧伤的患者，有大量的渗出，如果是张仲景会怎么处理呢？我估计他也是用炙甘草汤。曹操火烧赤壁，那时候烧伤患者怎么治疗？大量的炙甘草汤。因此，我把这个炙甘草汤看作是急救的方。

另外，这张方升压作用非常好。这里我引用马文辉主任医师的一个案例。一位食管癌女性患者，78岁，手术后1年复发，用放化疗失败。现滴水不入，求助于中医。患者已经出现肝转移。马文辉主任就用炙甘草汤加减治疗1个多月，基本情况良好。这个案例中有一个值得关注的现象，患者过去血压从未高过120/80mmHg，但是服用炙甘草汤以后，血压一直波动在160/90mmHg上下。这个提示什么？炙甘草汤能够升压。

我们再接着看《金匮要略》。《金匮要略》中炙甘草汤用来治疗虚劳、肺痿。虚劳是个古病名，虚就是消瘦，劳就是没有力气、疲劳。所以，炙甘草汤是用于瘦人的，那些羸瘦如柴的人、皮包骨头的人，是使用炙甘草汤一个非常重要的指征。肺痿也是一个古病名。肺痿的特征是什么？"涎唾多，心中温温液液者"。张仲景说是"亡津液，故得之"。"亡津液"就是体内的血液、水分都丢失了，人变得干枯了。所以，肺痿的人绝对没有肤如凝脂，绝对不会大腹便便，都是骨瘦如柴的。什么样的人骨瘦如柴呢？现在推测是慢性病患者。有可能是张仲景用来治疗一个极度疲劳、营养不良的战士，或者是一个肺结核患者。肺结核是非常古老的疾病，我国明代、清代，肺结核的发病就非常厉害。汉朝的时候，我想也有肺结核。张仲景当时可以用小柴胡汤来治疗结核性的发热，炙甘草汤可以用于结核病晚期的治疗，人已经消瘦、骨瘦如柴、奄奄一息。当时有没有肺癌的患者呢？恐怕也有。肺结核的症状，肺癌的患者都可能出现。《类聚方广义》是日本的一本书，里面专门讲到炙甘草汤这张方能够治疗"骨蒸劳瘦"。骨蒸劳瘦就是肺结核病。所以，我们讲的肺痿，相当于肺结核、肺癌等这些病。

3. 适用人群

我们把炙甘草汤适用的人，叫炙甘草汤人。根据前面的推测，我做一个细致的描绘，因为每一种经方都会对应一类人。炙甘草汤人有什么特点呢？

首先，要肌肉萎缩，皮肤干枯，人要瘦，脸色要憔悴；贫血貌，这点非常重要。我发现有很多患者，虽然瘦，但是不贫血，用炙甘草汤效果差。大家都知道"渐冻人"，这种人虽然羸瘦，但炙甘草汤根本对这个病没效，一定要有贫血者才有效。为什么我说当年张仲景用炙甘草汤治疗失血性休克？就是因为当出现贫血的时候，用阿胶、生地才有效。所以，炙甘草汤人要羸瘦贫血。

第二，精神要萎靡。由于贫血，患者营养极度不良，精神会极度疲惫，少气懒言，同时食欲不振，大便干结。因为方里面麻仁、生地、麦冬都有润肠通便的作用，大便干结者用这张方有效而且安全。

第三，心律不齐。一般来说，本方用于心率缓慢者为多，但对于急性病，譬如急性失血的人，心率则快。

第四，要明确出现炙甘草汤证的诱因，大病、大出血，或者高龄，或者极度营养不良，或者肿瘤患者，都可能会用到炙甘草汤。特别是肿瘤患者，我发现用炙甘草汤的机会非常多，尤其是晚期患者，这种状况下你给他用炙甘草汤慢慢地灌才行。

4. 现代应用

我们来看看炙甘草汤在临床上的使用。

首先，用来治疗创伤性休克，如血液病大量出血，或者创伤性大出血，或者重度烧伤休克等，在我们医院的重症监护病房及急症科，都配合使用炙甘草汤。在"黄煌经方沙龙"论坛上，有一个叫梁浩的医师发表一个案例。他遇到了一个非常严重的骨折患者，双侧股骨干有粉碎性开放性骨折，左侧股骨颈骨折，左侧髌骨粉碎性骨折，左侧胫骨远端粉碎性骨折，头外伤，胸外伤，阴囊挫伤。患者入院的时候神志昏迷，精神萎靡，面色苍白，血压只有 80/40mmHg，心率非常快，每分钟达到 110 次，血氧只有 80%，处于创伤性失血性休克状态。经快速扩容，并予输血 2000mL，患者进行手术治疗。术后予以炙甘草汤加西洋参，患者精神状态、气色及饮食情况明显改善。所以，炙甘草汤在重症监护室还是可以使用的。当时我在温哥华，听到这个消息以后，就写了一篇思考文章，指出遇到这种情况，我主张除了炙甘草汤以外，还要用新鲜的猪皮大锅煎煮，煎煮以后将浓缩的猪皮汤给患者喝，以补充他的血浆容量。古时候，医生就是这样治疗的。

第二，临床上用炙甘草汤治疗癌症比较多，其中食管癌、胃癌、口腔癌等上消化道癌症用得最多。因为这些病都会导致极度消瘦，营养不良。肺癌消瘦、吐血，我也用这个方。肾癌小便出血，老年人居多，我用炙甘草汤治疗了两三例，效果都比较好。马来西亚的一位黄医师的父亲患肾癌，我给他开的就是炙甘草汤，3年来他一直吃这个方，现在去复查，肾癌基本消失了，这非常有意思。血癌晚期出现恶病质，也可以用炙甘草汤。因为炙甘草汤的营养成分非常丰富，不仅甘甜可口，喷香扑鼻，而且营养成分非常多。研究发现，这个方里的氨基酸含量高于牛乳、肉类、鸡蛋、面粉、大米。

根据我的临床观察，适用于炙甘草汤的癌症患者大致有这么几点表现：第一，体重减轻过快。因为炙甘草汤能长肉，能够增加体重。第二，严重贫血者，血色素低，眼睑苍白，炙甘草汤能治疗贫血。第三，极度消瘦。第四，长期素食或者忌口，导致营养不良的。现在有很多的肿瘤患者，轻信网上一些传言，认为要吃素，要饿死肿瘤。结果肿瘤没饿死，人倒饿死了。我发现，晚期肿瘤患者关键是要营养好。我经常说，肿瘤患者要做到三个"不"：第一，精神不垮；第二，胃口不倒，有胃气则生，无胃气则死；第三，体重不减。我治疗癌症有我的思路，不看肿瘤大小，不看肿瘤指标高低，我只管你的精神、胃口和体重。把肿瘤缩小又怎样，还要想癌细胞能不能消灭掉，是消灭不掉的。我一直说，治疗肿瘤就是要补，炙甘草汤是治疗肿瘤患者的一张非常重要的配方。

案例：马翠秀，当时47岁，安徽的一位农村妇女，2005年7月31日发现胃癌，2006年3月7日来找我治疗。当时患者根本没办法讲话，也没办法坐下，由两个人托着。她的神情恍惚，面色萎黄，严重贫血，呕吐不止。当时我给她用了炙甘草汤，因为呕吐不止，还用了《金匮》麦门冬汤，因为贫血非常严重，心慌得厉害，还加了龙骨、牡蛎。过了半年，她的姒娌出现在我的诊室门口，我问道："马翠秀是不是死了？"她说："没有，她活过来了。这个药挺灵。她开始的时候，3天吃一剂，吃了两天，大便就有了，食欲开了，能够吃荤食。1个月以后，每次能喝药一碗了，能够下床走路了；两个月以后，能够出门，脸上也有肉了。"当时我非常高兴。后来她的姒娌时不时来开点炙甘草汤回去给她吃。到了2006年11月初的时候，她的姒娌告诉我，马翠秀的肚子大，现躺在床上。11月26日，我去她家看她。当时，马翠秀躺在床上，神清，和前面相比是判若两人。她精神状态很不错，肚子大，里面有水。我让她继续吃炙甘草汤，还告诉她家里人要给她吃荤食，要吃猪蹄。但是她家里面非常穷，家徒四壁，什么都没有。1个月以后，刚好圣诞节，她的姒娌打电话给我，说马翠秀走了，说请了一位乡下的医生，给她泻腹水，腹水一泻人就走了。所以，肿瘤患者是不能攻的，要补。

案例：这个患者是 2011 年 8 月 6 日来诊的，有胃癌病史 9 年。当时我给他用的是炙甘草汤：生晒参 10g，麦冬 30g，半夏 10g，甘草 5g，肉桂 10g，阿胶 10g，生地 15g，干姜 10g，红枣 30g，黄酒 3 汤匙入煎。浓煎，少量频服。当时患者非常消瘦，结果吃了这个方以后，效果很好，胃不痛了，体重开始上升。我让他继续服用这张方，再加上薯蓣丸，早晨喝一杯小建中汤。一直到 2014 年 7 月 8 日来就诊的时候，患者的体重达到 40 公斤，精神很不错。因为他有呕吐的症状，我就让他用炙甘草汤和《金匮》麦门冬汤的药汁来煮粥，不拘时服。

案例：这也是一个胃癌患者，用了炙甘草汤以后，症状都好转了，而且去检查各项指标都可以。但他吃了炙甘草汤以后肚子有点胀，去掉阿胶以后，就不胀了。我有个经验，如果患者有腹胀，可以去阿胶。代之以食物的胶原蛋白，比如说红烧猪蹄、红烧牛筋。

另外，我还曾治疗一个口腔黏膜癌患者、一个肺癌放射性肺炎患者，用炙甘草汤治疗，效果也很好。

第三，心律不齐是可以使用炙甘草汤的，这个大家都知道。但现在有一种倾向，不管什么样的人心律不齐都用炙甘草汤，这是不对的。挺着个大肚子的人、满脸油光的人，出现期前收缩，也给他用炙甘草汤，是绝对错误的。心律不齐的患者，要看他的体型，符合前面我所讲的炙甘草汤人，才能用炙甘草汤。

案例：这是德国的一个华人医生发表的一个案例。2013 年 11 月 6 日，一个 60 岁的老太太，看起来很憔悴，心悸心慌，呼吸困难，体型消瘦，贫血貌，头还不断地颤动，检查示深层静脉血栓。他没有看患者的病，只是看她人很消瘦，就用了炙甘草汤。用了 5 天，没有效果，不仅没有效果，而且患者感觉很难受，心情急躁。再细细看一下，这个人虽然苍白瘦弱，但是黑眼圈严重，再联想到她的病是深层静脉血栓，同时有烦躁不安。这是有瘀血，是一个桂枝茯苓丸证。他建议给患者换方治疗，但是这个老太太不愿意再吃中药了，也不愿意再针灸治疗了。所以，这个异国郎中就检讨自己用错方了。

所以，甘草这味药非常重要。由于时间有限，今天我的讲座就到这里结束。谢谢大家！

【名师简介】

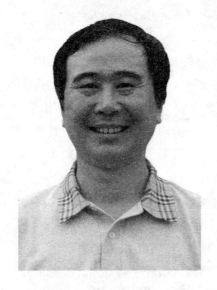

张喜奎　医学博士、教授、主任医师。福建省高校名师，福建中医药大学首届名中医。中国中医药学会仲景学说分会副主任委员、福建省中医药学会常务理事，国家中医药管理局重点学科伤寒论及福建省重点学科中医临床基础学科带头人，福建省政协委员。长期从事经方辨治疑难病研究，发表论文200余篇，出版专著11部。

【名师专题】

谈《伤寒论》的六经辨证

福建省第二人民医院　　张喜奎教授

　　尊敬的各位领导，各位专家，各位同行，上午好。今天上午我和大家讨论一下《伤寒论》的六经辨证体系。一个人是不是中医，最重要的是看他的临床思维是不是中医。如果这个人没有中医的临床思维，那么即使他用的是中药，他也不是中医。一个医者，正确地把握中医思维，掌握中医的辨治体系是非常重要的。有鉴于此，我想和大家就《伤寒论》的辨证体系进行一番梳理。我们知道，《伤寒论》建立了内、外、妇、儿临床各科的理论框架和治疗法则，通俗来讲，《伤寒论》的整个理论框架、理论体系，就是六经辨证。

一、《伤寒论》六经辨证的实质

何为六经呢？历代的争议是很多的。从古到今，六经有二十多种学说，包括经络说、六经分证说、气化说、经界说等。前段时间还有人发表文章，把六经分为三部分表证、里证、半表半里证，把少阳和厥阴归为半表半里证，把少阴归为表证。我认为，这种认识是完全错误的。虽然争议归争议，但历代医家都达成了一种共识：六经是一个完整的辨证论治体系，对临床具有重要的实用价值。

在探讨六经辨证实质之前，我们首先要明白 3 个概念：病、证、症。

（一）明确"病""证""症"的概念

对于"病"来讲，是对某个疾病全过程的特点与规律所做的病理性概括，是对这个病的本质性认识。"证"是在疾病发展过程中的某个阶段的病理性概括，是对疾病当前本质所做的判断。病和证，一个讲的是疾病的基本规律，一个讲的是疾病当前的主要矛盾。"症"讲的是"症状"，包括自觉的症状和他觉的体征，是机体有了病变所具体表现的现象，是诊病、辨证的主要依据。

我们现在明白了病、证、症的关系，我们就知道病是疾病全过程的根本性矛盾；证是疾病当前的主要矛盾，证从属于病；症是病和证的表象，是确诊疾病、分析证候的依据，也是判断疗效的依据。我们临床上治疗疾病，首先就要建立病、证、症三位一体的诊断标准。

（二）建立中医病、证、症的诊断标准

有好多人一讲到中医的最大特点，就说是辨证论治，这种说法对不对呢？是不对的。我记得我读硕士的时候，就曾就辨证论治的不足及其弥补措施写了文章在《中国中医药报》连载六期。

我认为，单纯的提倡辨证论治是错误的。我讲一下其中的几个问题：第一，无症可辨。什么叫无症可辨呢？随着诊疗手段的发展，有好多以前没有发现的疾病现在发现了，但是这个人没有症状。譬如说隐匿性肾炎，在体检的时候发现有蛋白尿、血尿，但你问这个患者有没有什么不舒服？他说没有，什么都正常，那你怎么辨呢？第二，证的不确切性。我给大家

举个例子，一个患者是癌症晚期，假设他表现出腰膝酸软、形寒肢冷、大便稀溏、纳差，那么我们辨为脾肾阳虚证。一个患者反复感冒1年，表现腰膝酸软、形寒肢冷、大便稀溏、纳差，这又是什么证呢？也是脾肾阳虚证。从辨证论治角度来讲，这两个证是等同的，但是这两个患者的治疗一样吗？预后一样吗？很显然是不一样的。所以，单纯辨证论治就很容易出问题。

另外要注意的是，证和候是不一样的。我刚出的一本书《张喜奎伤寒论临证提要》里面就谈到了证和候的问题。证是内在的东西，候是外在表现。有同证同候的，有同证异候的。譬如同一个营卫不调，它可以表现为《伤寒论》原文第2条"太阳病，发热，汗出，恶风，脉缓"，也可以表现为第53条"病常自汗出者"。这两种表现一样不一样？当然是不一样的。还有一些是同证反候，证相同，但表现出来的候正好是相反的，这种情况我们应当注意。

《伤寒论》最大的特点是什么？是变，是据变达常。所以，常证常法基本不讲，讲的是你不知道的东西。比如，真武汤证在《伤寒论》中有两条。大家都知道，真武汤证是什么证？阳虚水泛证。阳虚水泛的常见表现是什么？当然是水肿、怕冷。但《伤寒论》有没有给你讲常见的症状？没讲。我们见到一个人水肿、怕冷，谁都知道这是阳虚水泛证了。那么《伤寒论》讲的是什么？第一个是第82条，"心下悸，头眩，身瞤动，振振欲擗地"。这是个什么证？如果张仲景不告诉你是阳虚水泛证，估计80%的人都搞错。这个人有什么表现呢？心慌，有点头晕，肌肉跳动，站不稳，站着好像要摔倒了。张仲景告诉你这种表现叫阳虚水泛，泛在哪里？泛在肌肉、泛在筋脉。怎么办？用真武汤来治。第二个是第316条，出现在少阴病，表现为"腹痛，小便不利，四肢沉重疼痛，自下利"。我们今天一看腹痛、下利可能80%～90%的医生就想到气虚，想到了太阴。张仲景告诉你腹痛下利仍然有阳虚水泛。在《金匮要略》里边讲得很清楚，"水走肠间，沥沥有声，谓之痰饮"，讲的是不是阳虚水泛？阳虚水泛泛在哪？泛在了肠道。怎么治？仍然是温阳利水。这也是张仲景"复不止者，当利其小便"的体现。同时，这一条又讲小便不利，又讲小便利，这是为什么呢？好多人讲《伤寒论》讲到这点就不讲了，为什么不讲？因为不好讲。为什么同一个证，有小便利，又有小便不利呢？同样都是阳虚水泛，肾关出现了问题。一种情况是关门常闭而不开，小便尿不下来；一种情况是关门常开而不闭，所以小便利。对于常开而不闭这种情况，我治疗过这样一位患者：一位女性患者从小就尿床，从小尿到大，找个对象不敢结婚。她表现出什么症状呢？走路走得快一点，或说话大声一点，或咳嗽都会尿出来，走到哪里都要用毛巾垫着，吃了好多药都治不好。她还表现出典型的心悸、头晕，而且舌淡，舌苔是水滑的。我就想到了张仲景第316条"或小便利"说的就是这种情况。前面她吃的药都是温阳补肾，却没有利水气，肾关一直不能闭合。所以，我就给她开了真武汤，结果吃完之后，很快就见效。

所以，证和候的问题非常值得我们注意。我们应该学习中医辨病、辨证、辨症三位一体的思维方法。病的标准体现疾病本质，有利于我们把握疾病全局。辨病论治体现治疗的全局性，可以指导治疗方向。证的标准体现疾病当前主要矛盾，确切反映病因、病性、病位、病势，辨证论治具有灵活性、针对性，体现治疗的阶段性，便于抓着主要矛盾。症的标准体现量化，反映疾病的缓急，辨症论治体现治疗的即时性，辨症论治应临床之急，当某一个症状严重到足以影响疗效，甚至影响患者生命的时候，就必须要加以解决，这就是辨症论治。

实际上，《伤寒论》早就建立了相关的标准，构箍"三辨一治"（辨病、辨证、辨症、论治）相结合的临床体系。我给大家举个例子，《伤寒论》除了平脉法、辨脉法、伤寒例这三篇以外，凡是涉及治疗的篇章，都以"辨某病脉证并治"命名，比方说"辨太阳病脉证并治""辨阳明病脉证并治"等，都是既有病，又有证，又有脉，还包括了治。这个脉是什么呢？脉实际上就是症状。所以，《伤寒论》每一篇包含了辨病、辨脉、辨证、辨症、论治4个方面的内容，实际上这就是"三辨一治"的立体思维方式。

我们看中医有没有诊断标准？有好些人说中医没有诊断标准，这说明你《伤寒》学得不好。《伤寒论》当中有六个提纲，六个提纲是什么，实际上就是疾病的诊断标准。我们来看一下《伤寒论》的原文，"太阳之为病，脉浮，头项强痛而恶寒"；"阳明之为病，胃家实是也"；"少阳之为病，口苦，咽干，目眩也"；"太阴之为病，腹满而吐，食不下，自利益甚，时腹自痛"；"少阴之为病，脉微细，但欲寐也"；"厥阴之为病，消渴，气上撞心，饥不欲食，食则吐蛔，下之利不止"。我们看一下这六条是什么？这六条是提纲，更是疾病诊断标准。所以，我们可以根据上面的提纲证，把疾病分为六大种类。

有人问，《伤寒论》讲的是什么？我认为，《伤寒论》讲的是疾病的共性，包含了内、外、妇、儿各科，而《金匮要略》讲的是疾病的个性。所以，咱们的医家老祖宗早就讲过"六经钤百病"。我在 2007 年出了一本书叫《肾脏病六经辨治》。除了肾脏病可以用六经辨证，在临床上，我们可以看到，任何疾病用六经辨证处理都是有效的。为什么？因为《伤寒论》讲的是共性的东西。

（三）《伤寒论》"六经辨证"步骤

那么只讲这六个病行不行呢？是不行的。在病的诊断标准下，又细分出很多"证"的诊断标准。讲到太阳病，太阳病是营卫失和的疾病，而第 2 条接着给你讲"太阳病，发热，汗出，恶风，脉缓者，名为中风"。第 3 条接着讲"太阳病，或已发热，或未发热，必恶寒，体痛，呕逆，脉阴阳俱紧者，名为伤寒"。还有第 6 条讲"太阳病，发热而渴，不恶寒者，为温病"。这些讲的是什么？是太阳病的表证。太阳病不但有表证，还有里证，不但有外感，还有很多杂病。张仲景根据具体的病因、病位、病性、病势及体质等不同，制订了各自相应的诊断标准。由于时间关系，我这里就不展开来讲了，我们接着来看第二个问题。

二、《伤寒论》的六经辨证结构简析

（一）太阳病

我们先来看太阳病。太阳病讲的是什么？"太阳之为病，脉浮，头项强痛而恶寒"。这一条反映了邪袭太阳，经气不利，营卫失和，正气奋起抗邪，正邪交争于表的太阳病本质。所以，凡是见到脉浮、头项强痛而恶寒的，不管是男的、女的、老的、少的，不管你的病得了一天，还是得了一两年，凡是具有这样的脉证的，统统划归到太阳病里。

关于太阳病的框架，我刚才讲了一大纲、三小纲。我们只知道这些大纲、小纲行不行呢？还不行。比如，以桂枝汤为例，第 12 条说："太阳中风，阳浮而阴弱，阳浮者热自发，阴弱者汗自出，啬啬恶寒，淅淅恶风，翕翕发热，鼻鸣干呕者，桂枝汤主之。"第 12 条讲的是太阳中风，并且说用桂枝汤治疗。我们今天一谈到桂枝汤，就是太阳中风，一谈到太阳中风就是桂枝汤，这是完全错误的，桂枝汤和太阳中风两者不能等同。

首先，桂枝汤证并不都是太阳中风。以前，我专门谈到过桂枝汤在太阳病中的活用问题。怎么活用桂枝汤？在《伤寒论》里讲得很清楚了。譬如，"伤寒，发汗已解，半日许复烦，脉浮数者，可更发汗，宜桂枝汤"。《伤寒论》里已经讲得非常清楚了，是吧？这条就是说，得了伤寒，吃完麻黄汤后，病已经好了，但是"复烦"。这个烦不是烦躁，是什么呢？是发热、恶寒、头痛等症状又出现了，这时的证候和以前的一样不一样？证是一样的，但是同证异候。为什么会出现这样的情况呢？有人讲这是复感外邪，有人讲这是余邪未尽。张仲景不管你这是什么情况，反正就是原来好了，现在又复发了，但是复发之后的症状要比以前的症状要轻很多，病邪在表，你要给他发汗，但你敢不敢用麻黄汤呢？不敢用。你看病轻了，药就要轻。所以，桂枝汤在这里是治疗伤寒证的。伤寒什么证？伤寒轻证，对不对？

在太阴病篇里，张仲景讲"太阴病，脉浮者，可发汗，宜桂枝汤"。好多人讲，这是太阴表证，这种说法对不对？错。太阴哪有表证？这是个什么病？实际上，张仲景讲得很清楚了，这个人有基础病。什么样的基础病？平时这个人就脾胃虚弱，表现为食少纳差、大便稀溏。症状重不重？不重，只不过就是个老胃病、老肠病，动不动就拉肚子，一天到晚大便稀，一天一到两次，不想吃东西，疲乏，这是不是个脾胃病？是！一个有脾胃病的患者，天气变凉了，衣服没有穿好，感冒了。对于这种情况，怎么治疗呢？张仲景给你讲："脉浮者，病在表，可发汗。"假如脉象不浮行不行？不行。脉象不浮是桂枝人参汤证。脉象浮，反映了两个问题：第一，这是个表证；第二，尽管还有太阴病，但是脾胃虚弱的程度不是太严重，还能奋起抗邪。综合这两点，就可以用发汗的方法治疗。那怎么发汗呢？有人说这是太阳中风，是吗？错，不是。实际上不管你是中风还是伤寒，不管你有汗还是无汗，只要患者有太阴的脾虚，都不当用麻黄汤，所以说"可发汗，宜桂枝汤"。请注意，《伤寒论》里面证与方一一相对应的时候，通通都是用"主之"，如果证与方之间有了一定的游离，张仲景就用"宜",意思是可以在原方基础上加减、调整用量。

我们讲太阳伤寒也可以用桂枝汤,有人就会问了,《伤寒论》第16条"桂枝本为解肌,若其人脉浮紧,发热汗不出者,不得予之,常须识此,勿令误也"。那我们说桂枝汤可以治疗伤寒证的说法有没有问题呢?没有问题。我们理解原文不能教条。第16条讲的是什么呢?先说"桂枝本为解肌",接下来讲到两个症状,第一个是脉浮紧,第二个是发热汗不出,就不能用桂枝汤。为什么?脉象浮而紧,一方面标志着这个患者感寒较重,另一方面脉浮紧说明患者正气不虚,再加上发热汗不出,就不能用桂枝汤。为什么?因为桂枝汤是轻汗之剂,吃完了病情必有变化。如果不是脉浮紧,那可不可以用桂枝汤呢?不是脉浮紧就可以用了。《伤寒论》里有十几条条文是讲这个问题的,由于时间关系,我在这里就不展开来讲了。

接着看第53、54条,是用桂枝汤治疗杂病的汗出。在《金匮要略》里,桂枝汤用于治疗什么?妊娠呕吐。

上面我举了桂枝汤活用的好几个例子,这说明一个问题,桂枝汤证的范围要比太阳中风大得多,桂枝汤证不都是太阳中风。反过来,是不是太阳中风都用桂枝汤来治疗呢?也不是。

我在《中国医药学报》上发表了一篇文章,题目是《试论<伤寒论>太阳中风的阳热属性》。我认为在《伤寒论》里,太阳中风的很多表现就是温热病。所以,感受风寒的,可以用桂枝汤证,如第12条。感受温热的呢?有人讲,《伤寒论》里面重风寒、轻风热,这种说法对不对呢?不对的。我们看一下大青龙汤证。实际上,大青龙汤证本身是太阳中风的一种变证,原文讲得非常清楚,第38条说:"太阳中风,脉浮紧,发热,恶寒,身疼痛,不汗出而烦躁者,大青龙汤主之。若脉微弱,汗出恶风者,不可服之,服之则厥逆,筋惕肉瞤,此为逆也。"我们再看一下药物的剂量,就更明白了。大青龙汤里,麻黄用量是最多的,用了6两麻黄。石膏用了多少?如鸡子大,用量很小,是让麻黄由辛温变辛凉。再来看第63条,"发汗后,不可更行桂枝汤,汗出而喘,无大热者,可与麻黄杏仁甘草石膏汤"。麻杏石甘汤里面,麻黄用了三两,石膏用了半斤之多,显然里热已经开始盛了。再往下看,小柴胡汤是不是治疗发热的?白虎汤、大承气汤、小承气汤、调胃承气汤是不是治疗温病的?

所以，一部《伤寒论》既讲了风寒，又讲温热。好多人讲《伤寒论》里没讲温热是错误的。

回过头来，我们再讨论一下太阳病。从古到今，一讲到太阳病，我们就认为太阳病是个表证，历代教材都是这样讲的。内科、妇科、外科、儿科都沿用了这种说法，殊不知这种说法是错误的。为此，我连续发表了两篇文章。我在这里给大家举个例子。以前我在临床上见到太阳病，什么样的太阳病呢？就是原文第 1 条讲的，脉浮，头项强痛，恶寒，再加上发热。为什么张仲景在提纲证没有把发热加进去呢？因为第 3 条讲了"或已发热，或未发热，必恶寒，体痛呕逆，脉阴阳俱紧者，名为伤寒"。有一部分人开始是没有发热的，提纲证是诊断的金标准，如果把发热放到诊断标准里，那么遇到没有发热的患者，就会漏诊了。所以，张仲景的逻辑性是非常强的。

那么当我见到一个患者，表现为发热、恶寒、脉象浮，认为这是个太阳病，可是这是不是表证？这倒是难回答了。如果这是个表证，我们发汗，应当就会好。可是很多情况，我们用完汗法，不仅仅没有效，而且会越吃越严重。我们很少想到，是我们自己搞错了。

我再举个例子。有一年，我有个邻居的孩子找我看病。孩子 13 岁，女孩子，个子很高。她有什么表现呢？发热、怕冷、头痛、汗出，脉象浮数的。脉象浮数这点我给大家讲一下，把浮数脉定义为风热是错误的。《伤寒论》第 52 条云："脉浮而数者，可发汗，宜麻黄汤。"这里脉浮而数是什么原因呢？其实说白了，就是与发烧有关系。我们知道，体温每上升一度，脉搏相应增加 10 次，一个患者表现为麻黄汤证也好、桂枝汤证也好，只要是发热的，脉象肯定是浮数的。那么从中医角度，这个数脉怎么解释呢？也很好解释。数脉是邪正双方斗争激烈的一种表现。所以，浮数脉本身并不代表风寒、风热，要根据患者的具体情况来判断。回过头来讲这个孩子，有发热、恶风、汗出、脉浮而数，我判断是太阳中风，就用桂枝汤加减，吃完之后汗出一点，烧退一点，可是药力一过去，又发热了。我又给她再开了一剂，可还是没好，我就仔细问了她的父亲。这个孩子每个月都发烧两三次，然后就中药、西药一起上，后来也不知道是怎么好的。我就突然想到了一个问题，就问孩子的月经来了没有，她父亲说没有。我说那要带她去妇科检查一下。她母亲听了很不高兴，说小孩子去妇科检查什么。结果一检查，发现这个小女孩的处女膜闭锁，月经来潮时，经血流不出来，就发烧了。这是外感吗？这是杂病。

类似的问题还有很多。譬如，《伤寒论》讲："淋家，不可发汗，发汗必便血。"这条是讲的什么？淋家，就是我们现在的泌尿系感染，尿频、尿急、尿痛，肾盂肾炎早期。这种情况有什么表现，发热、恶寒、身疼痛都有，那他的病因是什么？肯定不是外感，而是湿热结聚在下焦。湿热结聚在下焦，怎么解释发烧的问题呢？我们的《中医基础理论》教材说肺外合皮毛，所以很少有人想到其他脏腑和皮毛的联系。实际上，《内经》就讲到："三焦，膀胱者，腠理毫毛其应。"《伤寒论》教材，也专门把这句话写在前面概述部分。从《内经》可以看出，膀胱也是外应皮毛的。这是有很多理论依据的，是古人长期大量观察而来的。我讲最直接的例子，人尿急，找不到厕所，很快就感觉鸡皮疙瘩起来啦，对不对？肯定对的。还有一个例子，我们的膀胱经在后背，天很冷的时候，在后背披个衣服，肯定不会感冒，但如果你包着肚子能不能预防感冒？肯定不行。所以，凡是邪阻膀胱的，由于"膀胱者，腠理毫毛其应"，所以照样有发热恶寒。

回过头来看刚才举的例子，湿热结聚在下焦，一方面在局部出现尿急、尿频、尿痛，另外一方面，他还出现发热、恶寒、头痛。他是不是表证？很显然不是。这是什么，是湿热结聚在下焦。治疗上就应该直接清利下焦湿热，湿热一去，水路畅达，尿频、尿急、尿痛消失，外面的发热、恶寒、怕冷也就好了。所以，这种证候肯定不是表证，而是属于里证的范畴。类似的情况，在《伤寒论》里面还有很多很多，由于时间问题，不给大家举那么多例子。张仲景专门写了一篇叫"辨不可发汗病脉证并治"，告诉你什么样情况不可以发汗。这个人有发汗的指征，发汗的指征是什么呢？就是有太阳病。这种太阳病，是不是表证呢？不是，而是里证，是杂病，处理上一定要注意。

我给大家讲了以后，大家就明白了，太阳病不都是表证，也不都是可以发汗的，以后遇到患者即使有发热、恶寒、头痛，也要根据前因后果，采取不一样的治疗措施。总而言之，对太阳病本身来讲，它既有表证也有里证，既有外感也有杂病。所以，处理太阳病一定要注意，千万千万不要一见太阳病就要发汗，是错误的。我们看一看整个"太阳病篇"是非常复杂的，里面真正的外感病只有三种，即中风、伤寒和温病，其他是不是太阳病？有一些是变证，有一些是杂病。我给大家讲完后，大家再回去读一读《伤寒》，你就发现有不一样的感觉、不一样的认识，以前我们的认识都局限在教材里了。

理论要指导临床实践，如果没有这种理论，你很难去指导实践。我们现在明白了这个道理之后，以后见到太阳病，就要根据不同的情况，去采取不同的治疗方法。不要一见到太阳中风，就去用桂枝汤。刚才已经和大家讲了，太阳中风既有风寒，也有风热，而且好多是风热证，这点我们应当注意。

（二）阳明病

我们接着来看一下阳明病。阳明病提纲证很简单，"阳明之为病，胃家实是也"。关于阳明病的提纲，从古到今的理解，也是错误的。为什么？你们可以看一下历代医家的注解，再看一下到目前为止的各种教材，一讲到阳明病，就说阳明多气多血，病入阳明，化燥化热成实。这种说法对不对呢？是完全错误的。什么是胃？大肠、小肠皆属于胃。《伤寒论》里讲"胃中必有燥屎五六枚"，这里的胃就是指的肠。家是什么呢？家是一个族，所以，胃家包含了胃和肠，以及其所属的经络。实是指什么？《内经》里说："邪气盛则实，精气夺则虚。"那我们就知道了，阳明病是什么呢？胃和肠及其所属的经络里邪气盛实。

为什么这样讲呢？我讲几点依据。第一，阳明病的提纲证很奇怪，是用病机来作为提纲证的。为什么？因为阳明病不但有热证，还有大量的寒证，寒证和热证的证候是相反的，所以张仲景没办法用一组症状来概括提纲证。

接着，张仲景讲："阳明病外证云何？答曰：身热，汗自出，不恶寒，反恶热也。"这是高度概括的阳明燥热证。我不管你是有形邪实，还是无形邪热，都是这样表现的。我们先来看无形邪热内扰的，阳明病有3个方子：上宣、中清、下夺——邪气在上的，栀子豉汤；邪气在中焦的，白虎汤、白虎加人参汤；热结在下部的，用猪苓汤。另外一种情况，假如这个患者内有燥屎结聚，腑气不通，我们通常讲的阳明腑实，那张仲景用什么方呢？大承气汤、小承气汤、调胃承气汤、麻子仁丸、蜜煎导方，也是一系列的方子。我们从《伤寒论》中就可以看到，无论是有形邪实，还是无

71

形邪热，都会身热、汗自出、不恶寒、反恶热。无形邪热汗出得更厉害些，有形邪实也会汗出，《伤寒论》里面反复讲：手足濈然汗出者，转系阳明。也就是说，病转系阳明的标志是什么？手足濈然汗出。这在临床上不可忽视。

再接着看，"阳明病，若能食，名中风，不能食，名中寒"。非常清楚，这里讲的一个是阳明寒证，一个是阳明的热证。寒证是什么？"食谷欲呕者，属阳明也，吴茱萸汤主之，得汤反剧者，属上焦也"。对这个条文，有很多人都不理解。"食谷欲呕者，属阳明也"说的是一个什么证？这里就涉及中医孤症不立的问题。我们在临床上辨病辨证，孤症是不立的，因为单独一个症状我们很难去判断它的寒热虚实。那怎么办呢？这时候，我们就要看阴性症状。阴性症状非常重要，尤其在证候疑似的情况下，阴性症状的出现，往往对诊断起到决定性的作用。譬如第 61 条，"下之后，复发汗，昼日烦躁不得眠，夜而安静，不呕，不渴，无表证，脉沉微，身无大热者，干姜附子汤主之"。看这条条文，这个患者白天烦躁不安，到了晚上就安静了，不烦躁了，可能有些医生看见患者安静了，不吵闹了，就会麻痹大意，以为患者没事了，但实际上不是这样。仲景为了提醒我们要注意，连续写了三个阴性症状，"不呕，不渴，无表证"。不呕代表病没有在少阳，不渴代表不在阳明，无表证代表不在太阳，再往下看还有身无大热。这下就麻烦了，这是个什么情况？这是阳气暴脱了。阳气暴脱后出现什么情况呢？白天自然界的阳气比较旺，自然界的阳气和他自身的阳气相合，还能与邪抗争，所以白天会表现出烦躁；到了晚上，阴邪比较盛，阴盛阳衰，虚阳无助，所以就没有力量去抗邪，晚上反倒安静了。仲景讲了不呕、不渴、无表证三个阴性症状，我们就明白了患者昼日烦躁、夜而安静的原因。我在以前上学的时候，没有一个老师和我提到阴性症状的问题，通过临床实践以后，我认为阴性症状非常的重要。我们在给学生讲课的时候，一定要多和学生讲阴性症状。

那我们现在再回过头来看"食谷欲呕"是个什么病呢？这个患者吃了东西就想吐，我们从仲景用吴茱萸汤来治疗就可以知道，这个患者肯定舌质不红、口淡不渴。一看他舌质不红、口淡不渴，表示没有热证；吃了东西就想吐，那是胃虚，病在阳明；既然没有热证，那就是阳明寒证，仲景就开了吴茱萸汤给患者吃。我们接着来看后半句，很有意思。这个患者吃了吴茱萸汤后出现什么情况呢？"得汤反剧者，属上焦"。什么意思？有一部分患者，判断正确了，吃了吴茱萸汤就好了；可有些患者没好。这是因为里面有胃热，但热象没有反映出来，吃了吴茱萸汤以后，胃热就更加剧了，仲景说这是"属上焦"。这里的上焦是指中热。这样分析以后，这条条文我们就明白了。

那么就有人讲了，既然张仲景点出了阳明病的寒证，为什么没人讲呢？这是因为很多人认为阳明寒证和太阴病很难区分，所以也就没法讲。都说热者阳明，寒者太阴；实则阳明，虚则太阴，但只有后面半句是对的，阳明和太阴的区分点关键是在虚实上。对于寒证来讲，阳明实寒证，太阴虚寒证，太阴病的病程比较长，阳明实寒证病程比较短。阳明实寒证在北方比较多见，在南方也有。比方说，夏天比较热，吃了很多的生冷瓜果、冰淇淋之类的，突然腹中大痛，呕吐，下利，这是阳明中寒。虚不虚？不虚，很实的。再比方说，北方冬天，天气非常寒冷，每个人都戴口罩捂住鼻子和嘴巴，如果没有戴口罩，走在路上，吸了凉气，接着肚子痛，这就是阳明中寒。张仲景讲得很清楚，能食为中风，不能食为中寒。对于中焦的寒证，实的就是阳明，虚的才是太阴。这一点一定要清楚。

所以，不要一讲到阳明，就认为阳明是燥热实证，这是错误的，有很多阳明寒证。我们要注意，太阴寒证和阳明寒证在治疗上是不一样的，太阴寒证以补为主，阳明寒证以祛邪为主，散寒为主。

（三）少阳病

我们再聊一下少阳病。少阳病的提纲证"少阳之为病，口苦，咽干，目眩也。"对于少阳病的提纲证，也有很多争议。少阳病的原文比较少，我在这里主要讲两个问题：第一个问题，少阳病的提纲证是正确的；第二个问题，半表半里是不存在的。

先讲第一个问题。我们看口苦、咽干、目眩，都是患者的自觉症状，口苦不苦，只有他自己知道；咽干不干，只有自己知道；头晕不晕，也是只有自己才知道。

有人就觉得因为这三个症状都是患者的自觉症状，在处理上就容易出问题，就认为应该结合第96条，把往来寒热、胸胁苦闷、默默不欲饮食、心烦喜呕加上脉弦也都归到提纲证里。我们看看以前的教材，都说提纲证

73

要结合第 96 条，并归纳为典型的少阳八证。这样结合，症状全倒是全了，但是会出现什么问题呢？我在前面提到，提纲证是什么？提纲证是诊断标准。假设认为这八个症状才是完整的提纲证，那么就算我们当一辈子医生，也很少遇到一个患者身上会同时出现这八个症状，是不是？既然这八个症状没有同时出现，医生就没办法诊断，没办法诊断那后边的治疗就无从谈起。所以，口苦、咽干、目眩这三个症状是客观存在的，把它称为少阳病的提纲证也是非常准确的。

那少阳病的提纲证反映了什么样的本质特点呢？这就牵涉到了第二个问题，就是直到今天，依然很流行的半表半里问题。半表半里存不存在呢？是不存在的。为什么我这样讲？因为表和里是个相对的概念。一半表一半里在哪里？你说少阳病的特点就是一半表，一半里，这是不对的。少阳病是既有表证，又有里证，这叫作兼夹证，你看是不是？又有人说少阳病的特点是不表不里，那不表不里是在哪里呢？因为表和里是个相对的概念，那就没办法找到不表不里的位置。所以，这样的说法是有问题的。这种说法是从哪里来的呢？是从成无己的《注解伤寒论》来的，是成无己在注解第 148 条时提出的。第 148 条提到了一个词"阳微结"，是什么意思呢？是指阳邪微结。阳邪微结出现的两个症状值得大家注意，第一是大便比较干，第二是头汗出。张仲景给你讲，"此为半在里半在外也"，"阴不得有汗"。仲景这里是讲什么？这是仲景让你要把上面的头汗出和下面的大便干结合起来看，半在里指的是大便干，半在外指的是头汗出，我们在临床上根据这两个症状，就可以判断他是阳微结了。那怎么治疗呢？仲景说可以用小柴胡汤来治疗，或者通一下大便就行了。成无己在注解这一条的时候，就说小柴胡汤可以治疗半表半里证。实际上成无己讲的半表半里和今天我们讲的半表半里还不太一样，是我们今天把半表半里这个概念不断引申出来，引申之后，就出现了很大的问题，造成了中医的混乱。半表半里在哪？找不到位置。有人就反问，那少阳病的病位在哪里？张仲景写得很清楚，第 97 条说："血弱气尽，腠理开，邪气因入，与正气相搏，结于胁下……脏腑相连，其痛必下，邪高痛下，故使呕也。"说得非常清楚。仲景告诉你呕吐、告诉你默默不欲饮食的原因是什么，是"邪高痛下"。邪在哪里？邪结于胁下，在肝胆。邪气的性质是什么？我们再看，口苦、咽干、目眩都是热证。

在临床上，我们可以把少阳病和阳明病比较一下。少阳病和阳明病都是热证，热轻的是少阳证；阳明证不但有热，还容易化燥成实，程度比较严重。

讲到这里我们还要注意另外一个问题。咱们讲到少阳病的热型是往来寒热。假如这个患者有往来寒热，你用小柴胡汤，肯定可以。但是小柴胡汤是不是只治疗往来寒热呀？那就局限了。《伤寒论》第101条讲："伤寒中风，有柴胡证，但见一证便是，不必悉具。"讲的是什么问题？这讲的是小柴胡汤临床运用。首先，这个患者发热，但是还有什么表现呢？有可能表现为发热恶寒，也有可能表现为发热汗出恶风，这两种情况都可以用小柴胡汤来治疗。所以，小柴胡汤治疗热证的效果是很好的。

有人讲中医不治急症，只治慢性病，对不对？错。有个记者来采访我，就问到我这个问题。正好协和医院（福建医科大学附属协和医院）血液科请我去会诊，我就让记者跟着我去看。我到了急诊科就问："这是个什么病？"急诊科医生回答："白血病。患者现在发烧，烧了很久了，有两个星期了，已烧到39~40℃，烧起来的时候患者身上就会起鸡皮疙瘩。另外，这个患者是壮热，手摸上去很烫很烫。"这是个什么证呢？柴胡白虎证。我告诉医生："等药熬好了以后，从今天到明天早上喝一剂，明天早上无论发不发烧，你都给我打个电话。"到了第二天早上8点，医生给我打来了电话，我问烧退了没有？他说退了。我就打电话给那个记者，让他来看看患者是不是烧退了，看看中医能不能治疗急症。

这里，我提出了一个《伤寒论》的中介证，什么叫中介证？当疾病由一经传到另一经，由一证传到另一个证的时候，并不是一蹴而就的，它有个过程，这个过程表现出来的证候特点就是中介证。我们要抓这个过程，分析它的用药，你就会活用经方。《伤寒论》里讲，有表证，就可以用柴胡桂枝汤，如果发烧、壮热，你还可以合上白虎汤，三阳同治。《伤寒论》虽然没有给你讲，但是我们也可以知道，少阳与阳明合病不仅仅是有形邪实，也可能是无形邪热。对于无形邪热，用小柴胡汤合白虎汤，效果很好。那么，对于有形邪热呢？就可以用大柴胡汤。有很多人讲，大柴胡汤治疗不大便，对不对呢？错。有人讲阳明腑实证不是都不大便么？不是的，要分情况来看。第一种情况，确实是不大便。第二种情况，有大便，但有困难，只能拉一点点。《伤寒论》反复给你讲大便难、谵语者，有燥屎也。第三种情况，大便是通的，但乍难乍易，并且"时有微热，喘冒，不能平卧者，有燥屎也"。可见，《伤寒论》燥屎的概念，是一个病理的概念。"大便乍难乍易，时有微热，喘冒，不能平卧者"，这是一个什么情况？很多人都搞不清这个问题。我以前在外科，在手术室的时候，就一下子发现了这个问题，不完全性肠梗阻。大便有通的时候、有不通的时候，肚子胀得不得了。这种情况，肯定是内有燥屎，用大承气汤一通就可以了。那么大柴胡汤证呢？也是一样道理。说大柴胡汤治疗不大便，是错的。原文是怎么讲的？"呕吐而下利者，大柴胡汤主之"。下利是什么原因呢？有好多人不理解，也有人说是热结旁流，也有人不认可。我们要注意，大柴胡汤是个少阳与阳明合病，少阳表现在"心下急，郁郁微烦"，心下急指的是什么？心下急迫疼痛。那么，阳明表现在哪呢？表现在结上。结是个病理概念，不都是结滞，也可以是气结。一旦出现气结，中医讲不通则痛，心下急的症状就表现出来了，非常像胆囊疾患、胰腺疾患。患者痛得不得了，呕吐，下利。疼痛是因为阳明邪结所造成的，呕吐下利是由疼痛引起的，中医讲痛则气乱，痛得非常厉害的时候，气机就乱了，气机一乱，阴阳反作，就会上吐下泻。吴又可就讲到这个问题，他说："下法不拘于燥屎。"虽然吴又可还没有认识到仲景说的燥屎是一种病理的概念，但他这种说法本身是一种进步。我们今天再看，假如一个患者没有出现大便难，敢不敢用大柴胡汤呢？也敢用。急性胆囊炎、急性胰腺炎呕吐下利、疼痛厉害怎么办？应当立即采取相应的措施，一边通大便，大便一通，就不疼了，呕吐下利也就止住了。

回过头来，我们再看少阳病和小柴胡汤证是不是一回事？有的人一讲到少阳病就是小柴胡汤证，一说到小柴胡汤证就是少阳病。这种说法是错的。为什么错呢？这两个不是等同的概念。我先讲讲小柴胡汤证。小柴胡汤除了可以治疗少阳病之外，还可以治疗阳明病。"阳明病，胁下硬满，不大便而呕，舌上白苔者，可与小柴胡汤，上焦得通，津液得下，胃气因和，身濈然汗出而解"。这里讲的是阳明病。小柴胡汤还可以治疗什么？治疗热入血室。热入血室不是少阳病吗？不是。除此以外，小柴胡汤还可以治疗很多证候，小柴胡汤证的适用范围是比少阳病范围要广的，少阳病本身也不全都适用小柴胡汤的。我给大家举个例子，"少阳中风，两耳无所闻，目赤，胸中满而烦者，不可吐下，吐下则悸而惊"。我们临床上假如见到一个患者，耳和眼都发炎了，两只耳朵突然听不见，两只眼睛红红的，口干，口苦，小柴胡汤可不可以用？不可以。因为小柴胡汤有人参、炙甘草，有理中汤的一半在里面，有扶正的作用。假如这个患者一开始一派热象，你用小柴胡肯定不行，这难道不会有助邪之弊吗？所以，小柴胡汤证和少阳病不是同一概念。

所以，对于少阳病来说，我们要注意三点。第一，少阳病的提纲证是准确的；第二，半表半里证是不存在的；第三，小柴胡汤证和少阳病是两种概念，他们虽然有交叉但不等同，不能一见到少阳病就用小柴胡汤，不能一说小柴胡汤就是少阳病，两者要分开来，以便于我们在临床上准确地诊断疾病。当来了一个患者，口苦、咽干、目眩，你就给他开小柴胡汤，行不行呢？可能行，可能不行。假如这个患者有一定的虚象，是可以的；但假如这个患者是少阳中风，热邪直犯少阳，我们就不能用了。我们要注意到这个问题。

（四）太阴病

我们接着往下看，前面讲的太阳、阳明、少阳，都是阳病，属于实证，治疗上以祛邪为主。另外，还有三阴病，我们先来看太阴病。

太阴病提纲，第286条说："太阴之为病，腹满而吐，食不下，自利益甚，时腹自痛，若下之，必胸下结硬。"太阴病条文也很少。太阴病怎么治呢？"自利不渴，属太阴"。张仲景很了不起，下利口渴和下利口不渴，程度是不一样的。自利不渴程度比较轻，而自利而渴，小便色白，是少阴病，程度比较重。这对临床有什么意义呢？很重要！下利口不渴，说明循环血量还够，不会休克。下利，口渴比较严重的，说明循环血量已经不够了，很可能就要休克，阳气马上就要暴脱了。所以说，"少阴病，脉沉者，急温之，宜四逆汤"。这条条文争议很多，争议来争议去一直没有统一的意见。有很多人说要把四肢逆冷、下利清谷加进去。错啦！这条原文非常具有前瞻性。讲的是什么问题？张仲景非常了不起。比如说夏秋季节，得了急性胃肠炎，上吐下利，有可能出现阳随利脱，你要是发现患者脉搏变沉了，你就要急温之，马上要想到接着可能会出现脾肾阳衰。从今天来讲，一看脉搏转沉，血压开始下降，那就可能马上要休克了，要早诊断、早治疗。所以，张仲景讲得非常清楚，自利而渴是少阴，自利不渴是太阴。太阴病，当温之，宜服四逆辈。因为太阴病多是局限性的太阴阳虚寒湿证，在治疗上就应当温中散寒，健脾除湿，这是基本原则。

反过来，对于一个寒湿中阻证，它的临床表现是多种多样的。上可以呕吐，下可以下利，外可以发黄，还可能水肿。治疗就要在基本原则上，根据患者出现什么样的情况，就采取什么样的加减法。所以，"自利不渴者，属太阴，以其脏有寒故也，当温之，宜服四逆辈"。这条条文尽管很短，但是体现了张仲景的智慧，既有原则性又有灵活性，给我们诊断治疗这类疾病提供了一个新的思路。

对于局限的中焦的脾虚寒湿证，大家还是比较熟悉的，但我想给大家介绍另一个问题，就是太阴的脾阴不足证。我在20世纪90年代《甘肃中医》杂志上发表了一篇文章，就是谈的张仲景治疗脾阴不足证的问题。我们中医界，谈到脾虚，谈到的多是脾阳虚、脾气虚，很少有人谈脾阴虚。那么我在这里就给大家讲一讲脾阴虚证。《伤寒论》里有没有脾阴虚证呢？有。"本太阳病，医反下之，因而腹满时痛者，属太阴也，桂枝加芍药汤主之。大实痛者，桂枝加大黄汤主之"。这条条文的争议非常多。首先，这是一个太阳病，脾主大腹，现在因为脾阴不足，脾络拘急，所以就腹痛，就用桂枝加芍药汤治疗。芍药是个很好的滋养脾阴的药，张仲景用了六两之多。如果在脾阴不足，脾络拘急的情况下，进一步出现脾气不运了，就表现为大实痛，怎么办？用大黄。用大黄一两，轻轻一拨就下去了。类似的问题，在《伤寒论》里还有很多。再比如讲小建中汤，今天我们都望文生义，认为小建中汤是建立中气的，但我们看看有哪一味药是建立中气的呢？小建中汤是在桂枝加芍药的基础上加饴糖而成的，芍药用了六两，饴糖就是麦芽糖，可以滋阴。我们再看看《伤寒论》的条文就更清楚了。"伤寒二三日，心中悸而烦者，小建中汤主之"；"伤寒，阳脉涩，阴脉弦，法当腹中急痛，先与小建中汤，不差者，小柴胡汤主之"。在《金匮要略》里面，小建中汤用在哪里？用在虚劳。"虚劳里急……手足烦热……小建中汤主之"。所以，小建中汤是治疗脾阴虚证的。接着看麻子仁丸证，"趺阳脉浮而涩，浮则胃气强，涩则小便数，浮涩相搏，大便则硬，其脾为约，麻子仁丸主之"。麻子仁丸证也是脾阴虚证。类似的非常多。

总而言之我们要注意，对太阴病来讲，不能一提到太阴就想到脾阳虚、脾气虚，还有另一面，就是脾阴不足证。脾阴不足证的临床表现和胃阴不足证是显然不同的，胃阴不足证是阴虚偏有热，脾阴虚相对来说偏寒。由于时间关系，我就不给大家细讲了。

（五）少阴病

我们再看少阴病，"少阴之为病，脉微细，但欲寐也"。关于这个条文，历代医家虽然都承认是少阴病提纲，但是是寒化证提纲，还是热化证提纲呢？就有了争议。

那么，最主要的问题在哪里呢？在断句上，要注意。我们把脉微细，微和细之间加个顿号，这条条文解析就非常清楚了。我们看什么是微脉？极细极软但若有若无。微脉主什么？阳虚之后，鼓动无力。什么是细脉呢？细脉是如丝如线，应指明显。细脉主什么？阴气亏虚，脉道不充。微脉和细脉两者刚好相反，历代医家为了解决这个问题，绞尽脑汁。我刚讲了微脉是代表阳虚的，细脉是代表阴虚的，但欲寐呢？是一种似睡非睡、似醒非醒的状态，精神恍惚。寒化证会不会出现但欲寐呢？会。对于寒化证来说，但欲寐是比较轻的症状，接下来会表现出神志不清，甚至神昏。那么热化证会不会出现但欲寐呢？也是会的。少阴热化证，主要讲的是不寐，"心中烦，不得卧，黄连阿胶汤主之"。现在失眠的患者很多，大家都知道失眠的患者彻夜难眠，也会表现出精神恍惚。

讲到这里，我就想到了我们中医治疗的一些思路。中医经常讲异病同治、同病异治，这基础是什么？同证同治，对不对？错了。有同证异治，也有异证同治。我先来讲一下异证同治，黄连阿胶汤。黄连阿胶汤在《伤寒论》里治什么的呢？心中烦，不得卧寐。心肾不交，心火旺于上，肾水亏于下，所以用黄连阿胶汤壮水之主以治阳光，交通心肾。这首方在临床上运用范围很广，我举个例子。在我们福州这个地方，妇女坐月子每天吃两只鸡，喝很多黄酒，结果很多妇女都会出现痢疾。这是一种湿热痢，治疗需要清利湿热，但是产妇又气血亏虚，怎么办？那就补气血和清利湿热一起，用黄连阿胶汤效果非常好。这里用黄连阿胶汤是治疗气血不足，湿热结聚在肠。这是异证同治。在临床上，黄连阿胶汤还可以治疗很多证。红眼病，肝火比较旺，眼睛红，心烦，口干口苦，心慌心跳，这是肝血不足，肝火旺，用黄连阿胶汤效果非常好。心火上炎的口腔溃疡，也可以用黄连阿胶汤。如果这个患者口腔溃疡反复发作好长时间，有一两年，一看他口腔溃疡周边是红的，疼痛，口干口苦，心慌失眠，这是心阴不足，心火上炎，用黄连阿胶汤非常好。其他还有很多的例子，我就不举了。我们看一下这几个例子的证一样吗？不一样。这就反映了异证同治。反过来，同证一定同治吗？也不是。我一开始就给大家讲了这个问题，证和候非常复杂，有同证同候的，同证异候的，同证反候的。我重点讲一讲同证异候的。同证，但是疾病的整体、病位、病情是不一样的。同是一个脾肾阳虚证，对于两种疾病的治疗方法一样吗？不一样，药也不一样。同是一个太阳中风证，有桂枝汤证，还有大青龙汤证。所以，同证异治，也是常见的。

我碰到好多学中医的，学着学着，思维僵化了。我一开始上课就讲到这个问题，真正的中医是具有中医思维的这么一部分人。可现在的中医医院，很多的中医教授、中医主任医师，干的却是西医的事情，我不评价中医好还是西医好，因为中医和西医是两套理论体系。但是，如果你在西医理论指导下开方用药，那肯定是不行的。讲到这，我还要讲到中西医结合的问题。什么叫中西医结合？咱们搞几十年啦，中西医结合的定义是什么？内涵是什么？外延是什么？它的理论是什么？治疗方法什么？我看是个谜。可是这个学科出了教授，出了主任医师、主治医师、博士研究生。连博士研究生都培养了，证明这个学科应当很成熟了，可是这个学科的成果是什么？这值得我们深思。

上面的问题先讲到这里，回过头来继续讲少阴病。少阴的寒化证，包括了四逆汤证、通脉四逆汤证、白通汤证、真武汤证、附子汤证及桃花汤证等。少阴热化证，则多表现为肾水亏虚、心火上炎、心肾不交。另外，少阴病还有一个三急下证。少阴三急下证的来源非常复杂，绝大部分是阴水亏虚，无水行舟，因虚致实，但也有一部分是阳明下之过急，内传少阴，还有一小部分是从少阴寒化发展而来。我们乍一听，感觉这样讲似乎是矛盾的。我以前也不懂，但有一次我去陕西，遇到有个妇女带着孩子去旅游，天气很热，路边摊上有很多冰糕之类的东西，那个小孩不停地吃，吃完之后就开始上吐下泻。后来送到医院，一到护士站，量血压时就出现了休克，赶紧进行抢救。结果抢救了一夜，血压还是上不来，第二天早上就请我老师去会诊。这个孩子表现为四肢逆冷、下利清谷，很典型的少阴寒化证，就给他开了四逆汤。然后告诉孩子的妈妈，因为小孩病重，所以半小时喝 1 次。他妈妈就每半小时给孩子灌一次药，不断不断地灌，到晚上血压就逐渐升起来了。到了第三天，这小孩又不怎么好了，开始发烧，一直烧，退不下来，不知道是什么原因，就又请我老师去会诊。我老师看了之后，发现孩子手足濈然汗出，肚子比较胀，我的老师就问："大便了没有？""没有，入院以来，三天没有大便。"这个病就由少阴寒化证转到急下证来了。怎么转的呢？一问孩子的妈妈才知道，孩子的妈妈到现在为止，还是半小时给孩子喝一次四逆汤，吃过火了。所以临床上，什么样的情况都会发生。那么，怎么给他治疗呢？本来遇到这种情况，应当用大承气汤，可是考虑到是从少阴寒化证转变而来的，就开了调胃承气汤。并且嘱咐孩子的妈妈，药还是半小时喂 1 次，但大便一通就要停药。后来，大便一通，孩子的烧就退下来了。所以说，我们中医非常的棒。

前段时间，我还看了一个中风患者。这个患者在我们学校附院 ICU 住院，一直昏迷，治疗了很长时间都不行，就叫我去会诊。我发现这个患者肚子比较胀，舌苔焦黑，就给他开了承气汤，还开了人参黄芪汤，我让两个方子交替喝，先喝承气汤，再喝人参黄芪汤。12 天后，这个患者大便通了，也就醒过来了。ICU 的主任就问我，怎么灌肠不行呢？我就说中医的下法和西医的灌肠是不可同日而语的。

所以说，我们的老祖宗非常棒，我们的中医理论非常棒，只要把中医理论掌握好了，中药用得好，效果就会非常好。有些人说，给患者开了中药也没效，没效只是因为你自己没学好，没有中医思维了。所以，强化我们的中医思维，这是很重要的，一定要学好学精。

（六）厥阴病

接着我们讲到厥阴病。以前，厥阴病这一篇是没有什么争议的，一直到了清末民初，陆渊雷提出一个观点，他说厥阴病是杂抄的，因为在厥阴病篇里，真正讲厥阴病的条文比较少。他的这种观点，在当时并没有引起多少人的注意，一直到 20 世纪 80 年代，不知道什么原因，这么一个观点突然发酵了，几乎全国所有的杂志都参与了这一场争论，可是争论来争论去，也争论不出什么来。但是我们应当明确，厥阴是什么？到底存不存在？要回答这个问题，就涉及我们中医理论的阴阳学说。阴阳学说在《周易》里面只有老少的概念——老阴少阴、老阳少阳，把阴阳一分为二，并不是一分为三的。那么一分为二行不行呢？这是不科学的。给大家举个例子，上为阳，下为阴，那么中间一段是阴还是阳呢？昼为阳，夜为阴，那么早上太阳没出来和下午太阳没落山的这段时间，是阴还是阳呢？不好定。所以，在一分为二的前提下，再一分为三，就比较科学了，就可以解决很多问题了。在《内经》中，就讲了两阳合明谓之阳明，两阴交尽谓之厥阴。所以，阳明和厥阴是在一分为二的基础上，再加进来，变成三阴三阳。

那么厥阴是什么呢？根据阴阳学说，物极必反，重阴必阳，重阳必阴。厥阴病，是疾病的极期。在厥阴病篇里面，可以看见很多极寒证，寒证非常的厉害，而表现出里寒外热证。另外还有很多极热证。我们常讲，张仲景治病非常注重固护胃气，但你们想想白头翁汤证，有没有一味扶正的药？没有，这是厥阴病的特点所决定的。因为厥阴病已经到了疾病的极期，现在对于一个极热证，就直接用白头翁汤，如果加了扶正的药，反而有碍祛邪了。那厥阴病既有极寒证，又有极热证，我们用极寒证和极热证作为厥阴病的提纲行不行呢？不行。因为厥阴病的极寒证，很难与少阴病的寒化证区分开来，它们很相似，只是程度的不同，而厥阴病的极热证，又很难与阳明病的燥实热证区分开。唯一能反映厥阴病特点的，就是寒热的相互转化，极热的时候转寒，极寒的时候转热。厥阴病作为独立的一篇，必然有区别于其他篇章的特点。

下面，我们来看厥阴病的提纲，"厥阴之为病，消渴，气上撞心，心中疼热，饥而不欲食，食则吐蛔，下之利不止"。这提纲证讲了什么呢？讲的就是寒热错杂的证候，乌梅丸证最典型。

大家一直都认为乌梅丸证的主症就是蛔厥，乌梅丸就是驱蛔剂，这是错误的。乌梅丸证的主症是什么呢？是提纲证。而蛔厥证只是乌梅丸可以治疗的其中一个病证之一。假如张仲景不告诉我们乌梅丸可以治疗蛔虫，估计大家都要摸索很长时间。《伤寒论》的一大特点，就是知变达常、常论常法，张仲景认为你知道了，所以就不讲了，讲的都是你不知道的东西。在1800年前，一个人突然肚子疼得要死，估计很少有人知道这是因为肚子里有蛔虫。所以，张仲景专门把乌梅丸可以治疗蛔厥写进去。张仲景还说，乌梅丸可以治疗久痢。我们今天在临床上，经常用乌梅丸治疗痢疾，效果非常好。但正是因为效果太好了，所以我们在使用的时候要注意，因为现在直肠癌的患者太多了，早期都表现为痢疾腹痛，假如你不管三七二十一，就给患者开乌梅丸，吃了当时症状是缓解了，可是等过几天再过来的时候，就很麻烦了。所以，当临床上遇到这种情况，我们在给患者开乌梅丸的同时，一定要让患者去做进一步的检查，千万不要误诊。

接着我要谈一个问题，就是肝阳虚的问题。提到肝脏，肝的虚证大家都会想到肝血虚、肝阴虚。"东方之木，无虚不可补，补肾之所以补肝。北方之水，无实不可泻，泻肝之所以泻肾"。这句话把肝肾同源说得非常棒，但是这句话也把中医的理论研究引入了歧途。实际在临床上，肝阳虚比比皆是。先来讲当归四逆汤证，我们都知道可以治疗血虚寒凝，但为什么寒凝呢？没有讲。《伤寒论》里面说"手足厥寒，脉细欲绝"，要注意和少阴寒化证的描述完全不一样。少阴寒化证里面的描述是"脉微欲绝，手足厥冷"。在厥阴病篇，仲景是说"手足厥寒，脉细欲绝者，当归四逆汤主之"；"若内有久寒者，宜当归四逆加吴茱萸生姜汤主之"。无论是当归四逆汤证也好，当归四逆加吴茱萸生姜汤证也好，都是典型的肝阳虚证。为什么脉细呢？因为肝脏是体阴而用阳的，肝血不足，肝用失常。那怎么处理呢？就用当归四逆汤，一边养血，一边通肝阳、温肝阳。如果内有久寒，张仲景就加了吴茱萸、生姜，很显然和治疗少阴寒化证用附子、干姜就不一样了。我们再来看一下厥阴病篇里面的其他肝阳虚证，如吴茱萸汤证，"干呕，吐涎沫，头痛者，吴茱萸汤主之"。肝阳虚，生内寒，颠顶疼痛，吐涎沫，用吴茱萸汤温肝寒。

所以，到了厥阴既有脾肾阳虚证的进一步发展，又有阴证转阳、阳证转阴、寒证化热、热证生寒等，各种寒热虚实错杂证，更有肝阳虚证。在临床上，我们确实是要注意肝阳虚证的问题。我在《国医论坛》这本杂志上，就发表过一篇"张仲景肝阳虚辨治思路"的文章。肝阳虚证与少阴病篇的脾肾阳虚证，无论是从病证特点上，还是从治法上，还是从方药上，都是不一样的。肝阳虚证是独立于脾肾阳虚证之外的一种独立的病。所以，在临床上遇到了厥阴病，遇到了肝阳虚证，一定要特别的注意。

最后，还想给大家讲一点，准确地认识《伤寒论》原文的内涵非常重要。假设临床上来了个患者，肚子疼，没有热，不是阳明，没有明显的寒证，不是阳气虚，只是一个脾阴虚证，那一处理就好了。如果你辨别不出是什么证，以为是脾气虚，就调理脾气，开些补气药、行气药，坏了，那就会造成疑难病，导致肚子疼很多年都不好。我前不久遇到一个患者，是一个部队的首长，他肚子疼，吃一口东西就疼，疼了20多年了，去医院做了很多检查都查不出来是什么原因。这是一个什么证？脾阴虚证。因为他没有明显的怕冷，没有明显的大便稀溏，也没有明显的燥热证。不是阳明，也不是太阴脾气虚，那就是脾阴虚证，我就给他开了桂枝加芍药汤，效果很好，吃完药一个星期，肚子就不疼了，就可以正常吃东西了。所以，这本来是一个常证，只是因为我们没有认识到它是脾阴虚证，那么就把这个病变成了疑难病。张仲景著作里的很多原文都是符合临床实际的，我们准确理解了条文，那么在临床上就会发现张仲景是非常厉害的。《伤寒论》的条文，几乎都是从临床上总结出来的，所以在临床上，我们经常可以看到原方原证。我们要准确理解，要熟悉《伤寒论》，最好还要背诵《伤寒论》。如果你对《伤寒论》条文非常熟悉，那来了一个患者，你就能一下子对应上相应的条文。凡是遇到的病证与原文一致的，那就照用无疑，肯定是有效的。

　　由于时间关系，我今天就讲到这里。由于本人学识有限，所以在和大家讨论的过程中，可能有很多错误的地方，希望大家能够批评指正。谢谢大家！

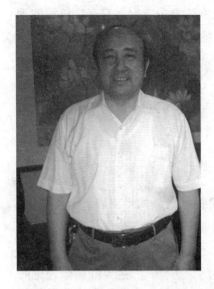

【名师简介】

　　姜建国　山东中医药大学教授，博士生导师。国家中医药管理局重点学科"中医全科医学"学科带头人，第五批全国老中医药专家学术经验继承工作指导老师，国家中医药管理局"姜建国名医工作室"主持人，中华中医药学会仲景学说分会副主任委员，山东中医药学会仲景学说专业委员会主任委员。师从著名伤寒学家徐国仟、李克绍教授，从事《伤寒论》教学和研究 30 余年。研究方向是"《伤寒论》六经辨证论治思维"。主编国家级教材《伤寒论》《中医经典选读》和《中医全科医学概论》等 5 部，出版学术著作 36 部，发表学术论文百余篇。

【名师专题】

少阳病的疑难问题与柴胡剂的运用

山东中医药大学　姜建国教授

　　首先，非常感谢李赛美教授给了我这样的机会，和大家坐在一起，研究和讨论《伤寒论》的相关问题。今天下午，和大家一起讨论的主要是有关少阳病的疑难问题和柴胡剂的应用。

　　少阳病，有四个主要的疑难性问题。在讲四个疑难性问题以前，谈一点心得，就是任何的临床问题的根源，源于理论问题，这里面包括基础理论问题、辩证理论问题和方药理论问题，还包括思维理论问题。所以，不要把经方的临床应用，看成一个简单的经方的方去应用，它有比较深的理论问题在里面。一个理论问题解决不好，就会影响经方的临床应用。

少阳病有哪四个疑难问题呢？第一个就是少阳病篇为什么位于阳明病篇之后？第二个就是第101条的"但见一证便是"为什么单单指柴胡汤？第三个，大柴胡汤证为何不属于少阳兼阳明证？第四个，少阳病的谵语为何不属于心病谵语？下面，先来讨论第一个问题。

一、少阳病篇为什么位于阳明病篇之后

这是《伤寒论》少阳病篇的一个争论性问题。太阳主表，阳明主里，少阳为半表半里，按照表里的顺序、由浅到深的层次，少阳病既然是半表半里就应该排在太阳病篇之后、阳明病篇之前。但是《伤寒论》六经病的排列不是这样的，是少阳病排在阳明病之后。为什么？主要和阴阳理论的形成和发展，也就是说与六经的形成和发展有密切的关系。我们研究任何问题，必须找出源头来。有人说，是张仲景发现少阳病发现得晚，所以排在后面了。这是不合适的。

我这里面画了个图，大家看一下。

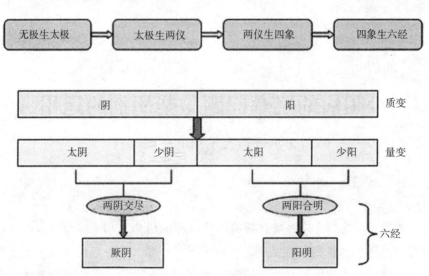

阴阳是怎么来的呢？无极生太极，太极生两仪，两仪生四象，四象生六经。最后这句话是我说的，本来应该四象生八卦，因为我们说六经，所

以我说四象生六经。刚开始，古代阴阳学家发明了阴阳学说，把一个事物一分为二，分成两个部分。这是按事物性质的差别，分出性质不同的两个东西。古代阴阳学家分出阴阳以后就把阴阳学说运用到自然界和社会里面，来说明自然界和社会的现象。

可是在运用的过程当中发现，怎么不够用了？比方说，一年春夏秋冬是四季，一个阴一个阳说明不了，那就继续分，在阳当中分出两个，在阴当中又分出两个。但大家要注意，这个时候分，不是半斤八两，而是有多有少。就是说在阴当中，分出一份大的一份小的，在阳当中也分出一份大的一份小的。于是，就有了太少阴阳，就是我们说的四象。此时，阴阳学说由质变向量变发展了，包含了量的概念。这个太，就是多的意思，就是巨的意思，也是大的意思。说的就是一块大的一块小的，或者说一块多的一块少的。

当阴阳发展成四象，就发展成太少的时候，我们中医把古代哲学家的阴阳学说拿过来了，放在中医学里面来，为我所用。我们古代的中医学家在运用当中发现不够用，或者说不好用。为什么不好用呢？因为我们人身上是六脏、六腑、阴阳十二条经，就四个阴阳是不够的。不够怎么办呢？继续分。古代哲学家可以分，中医学家为什么不可以分？于是，我们的老祖宗又继续分了。在两个阴当中又生出一个阴来，叫两阴交尽，谓之厥阴；在两阳当中又生出一个阳来，叫两阳合明，谓之阳明，这样一来呢，就生成了六经。但是大家要注意一个问题，你的分类的原则是什么呢？根据是什么呢？这和古代阴阳学家的分类是一样的，也是根据阴阳之气的多少分类的。在这一点上，《内经》讲得非常清楚。《素问·天元纪大论》讲："阴阳之气各有多少，故曰三阴三阳也。"

那么六经是怎么来的？是根据阴阳气的多少来分类的，把一个阳分成了三部分，把一个阴也分成三部分。那么古人为了表示阳气的多少，除了用太少来表示以外，还用数字来表示，就是三二一。比如说太阳为三阳，阳明为二阳，少阳为一阳；太阴为三阴，少阴为二阴，厥阴为一阴。"三二一"的概念就是量的概念，这样一来，我们一下就明白了。《伤寒论》少阳病篇为什么排在阳明病篇之后呢？这不是随便排的，是在《内经》当中，古人就这样排的，古代阴阳学家、古代的中医学家就是这样排的。因此，张仲景也是这样拿过来用的，根据阳气多少来排列，而不是根据表里层次来排列的。大家一定要注意这个问题，你只要把阴阳学说的根源弄清楚了，你就明白了。

我为什么要谈这个问题呢？因为张仲景用三阴三阳的概念建立了六经，并且创造了中医学第一个辨证论治体系，而且还有很多运用和发挥。下面我举3个例子。

比方说第179条。阳明病篇是从第179条开始的，但大家要注意一个问题，阳明病的提纲证是第180条。这是整个六经病篇唯一的一个例外。六经病篇各有一个提纲证，但都在第一条，唯独阳明病篇在第二条。为什么？是张仲景自己写乱了，还是王叔和整乱了？不是这样的。它是有特定意义的，而且是非常自然的一件事。怎么自然的呢？张仲景讲阳明病篇的时候，和太阳病篇的体例是有区别的。太阳是先提纲后分类。太阳病第一条提纲证，第二条、第三条分别列出太阳中风、太阳伤寒两个证。阳明病篇正好反过来，是先分类后提纲。可惜我们大部分教材，包括通用教材，都把第179条讲成了阳明病的成因和来路。我并不认同。比方说，"太阳阳明者，脾约是也"。传统教材解释说从太阳转过来的阳明病，叫作太阳阳明病。可是张仲景说"脾约是也"。脾是太阴，如果按照上面的理论，从哪儿转过来的就叫什么阳明，那么脾约应该叫太阴阳明才对。显然这个说法是不合适的。其实这就是一个分类，张仲景讲得非常清楚。"问曰：病有太阳阳明，有正阳阳明，有少阳阳明，何谓也？答曰：太阳阳明者，脾约是也；正阳阳明者，胃家实是也；少阳阳明者，发汗利小便已，胃中燥、烦、实，大便难是也。"阳明病分三种，分别叫作太阳、少阳、正阳。那么太阳、正阳、少阳的分类的标准，其根源于什么？和六经的分类一模一样，就是根据阳气的多少。也就是说阳明病有三种情况，根据三种证型的阳热多少来分类。阳气比较多是太阳阳明，脾约因此用麻子仁丸治疗，得用下法，但是得润下。阳气比较少的叫少阳阳明，只是发汗利小便，临时伤了津液，没有多少阳热，或者根本没什么热，此时连内服药也不用服，外导就行了，用蜜煎外导。中间的正阳阳明，其实应该叫作阳明阳明。古代的正字是个方义词，面南为正。所以，正本身包括了正式正规的意思，再一引申，就是典型的意思，具有代表性的意思。就是说，这三种阳明病证型当中，正阳阳明，胃家实这个证型，是阳明病证型当中最正式、最正规、最典型的阳明病证型。那么胃家实，用什么方法治疗呢？用攻下法，代表方是承气汤，而且还有三个承气汤。

正阳阳明这个证型，阳热最重。这里面又有问题。按照我说的理论，太阳阳气最多，阳明阳气不比太阳多，但是为什么阳明的热最重呢？你好好读读《内经》就明白了。两阳合明，谓之阳明。合明是什么意思？总体阳气，阳明不比太阳多。因为太阳主表，主表至大至壮，那需要大量的阳气来维护肌表，起保卫和温煦作用。所以，太阳阳气是最多的。但是太阳阳气有一个特点——散漫，分布很广，需要量很大，它没有聚在一个局部。而阳明总体阳气不比太阳多，它是二阳，但是有合并的特点。就像我们用个聚光镜，把阳光聚起来，能点着火，是一个道理。因此，三种阳明病证型当中，正阳阳明是发热最重的阳明病，得用攻下法，得用承气汤，得用大黄、芒硝。

这个正字是非常有道理的。我举个例子。你看古代的皇帝，大家知道古代的皇帝什么东西最多？老婆多。三宫六院七十二妃，其实不止这么多。不管皇帝有多少个妃子，七十二个也罢，七百二十个也罢，但是他一定得有一个皇后，皇后还有个名字，叫正宫娘娘。正宫娘娘是皇帝老婆当中最正式、最正规、最典型，因此也最具有代表性的老婆。同样的道理，正阳阳明，是阳明病三种证型当中最正式、最正规、最典型，因此也最具有代表性的阳明病证型。如果不是这样，为什么第180条把正阳阳明胃家实拿出来作为提纲证？所以，第180条接着讲"阳明之为病，胃家实是也"，就是这个道理。大家仔细做个对比，正宫娘娘、正阳阳明，一个道理，一回事。

把这个问题解决了，还能解决两个问题。第180条"阳明之为病，胃家实是也"，有两个争论问题。第一，胃家实包括不包括白虎汤证？是不是邪气实的意思？你现在就应该明白了，根本不包括白虎汤证。它是指大便结硬，是就承气汤证而言的。第二，研究《伤寒论》的都知道，有人否认六经提纲证。但你现在明白了六经提纲证，在张仲景的本意当中是存在的，不管张仲景六经提纲证列出的症状有没有瑕疵，但是在他本意当中，六经提纲的意义是存在的。

我再举几个例子，就是三阴三阳用在六经病辨证当中是怎么用的。

譬如三阴病口渴与否的问题。太阴病，自利不渴。拉肚子，水利下泄，要伤阴的，一般来讲要口渴的。可张仲景说，太阴病，没事，有的是水，拉吧，他不渴，不伤阴，所以叫作自利不渴者，属太阴。到了少阴病篇，自利而渴者，属少阴。都是虚寒性的下利，为什么太阴病不渴，少阴病渴呢？你看看古代那些注家的解释，都不比张仲景自己的解释好。解释来解释去，一笔糊涂账，都没说在点子上。张仲景自己说：虚故引水自救。什么原因？为什么都是虚寒性的下利，都属于阴病，都是虚寒性的下利，一个渴，一个不渴？因为少阴为二阴，阴气更少，容易伤阴。所以，少阴病为什么既有阳虚寒化证，又有阴虚热化证，就是这个道理。再联系厥阴病，更有意思。厥阴病提纲证上来就说，厥阴之为病，消渴。连拉肚子都不拉了，但口渴，而且不但是口渴，还消渴。消的本意是尽也，两阴交尽，阴气最少。

再譬如，讲到手足温，打开《伤寒论》看看，手足温的论述比较少，但是很有意思。张仲景把手足温这个症状作为两个病的辨证指证。一个是太阴病，一个是少阳病。手足温是个症状，反映了阳气的量的变化。少阳病为什么手足温？因为三阳病，应该是手足热。但是少阳阳气较少，相对太阳、阳明来讲，少阳发热不那么重，因此，手足不太热，张仲景叫作手足温。三阴病都是虚寒性的疾病，阳气虚，正常情况下应该是手足厥，或者叫手足寒。但是太阴病，阳气虚得比较轻，因此手足寒的情况比较轻，张仲景就叫作手足温。手足温这个症状是一个相对的概念、动态的概念，反映了阳气在六经病辨证当中的指证。

我讲这个意思，主要想证明三点问题。第一点，《伤寒论》的三阴三阳、六经辨证，确实源于《内经》。张仲景的确是撰用《素问》《九卷》。有人要割裂《伤寒论》和《内经》的关系，是非常不合适的。第二点，三阴三阳的排序是根据古代阴阳学家和中医学家阴阳分类的原始理论，按照阴阳气由多到少排列的，与表里层次没有任何关系。第三，日本汉方医学否定和割裂《伤寒论》与《内经》的关系，这个观点是不正确的。有人说，特别是日本人说《伤寒论》与《内经》没关系，主要源于《汤液经》和《本草经》，没有任何人否认《伤寒论》与《汤液经》和《本草经》的关系。这是张仲景所谓的勤求古训，博采众方。博采众方这四个字落实在哪儿？就落实在《本草经》和《汤液经》上，这没有人否认。但是，《伤寒论》的六经辨证源于什么地方？源于《内经》。只说《伤寒论》源于《汤液经》，那么，《汤液经》和《本草经》里面有六经吗？所以，研究任何问题一定要全面，不要以偏概全。

二、"但见一证便是"为什么单指柴胡汤

下面我谈第二个问题，"但见一证便是"为什么单指柴胡汤？"但见一证便是"，是后世伤寒注家讲张仲景对柴胡汤运用提出来的一个原则。所有的教材都这样讲。这个说法对不对呢？是对的。但是，问题在什么地方？那个一证是什么？这是《伤寒论》一个争论性的问题。关于什么是一证，大家争来争去、吵来吵去，没有结论，到现在也没有结论。

何为一证，并不重要，还有深层次的问题，我们必须得搞清楚，我们必须得问出来。同样是三阳病，同样是阳病，为什么治疗太阳病的麻黄汤、桂枝汤，治疗阳明病的承气汤、白虎汤，张仲景不提这样的原则呢？不提出"但见一证便是"呢？为什么偏偏治疗少阳病的柴胡证，提出这样的原则呢？这个问题，没有任何人提出来。这个问题不解决，只围绕一证来争，永远是在表面上争，没有深入进去。

我谈一下个人的观点。要理解这个问题，主要有两点：第一点是少阳的病位问题，就是半表半里的问题。讲一个我个人的观点。学习少阳病和柴胡证，大家可能最重视的是第 96 条，还有第 101 条，还有少阳病的提纲证。我不这样认为。但我认为如果真正读懂少阳病了，读懂柴胡证了，有三段条文，你必须重视。哪三段条文呢？第 148 条的阳微结，第 230 条的小柴胡汤通大便，第 318 条的四逆散证。如果这三段条文读不懂，你很难对少阳病和柴胡证有一个深刻的理解。这是我个人的想法，不一定对，是我读《伤寒论》的一个体会。我不是说第 96 条不重要，提纲证不重要，他们很重要。但是，刚才我说的这三条，如果你没有读懂，少阳病和柴胡证的深层次问题，你就没有涉及进去。言归正传。半在里半在外是第 148 条张仲景自己讲的，我们后世延伸为半表半里。大家对于半表半里有争论。第二点，少阳在气化上有一个重要的功能，是主枢机。正是这两点引发了张仲景提出"但见一证便是，不必悉具"的应用原则。

首先谈半表半里的问题。半表半里是外连于表，内连于里。但表和里不只是太阳、阳明的问题，病位所牵扯的面非常广泛，给临床带来什么问题呢？就是症状繁杂。你看第 96 条讲了柴胡六个证，还有提纲证三证。最有意思的是第 96 条，张仲景讲了六个主症以后，竟然讲了七个或然证。

91

《伤寒论》五个方子有或然证，第96条小柴胡汤，张仲景讲了七个或然证，这是偶然的吗？张仲景立了这么多或然证，干什么？说明了一个问题，少阳病临床表现非常的繁杂，非常多，不像太阳病，发热恶寒、头项强痛，非常清楚；阳明病，腹胀不大便、便秘。这是第一个。

接着谈主枢机。枢机是什么，是门轴。门轴具有两个特点：第一个特点，它位于中间。凡是说枢，一定说中间。你比方说，过去的京九线，南北大铁路，大家说枢纽站是哪一站啊？是徐州站。枢都是战略要地，说明徐州站位于京九线的中间部位。凡是枢纽站，没有在头上的。如果说海南岛是个枢纽，那麻烦了，往哪儿枢，枢到海里边儿去了，那是不可能的。枢一定在中间。第二个特点，枢是转动的。因为它转，门才能开阖。因此，它有转动的特点。它这个转动的特点很重要，我们叫灵动，灵活善动。临床的表现是什么？症状变幻莫测，症状繁杂，症状多变，脉证多变。这增加了医生临床辨证的难度和柴胡证运用的难度。张仲景针对这种情况，提出了一个原则，"但见一证便是"。

"但见一证便是"是什么意思？第一点，从症状的角度讲、从脉证角度讲，提示我们要注意抓主症和特色症，只要有主症，不用怀疑了，它就是少阳病，就是柴胡证。哪怕就这一个症，其他的症都不沾边，那我都毫不犹豫地用小柴胡汤。比如往来寒热，只有少阳病才有，太阳病和阳明病不可能有，因为它们都不主枢。往来寒热是主枢，有枢机的变化才有往来寒热的情况，别的病不可能有。因此，一看往来寒热，一定是小柴胡汤，这是特色症。至于一个症还是两个症，那并不重要。第二点，要从方药的角度来理解。因为只有小柴胡汤，张仲景才敢于提出这样的原则。麻黄汤张仲景不敢提，承气汤他更不敢提，一旦用错了怎么办呢？麻黄汤一旦错了，大汗亡阳；承气汤一旦错了，伤正气了，那后果都很严重的。但小柴胡汤不要紧。你在临床上一旦用得有所偏，甚至用得不对了，它也不会产生大的问题，何况小柴胡汤本身还有调节气机升降和出路的这样的特点。而且小柴胡汤是一张攻补兼施的方子，既有祛邪的作用还有扶正的作用。在全世界，只有日本出现了用小柴胡汤死人的案例，再没有一个国家因小柴胡汤致死。因为日本人滥用这个方，滥用到顶点了。

我们为什么说柴胡汤的作用是和解呢？和解这个词大家一定要好好体会体会。理解"但见一证便是"一定要从症状和方药两个角度来理解。我举个例子。有一个医院的老护士长，50多岁了，不能再干护士长了，她就跟院长提出来，说医院有一位名老中医，医术很高明，她要给这个老中医当徒弟，要干医生。院长就给老中医打了个招呼说："某护士长不能干护士了，想跟你学中医，你带着她吧。"院长这么说，中医也不敢反驳，就带她。护士长跟那个老中医学了1年，抄了一年方，就和老中医提出来出徒，要自己干。老中医心里清楚，护士长这么大岁数，连汤头歌都背不下来，怎么能自己干。但是他也没办法，只能同意了。因为她岁数比较大，又跟着老中医抄了一年方，患者都知道她是老中医的徒弟，结果自己干了以后，很多人找她看病，以为她医术很不错。但是后来呢？药房主任在统方的过程中发现，这个老护士长看一天病，竟然是同一张方，甚至连药量都一模一样。药房主任就去找老中医了。"你看你这徒弟，这一天，二十多个患者，就一张方子，你说，这怎么办呢？"老中医说："你千万别和别人说，这是我给她的方子。临出徒的前一天晚上，我把她叫到我家里边去了。我非常郑重地用毛笔抄下来一个方子，给她讲，这是我的家传秘方，谁都不传，我就传给你。你平时看病，你别管什么病，就开这张方子就行，你把药量都给我背下来。"她还真听老中医的话，都背下来了，连药的顺序都不变。大家想想，什么方？不是小柴胡，比小柴胡还好，比小柴胡汤安全性还大，治病的范围很广泛。哪张方呢？女的吃了也逍遥，男的吃了也逍遥，有病吃了也逍遥，没病吃了也逍遥。逍遥散疏肝解郁，补益脾胃，养心安神。最大的好处是，一点副作用也没有。我举这个例子意思就是"但见一证便是"思路的提出一定与方药有关系。就是因为小柴胡汤，他才敢提这样的原则，否则他不敢提。大家一定要理解。

下面看看小柴胡汤的药物组成。小柴胡汤有两个药对子，柴胡-黄芩，半夏-生姜。这两个药对子都是祛邪的，那下面配伍的人参、大枣、甘草三味药扶正。小柴胡汤从组方配伍的角度讲，最有学问的药不是柴胡，也不是黄芩，就是人参、大枣、甘草。你把这三味药读懂了，你就会用小柴胡汤了。人参、大枣、甘草体现了一个非常特殊的治疗原则——不虚而补。小柴胡汤是实证，提纲证里口苦、咽干、目眩，三个证都是实证；第96条六证，往来寒热、胸胁苦满、默默、心烦、不欲饮食、欲呕，六个症状全是实证。不欲饮食，也不是脾虚，是木土不和，胆气犯胃，所以说没有虚证。但是大家想想没有虚证，为什么用三味补药？特别是用了人参、

93

大枣。临床上没有虚证，为什么要用补？这是需要大家仔细研究的一个问题。这牵扯到我们中医临床辨证用药的一个深层次的问题。所以，我说天下读懂小柴胡汤的就一个人——徐灵胎。有一句话说："小柴胡汤之妙，在人参。"大家想想，如果徐灵胎讲小柴胡汤之妙在柴胡，这句话有意义吗？和吃饱了不饿一模一样。我为什么这样讲？是因为我在临床上发现，用小柴胡汤治别的病，大家都会用到人参，但是如果用小柴胡治发热，很多大夫把人参、大枣去掉了。觉得人参、大枣壅补、甘温、助热，退烧不能用，就把人参、大枣去掉了。这就是没有读懂小柴胡汤。

　　这个方子从表面看是扶正祛邪并用的方子，但是你必须得明白，它所治的病不是虚实夹杂的病，而是实证。实证用补药的意义是什么？就是以补祛邪，以补的方法达到祛邪的目的，就是这么一个思路。这种思路不只小柴胡汤有，大家看张仲景治疗中焦病的四张方子，也是如此。我们横向比较一下，小柴胡汤治疗少阳病，半夏泻心汤治疗心下痞证，旋覆代赭汤治疗噫气不出、胃气上逆，黄连汤治疗上热下寒，这四张方子都病在中焦，都属于实证，都体现了不虚而补，都用七味药，而且这七味药当中都是四味药祛邪，三味药扶正，扶正的都是人参、大枣、甘草。能有这么巧吗？这巧合当中包含了什么意思？我们要仔细地想一想，奥妙何在？如果你不能理解张仲景的用意，临床这四张方子你是用不好的。所以，任何的理论问题，都牵扯临床。我认为，张仲景不是直接解决问题，你看，小柴胡汤以补为"和"，半夏泻心汤以补为"消"，旋覆代赭汤是以补为"降"，黄连汤是以补为"通"。

　　因为我们重点要讲临床，下面我讲讲柴胡剂的运用。

　　这是个四年级的小女孩，家境非常优越，就这么一个宝贝。她非常喜欢吃鸡腿，吃得很胖很胖。但是她有个毛病，就是经常感冒，每个月都要感冒一次。每次感冒都要去省级医院输液。每次输液，她的妈妈都告诉医生必须用进口药。这次女儿生病，连续输了一个月的抗生素，一直解决不了问题，后来就到省医院住院去了。在省医院住了半个月，所有的检查都做了，也没查出问题。最后，科室主任建议家长带孩子去北京看看。因为治疗半个月没解决问题，体温起起伏伏，热退下去也是处于低烧状态。目前唯一没有检查的项目就是骨髓，怀疑是不是白血病。孩子的妈妈一听吓坏了，希望赶快到北京去检查。孩子妈妈的司机跟我比较熟，我就建议先找个中医看看。因为去北京也不能这么快，孩子的妈妈并不相信中医，但也没有办法就勉强同意了。了解了病情的前因后果，我到了患者家里。那时女孩儿正在餐桌前啃鸡腿，我一看，还有这种白血病。我说你洗洗手吧，洗完我给你看病。其实，我看的时候是孩子低烧，脉是浮数的，扁桃体接近三度肿大，但是没化脓，抗生素还是起作用了，舌头是红色的。这么长时间的起起伏伏发热，尽管不是往来寒热，但一看就是少阳病。因为只有少阳病才会出现这种起起伏伏、长时间解决不了的发热，这是病在枢机，有半表半里的特征。当时我就开了小柴胡汤。后来我又问，知道女孩儿有个毛病，就是忽一阵忽一阵地发热、出汗，这说明营卫还有点儿不和，那么合上桂枝汤，我就给她开了柴胡桂枝汤。当时柴胡用到24g。因为是小女孩，我就没用人参，改用党参来替代，大枣、生姜都照用，其他药不变，开了三剂。然后我让孩子的妈妈赶紧去抓药，当天晚上先煎20分钟喝一碗，别睡觉，再喝一碗，明天早上起早再喝一碗，中午再喝一碗，明天晚上喝第三剂。我刚回到家里不长时间，孩子的妈妈打电话给我，说道："姜大夫，首先谢谢你来给我女儿看病。第二点，我女儿每次发烧，都用进口药，哪一次都是一千多块钱，这次在省医院住院，半个月花了八千多，你给我们开的3剂药，还不到十块钱。"那意思很清楚，你3剂药不到10块钱，这能治病吗？我知道她不相信中医，所以我说你先赶快吃药，如果明天体温还降不下来，赶快去北京，别耽误了孩子。半夜的时候，孩子开始退烧，第二剂药、第三剂药喝下去之后，两天半没有发烧了。家长非常高兴，打电话给我，我让他们按照那个方再吃3剂，五六天都没再发烧。后来我告诉孩子的妈妈，家里条件好，为什么女儿还生病？她不是体质虚，是体质偏，四年级的孩子体重严重超标，是吃鸡腿吃出来的。孩子的妈妈问我怎么办。我说第一，吃青菜，不许吃鸡腿了。第二，不许吃糖，少喝饮料。后来，这个孩子还有几次发烧找我开方。现在小女孩变成大姑娘了，再也不发烧了。所以说，小柴胡汤很管用。但是在治疗的过程当中大家要注意，这个病例很显然是但见发热一证，但是为什么用柴胡汤？发热起起伏伏，缠绵不退，一方面说明了正邪纷争很有可能在少阳枢机这个部位，一会儿正气胜了，一会儿邪气胜了；另一方面说明了正邪纷争处于一种拉锯战的状态、你胜我负的状态，而这种情况正是小柴胡汤的适应证。另外，用小柴胡汤治发热，也不要去人参、大枣，你要知道扶正祛邪的意义在什么地方。

三、大柴胡汤证为何不属于少阳兼阳明证

下面我谈第三个问题。所有的教材都把大柴胡汤证列于少阳兼阳明证，这是传统观点，那么理论根据是什么？以方测证。因为大柴胡汤里面用了大黄和枳实，特别是用了大黄。大黄是通大便的，因此就一定兼有大便秘结的阳明证。我个人是不太同意这个观点。我认为大柴胡汤就是治少阳病的方子。大柴胡汤里面即使是一方二法，可以用大黄也可以不用，即使用，与阳明也没关系，这就是少阳病。我从以下几个方面做一个论述，不一定对，我提出来大家一块讨论。

第一个，我先谈思维问题。见到大黄，很多人的脑海里马上就联想到大便，继而就联想到阳明病。这是什么思维？我一直琢磨不过来。难道大黄、大便都有个大字？或者是大黄、大便颜色差不多？真是很愁人！让人很纠结、很郁闷。所以，大家首先要在思维上解决问题。这个不怨大家，是所有的教材，不只是《伤寒论》教材，包括《中药学》《方剂学》，都是这样讲的。于是就给大家牢牢定下了这样一个定式思维，再把它扭转过来非常困难。

第二个，从病证分析的角度讲，少阳病分两个证型，第一个是邪偏结在半表，没有到血分，症状比较轻浅，是小柴胡汤证。如果邪偏结半里，不只是胸胁满闷，而且是已经侵袭到中焦阳明，陷入胃脘，心下痞硬，进入血分，出现了疼痛。这就是大柴胡汤证，属于少阳病重症，得用大柴胡汤。我们除了从病的分证的角度讲以外，张仲景在原文当中已讲得非常清楚，有柴胡证用小柴胡汤，但是柴胡证不罢，再用大柴胡汤。柴胡证用小柴胡汤，方证相应，但是病没解决，只有一个原因，病重而药轻，所以改用大柴胡汤。张仲景讲得多清楚啊。

第三，我们从方剂命名的规律中也能找出证据来。张仲景方剂命名有什么规律？证分轻重，方有大小。比方说，大小青龙汤治的都是太阳病伤寒证，寒邪重的用大青龙汤，发汗力大；发汗力小的，用小青龙汤。还有同样是治结胸证，大结胸重症，用大陷胸汤；治疗小结胸证的，用小陷胸汤。证有轻重，方分大小。同样的道理，大小柴胡汤也是这样的，少阳轻症用小柴胡汤，少阳重证用大柴胡汤。所以，一定要从少阳病的角度来理

解大柴胡汤、理解大黄。我们从药量的规律中也能找出证据来。凡是方子里用大黄泻下通下的，都用四两大黄；凡是用大黄清热解毒、活血化瘀止疼、通络止疼的，都是二两大黄。大柴胡汤中用大黄是二两还是四两？所以，从药量的规律中你也能看出来，张仲景在大柴胡汤中用大黄的意思，根本不是为了治阳明、通大便。

第四，我再举一个证据。有没有少阳兼阳明？有！但不是大柴胡汤证，张仲景列了一个方证，叫作柴胡加芒硝汤证。柴胡加芒硝汤才是真正治少阳兼阳明的。你看看张仲景原文是怎么说的？少阳是病在半表半里，阳明是病在里，少阳病对于阳明病来讲也属于表。表兼里实，按照张仲景的治疗原则，是先解表后攻里。所以，看看柴胡加芒硝汤证，"先宜服小柴胡汤以解外，后以柴胡加芒硝汤主之"，这就是张仲景的原意。这才是真正的少阳兼阳明证。所以，不是没有少阳兼阳明证，但不是大柴胡汤证，而是柴胡加芒硝汤证。不要张冠李戴。

我并不是说非要和传统观点对着干，或者和通用教材对着干，我也主编过通用教材。这是因为如果把大柴胡汤中张仲景的意思讲没了，把大柴胡汤的特色给讲没了，继而会影响大柴胡汤的临床运用。

第五，我讲一下大黄的功用。大黄有四个功能：第一个，清热解毒，这是毫无异议的。少阳重症，从脏腑辨证讲是胆热证。第二个，如果有心下拘急和疼痛，张仲景必用大黄活血通络止疼，和芍药同等看待，如桂枝加芍药汤、桂枝加大黄汤。第三，泻浊通腑。六腑以通为用，胆腑也是腑。凡是腑，一定要通。所以，大黄有泻浊通腑的作用。最重要的是，少阳病是中焦的病，而且是中焦偏上，位于右胁下，那么用大黄引热下行体现了病在上、取之下的整体治疗观，体现了我们中医的特色。不可否认，临床上不管这个患者是什么情况，大便什么情况，只要用大柴胡汤，大便肯定是稀溏的。但是大便稀溏，在医生的思路中，不是为了通你的大便，而是治少阳，这才是最主要的。

我下面举个例子。在举例子以前，提一个问题。临床上，假设我们碰到一个患者就是大柴胡汤证，如果患者大便正常，你用不用大黄？在座的肯定都用过大柴胡汤。你用大柴胡汤的时候，如果患者大便正常，你用不用大黄？你用，为什么要用？你不用，为什么不用？道理必须得明白。

我举个例子，这是临床的一个实例。一个胆石症患者，喝酒喝多了，胆石症复发了。出现两个症状，一个是胆区胀疼；第二个是发烧，低烧不退。他找我看的时候，已经是第三诊了。前面找的大夫，先开了三副小柴胡汤，效果不是太理想。第二诊复诊的时候，这个大夫给他改成大柴胡汤，但是大柴胡汤里面没有用大黄。当时我问这个患者大便怎么样，他说大便还行。我就明白了，因为大便正常，所以前面的医生没有用大黄。虽然用大柴胡汤用对了，疗效却不明显，烧稍微退了点，但是胆区还是胀疼，没有减轻。

我就在原先方子的基础上，加了9g大黄，然后告诉他："我就给你开六副，你这次吃了以后，大便会稀，会拉点肚子，甚至一天两到三次，不要紧。"结果吃了以后，患者大便一天两次，低烧退了，胀痛基本上消失了。后来，我把大黄减成6g，我又让患者吃了六剂，因为这是慢性病，让他再巩固巩固。因为这个患者好酒，戒不了，一喝酒胆石症就犯。吃了六副以后，我让患者将方做水丸以善后。前面的医生辨证论治是对的，处方用药也是对的，唯独一个问题，就是没有大黄，就差这一点点，疗效就不好。为什么不用大黄呢？因为患者大便正常。

患者都知道，用大黄泻肚子。假设患者大便正常，你在方子里面加了大黄，患者一看就会问："你不是问我大便好不好？我不是告诉你我大便正常，你怎么用大黄？这个不是拉肚子的嘛？你非得让我吃你的药，非得让我的大便变得不正常才好吗？"那你怎么说呢？你马上回答："对，你说得对。我就是让你大便不正常，而且一天两到三次。"你就得告诉患者，甚至他不问你也要告诉他。你要知道用大黄的道理，是通大便吗？不是通大便。

我用大黄有一个大致的标准，仅供给大家参考。我开大柴胡汤，大黄必用，但是量根据患者的具体情况是有区别的。如果患者确实大便秘结的，大黄用9g；如果大便基本正常的，大黄用6g；如果是大便头稍微硬一点，后面是溏的，大黄用3g。有一种情况不能用大黄，胆热脾寒的不能用，要记住这一点。除此以外，都可以用。

为什么说大柴胡汤证属少阳兼阳明？说白了，就是由大黄引起的争论。这个争论影响了我们对大柴胡汤的认识，而这个认识直接影响了我们在临床上对大柴胡汤的应用。这是我个人的观点，不一定对。

四、少阳病之谵语为什么不属于心病谵语

所有的教科书，只要是讲《伤寒论》的谵语，统统都讲成心病的谵语，说是热扰心神。这是不合适的。《伤寒论》中有的谵语与心有关系，像阳明病的谵语肯定与心有关系，但有的谵语与心没关系，而是与肝胆有关系，与魂有关。不是心神迷乱的谵语，是肝魂迷乱的谵语。比方说，第107条的柴胡加龙骨牡蛎汤证的谵语，那是肝病谵语。第108条"腹满谵语"，治法是刺期门，而期门是肝脏的募穴，刺期门泄肝热，是肝病谵语。还有第143、145条热入血室的谵语，"昼日明了，暮则谵语，如见鬼状者"，是肝病谵语。

心病谵语、肝病谵语一旦分不清，影响临床的治法和方药。肝病谵语要疏肝，治法要疏肝解郁，方药要用柴胡剂，不是肝病谵语你就要用别的方。分清楚是肝病谵语还是心病谵语，牵扯到临床问题。所以，我这里是从辨证的分析思维角度讲。说所有谵语都责之于心，是线性思维和惯性思维，是不合适的。何况，在经典理论当中，如《灵枢·九针论》中明确提出肝主语。什么意思？人的语言与肝密切相关。所以，我们临床上有些病得治肝。

比如梦游，老百姓都讲，魂儿走出来了，那你要治肝。曾有报道，有一人梦游，很可怕。睡到半夜，正好是子时，阴尽阳生的时候，厥阴主事的时候，他起来了。起来以后，衣服穿好了，就干活、擦自行车、在厨房做饭，而且把饭都做好了，做好了之后，厨房收拾得干干净净。他并不吃饭，又回去脱了衣服再睡。第二天早上问他什么都不知道。还有报道一个人竟然梦游跑到十里地以外。半夜到人家去，在人家睡到天亮，走了十多里路。梦游一定要治肝。大家一定要注意，梦游是肝魂的事。

所以，不要把所有精神类的疾病都归结于心，因为临床表现不一样。肝病谵语，病因主要是情志刺激，病机是肝魂迷乱，临床表现是癫、郁、狂等状态，治法是疏肝解郁、安定肝魂，方药是柴胡剂。我最喜欢用的，或者说，我唯一用的一张方子就是柴胡加龙骨牡蛎汤。不管心烦、失眠、郁证、癫证、狂证，只要病因是因为情志刺激引起的，主要病机是肝郁，我就用柴胡加龙骨牡蛎汤这一张方子加减，临床很好用。大家一定要重视这张方子，回去要好好研究研究。

柴胡剂里面，我临床最常用的是小柴胡汤、大柴胡汤和柴胡加龙骨牡蛎汤，希望大家要重视这三张方子，因为临床运用率非常高。

我举一个谵语视惑证的例子。视惑证是《内经》提出来的。视惑两个字翻译过来就是眼睛撒谎，有多种表现形式。譬如一个杯子，患者一看，变成十多个杯子；一棵树，患者一看，一片森林，这就属于视惑证。这个病例是我老家的一个老人，身体非常好。我们老家建电厂，就得有人拉煤，煤拉过去了，还得卸下来，卸完后还得有人收拾。这个老人勤劳了一辈子，60多岁的时候，电厂聘他去当临时工，就负责收拾煤。这个老人因为身体非常好，就在电厂干了10年，干到70多岁。老人有5个儿子，70多岁还在干活，就有人说他5个儿子不孝顺。后来，他的5个儿子就觉得面子过不去，劝父亲不要干了，"我们又不是不养你，你再干下去，村里的人都说我们不孝顺了，我们在村里没法做人了。你要多少钱我们给你钱，要多少粮食我们给你粮食"。但是老父亲说："我身体挺好，干得也挺好，电厂也非常满意，为什么不让我干？"就不听儿子们的。后来，说儿子不孝顺的传言越来越多，5个儿子就想着用强制性的方法，不让老父亲干活了，还找到厂长，让厂长把父亲辞退。

农村如果不干活了，就没别的事，每天吃完饭，拿个小凳子，坐下来晒太阳。这老先生晒了1个月的太阳，晒出病来了。第一个病，视惑证，发现眼睛看东西不清楚了。原先身体挺好的，一辈子没吃过药啊，没得过病，现在却说眼睛不好了，模模糊糊的，一看什么东西都是一大片。他的儿子带他到县医院的眼科检查，说是眼底动脉硬化，就开了治疗动脉硬化的药，结果吃了1个多月，眼睛没治好，而且出现了第二个症状——谵语。和张仲景在《伤寒论》中讲的谵语一模一样，白天没事，昼日明了，到了晚上开始说胡话，暮则谵语。

农村吃饭比较晚，每天晚上他坐到炕上准备吃饭时就开始胡说，主要有两个内容：第一个内容，他这一辈子所有经历过的死去的人，严格地按照死去的年份，排着队走进房间，他一个一个地接见。他的儿子都是很孝顺的，以前吃晚饭时都会到父亲家里去坐一下，可现在他的儿子谁都不敢去了。第二个内容，假如饭桌上有个菜是炒肉，那么他就看见盘子边上有小猪在围着盘子跑，他不敢下筷子，不敢吃。儿子一看，以为老父亲得了精神病，就带他到地方的精神病院检查，诊断为抑郁症。给他开的西药吃了两个月，一点儿作用也没有，而且症状越来越严重。最后，老人自己也哭了。因为农村都迷信，他晚上见到鬼之后，第二天想起来就开始哭，说自己活着没意思了，鬼天天晚上来找，也没几天活了。

放暑假我回老家，他的四儿子和我是高中同学，让我去看看他的老父亲。我白天去看了老先生，他还认识我，我说给他开中药试试。老先生就骂5个儿子不孝顺，"明明在电厂干得很好，身体很棒，一辈子没生过病、没吃过药，结果他们非得让我回来，不让我干了。不让我干，我这眼睛就开始不行了，晚上天天见鬼，没几天活了"。老人一边讲，一边眼泪哗哗流，真是一肚子冤屈。

当时我为了缓解他的心情还说了句笑话。我说："我听说，你不管看什么东西都是一大片？"他回答是。"你看见你老伴儿也是一大片吗？"我接着问。"对。我一看我老伴儿，10多个老伴儿。"老人回答道。我说："你真有福啊，每天10多个老伴儿伺候你。"

大家说这是什么病？肝郁，非常典型的肝郁。肝气郁，首先发生在眼睛，肝开窍于目，出现了视惑证；肝魂迷乱，出现了谵语。这个诊断一点也不难。用柴胡加龙骨牡蛎汤加减，吃了10多剂药，眼睛没好，但是晚上见鬼明显减轻了。然后，我又调了调方，让他继续吃，大概吃了两个多月，眼睛看东西还不是太清，但是没有那种视一为二的情况了，也不见鬼了，不胡说了，精神明显好转。精神明显好转还有一个因素，就是我临走的时候让他儿子去找电厂厂长，让老先生继续回去干活。厂长听说老先生要回去干活非常高兴。老先生一边吃我的药，一边在电厂干活，又干了10年，到了80岁。后来因为脑出血，老先生去世了。老先生在世时，视惑证再也没犯过。这是典型的肝魂的病变，与心没关系。如果不疏肝，这个病是根本解决不了的。所以，大家一定要重视这个问题。

我们学习《伤寒论》的任何问题，必须辩证地看，千万别一根筋。不要用线性思维，或者惯性思维，否则《伤寒论》再怎么读也不行，会影响你的临床水平。

我今天讲得不一定对，很多观点和传统的观点，甚至和教材的观点是相佐的。仅仅提出来，与大家讨论。谢谢大家！

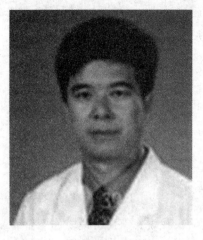

【名师简介】

　　齐向华　山东中医药大学附属医院神经内科主任医师，科室副主任，国家中医药管理局脑病重点学科带头人。研究方向：①中医睡眠医学研究：理论与实践相结合构建健康睡眠模式；提出"失眠症以心理紊乱为背景"的创新性观点，并进行了量化和应对措施的研究；睡眠疾病的实验研究。共主持该方向省厅级科研课题 3 项，出版著作 1 部，发表相关论文 20 余篇。②中医脉象研究：梳理古今脉象学术流派；区分出躯体和心理疾病脉象特征，划分出脉象不同功能，并进行相关的理论和临床研究。组织成立国内第一家脉象专业委员会。申报厅局级课题 2 项；发表论文 7 篇。通过系统独特的对硕士、博士研究生开展客观"识证"技巧的教育和培训，获得了较好的效果。成果：2006 年山东省教育厅三等奖；2008 年山东中医药科学技术三等奖；2009 年山东中医药科学技术一等奖。

【名师专题】

"系统辨证脉学"体系建构与特色分析

山东省中医院　齐向华

　　各位朋友，下午好。首先，要感谢组委会让我有机会和大家一起分享近 20 年研究脉学的一个阶段性成果。我不是发明了一种脉象，而是我把传统脉象及当今最新的一些脉象的研究成果，构建了一个理论框架，我给他起个名字叫"系统辨证脉学"，我也不是重新发明了一个脉学体系。之所以起"系统辨证脉学"这个名字，是有几点原因的。第一，为什么叫"系统"？因为脉学作为一种生理现象，包含着多重信息、多重的物理量，不是单一的物理量，那么这些多重的信息、多重的物理量之间密切联系，构成了一个完整的信息系统。第二，为什么叫"辨证"？当今脉学的发展有一个趋势，就是脉象特征与西医的疾病密切联系。从脉象特征当中，直接能够判断出西医好多的疾病。这是千真万确的。在世界中医药学会联合会，我是副会长兼秘书长。我把全国研究脉诊的人集合到一个学术团队里面，经常和他们讨论。我们专业委员会里面的专家研究的都是实实在在的东西。每一次会议讲演，我都要去看。我发现，现在研究的脉学都是与西医疾病相对接的，这对于我们中医的辨证治疗来说，仅仅是一个部分。所以说，我要回归脉学的辨证功能。首先是辨证功能，其次才是辨病功能。第三，为什么叫"脉学"？脉诊作为一门专门的技术，经多少人的传承后，成为一门基础学科。那么，我们围绕着脉诊展开一系列研究，并取得成果，所以我就取名"系统辨证脉学"。

今天我就讲一下"系统辨证脉学"的由来及构架，有很多内容，因为时间关系，我没法展开。

一、"系统辨证脉学"体系构建的理论基础

首先，刚才我讲了"系统辨证脉学"不是我重新发明了一个脉学体系，我是把传统的脉象的一些核心理论部分提取出来。就像中华人民共和国成立初期，音乐界组织过一场大规模的全国地方戏曲研究，征集了成千上万的地方小曲。地方小曲都是口口相传，没有乐谱的。但是那次研究，这些口口相传的地方曲目和小曲都被提取出音乐符号——"do、re、mi、fa、so、la、xi……"

"系统辨证脉学"融合古今脉象研究理论核心，结合了我多年研究运用系统论和认知心理学等多学科的知识而重新诠释了脉学体系。"系统辨证脉学"架构起人体诊脉时的手指感觉系统，强调充分开发和合理地应用手指的各种感觉，明晰切诊时所提取的各种脉象信息特征及诊脉时的心理认知过程，从而将诊脉的过程真正地显现出来，彻底解决了指下难明的困惑。

我们在本科院校教学过程中，讲脉学的时候讲的是文字语言，并没有

教育大家如何诊脉这个技术，如何训练手指感觉。即便是制作了一些脉诊仪，训练学生手感的脉诊仪也是按照文字语言描述去组装的。那么，我们抛开认识脉象的这些理论，脉象是什么？终极就是我们手指的感觉。所以，要充分训练好我们手指的感觉，并且训练好大脑对这些感觉的认识、判断、推理，脉诊技术你就学成了。

所以说，学习脉学，首先要了解手指的感觉有哪些。当你分化好手指的感觉以后，你会发现脉象当中有许多的信息和物理量。那么，这些物理量都是密切联系的，与我们的生理密切联系，与心理密切联系，与病理密切联系，与我们的精神状态密切联系，而且这些特征之间有内在关系，这些内在的关系正好就表明了我们的生理、心理等因素。因此，脉象具有系统性、辩证性、客观性和全面性。当你看病的时候，不但是看到了一个病，而且是看到一个人，不但是看到患者的现在，而且也看到患者的过去。

二、"系统辨证脉学"与"传统脉学"的区别

那么，"系统辨证脉学"与我们传统的二十八脉的区别有哪些呢？主要有几个方面。

首先，"系统辨证脉学"采用神经生理学、认知心理学、信息学等现代多学科的先进知识，运用物理性质对脉象特征进行准确定义。

我干了20年的神经科、8年的急诊，对人体手指的生理的感觉了解比较透彻。再加上我又在中医院的神经科工作，中医院的神经科要兼看一些心理性疾病的患者，所以说我了解心理学的知识。"系统辨证脉学"就是基于这个理论基础去重构的一个脉学体系。这个脉象特征已经不是用文学性语言进行描述。我们古人在发现脉象的时候，描述的语言都是文学性的，因为那个时候没有物理学，没有生理学，只能用文学性的、印象性的一些语言去记载手下的脉象特征。但如果我们把手指的感觉分离得一清二楚，就会发现脉象特征完全可以用手下的生理感觉描述。我们的生理感觉直接来自于物理学，只要生理感觉讲清楚了，就可以用物理语言描述脉象。

所以，我把这么复杂的一个信息源信息体系，划分成了25对脉象要素。就像万紫千红、千红万红、五彩缤纷，最后就用七色光作为基本组成

要素；音乐也是由七个音阶作为基本的元素。而我分化了 25 对脉象要素。脉象要素具有确定性，一种脉象要素具有固定的生理学意义和心理学意义，有特定的脉象特征，代表的心理学、生理学、病理学及一些生理状态固定不变。在 A 身上是这样，到 B 仍然是这样，都不变。如此，我就把脉象体系构建成了"系统辨证脉学"体系。这个脉象体系是开放式的，如果你发现一个新的性质特征，完全可以加进去。我现在分划成 25 对，将来可以分划成 26 对、27 对、28 对……

传统脉象是从整体上对脉象特征进行认识的，古人在发现脉象的时候同时发现了其他象，如舌象、面相等。古人充分运用了自身的感觉认识客观事物，把视觉分为五色，听觉划分为五音，味觉划分为五味，用这些感觉去体察周围的客观世界。而对于脉诊，因为古人对手指的感觉没有细象的深化认识，建立起的传统脉学是一种文学性语言描述，用了大量的指代、暗喻、比喻。比如说涩脉，像病蚕食叶，给你一种心理投射，去反映指下的血流艰难。但古人在这种摹绘式的描述中，有一些事情交代得不清楚。比如说浮脉，如水漂木。但这个"如水漂木"，指的是用视觉看到的如水漂木，还是用触觉感受到的如水漂木？没有交代。如果是视觉的如水漂木，也就是木头漂浮在水面上，表示了一个面，位置比较肤浅。但是如果是用手指触压觉去触压一个浮在水面的木头，你感受到的是木头的浮力与手的作用力。这两种感觉是不一样的。大家都在学习的时候，有没有考虑这个"如水漂木"到底是运用了视觉还是运用了触觉？麻黄汤的脉浮紧，这个浮是脉位的浮，还是里面的压力大，或者是二者兼有？又有一些脉象，古人明文限定了条件，如弦脉如按琴弦，但是古人没有规定是如按静止状态的琴弦，还是演奏当中的琴弦。如果是静止状态，手下是一种形态学的感受；如果是在音乐演奏当中的琴弦，不但有形态学的感受，还有振动学的感受。作为医学工作者，科学研究必须要给出一个严谨的定义，要不然没法客观化。况且，传统脉象当中许多脉象不是单一出现的，如浮、沉、迟、数这些都是单一的；但芤脉就是个复合脉，既有脉位的浅，又有血管张力的高，又有压力的小，是三个要素组成的一个脉象。三个变量组成一个事物，这个事物肯定是个变量，而不是一个固定的形态。再者，古人传统的脉象的指代比较多，一种脉象可以指很多的事物。比如弦脉，主痰饮，主疼痛，主抽风，主肝郁，主伤食。那么，当你把到弦脉，却不知道怎么跟别人进行交流，这个弦脉是主一种什么的现象情况呢？

传统脉象二十八脉是一个固化的系统，而清代周学海发现脉象中有好多的特征进入不到二十八脉体系中，于是就写了《脉简补义》，把传统二十八脉中没有的脉象特征补进去，但也只是描绘了一些现象。

脉诊是人类的心理活动。所以，我提出了脉诊心理这一研究领域。它首先要通过手指的感觉，传入到大脑，在大脑里面进行加工、判断，然后进行推理，一步一步推出患者的各种状态来。所以，我们首先要明白我们手指的感觉，当感触某一个物体的时候，实际上是在综合层面上运用我们手指的感觉。就像我们听交响乐团的音乐一样，一个大型乐队的指挥站在指挥台上的时候，他可以听到某一个小提琴手、某一个长笛手的音降半调，而我们作为没有经过训练的人站在指挥台上的时候不能听出来。同样的道理，我们在学习脉象的时候，也要首先学习分化手指的感觉。我们的手指分布了 14 种物理性质的探头，有的是神经末梢，有的是感觉小体。这14 种的感觉神经末梢只感觉它特定的物理现象。感觉温的、感觉热的是一种神经末梢，感觉凉的是一种神经末梢；感觉速度的、感觉压力、感觉形态的都是不同的神经末梢。也就是说，我们如果不重划手指感觉，摸出来的东西仍然是一个整体，不能摸出单一物理量。这就要训练我们的手指，我提出开放单一感觉通道。当手指触及寒热的时候，我会屏蔽掉其他的所有感觉，只碰到寒热；我触及速度的时候，我就锻炼我的速度觉。因为一种突出的感觉才能使你的手指感觉阈值减低，反应时间缩短。这就是脉诊学习两个非常重要的要素——反应时间缩短和感觉阈值降低。

所以说，学习脉诊首先练习技术，练习分划手指的感觉。当你对感觉的运用非常娴熟了，就可以把他们合起来。当一个患者来了，一秒钟之内你会获得 N 个物理信息，而你只采取有用的信息。这样就可以养成诊脉素质、心理素质。当能运用好手指感觉后，我们的感觉阈值就能降低，我们感觉的时间就会缩短，最短的可以达到 0.05 秒的反应时间。如果没达到这样一种反应速度，你怎么能诊出甲状腺的一个结节，怎么能诊断出一个肾脏结石来？就像你反应速度不够，怎么能看见飞速的子弹呢？学脉的要素就是建立模糊平台系统。就像我见到一个人，就会说这个人个子高，这个人个子矮，实际上当我们说这个人个子高或个子矮的时候，心里有一个评价系统。这个评价系统没有具体的数值体现，但是它可以模模糊糊地存在你的心里。

当我们的手指达到了这几方面条件，我们再去观察手下的脉象，就会发现脉象是由许多要素组成的。脉象要素是一种客观存在，你诊到了，它在那里，你诊不到，它也在那里。它是脉中一些固有的信息的物理特征，由这些基础元素构成了脉象。

脉象是由多个单物理量的要素所组成的，可以用物理语言来表达。可以用速度，可以用热量，可以用张力，可以用压力，可以用温度来表达。

当用我们手指的感觉去感觉脉象的时候，首先要看脉搏的空间形态，接着看一下血管壁，再诊诊动态的正弦波，再研究血脉中血流是什么样的。用我们的感觉去感受，这样就划分出 25 对脉。当然，这只是很初级的划分，这个理论体系有待于大家以后逐步深化，达成专家的共识。现在，我在和中国中医科学院合作，我们很希望能够和生理学专家、物理学专家、信息学专家，包括临床大夫一起合作，对脉象的定义进一步重划。

三、脉象要素的提出

中医讲形与神俱，与西医不一样。西医要么讲形，要么讲神，二者之间不干扰。中医认识问题是形与神俱的观点，觉得好多问题不但看到了形面，而且还看到神面。比如说甲状腺的肿大，中医叫"气瘿"，西医可能诊断为甲状腺炎或者是甲状腺囊肿，或者是单纯性的甲状腺肿大，但是中医叫"气瘿"。瘿，表示一个结构性改变，像古代的战将戴着的战冠上面吊着两个缨。用瘿来形容甲状腺肿大的时候就像缨一样突出的结构性改变。在瘿的前面加上了一个气字，既表示这是一种气滞，又表示使动原因为生气。所以，气瘿阶段不但包括了结构性改变，还包括病因阶段，是生气引起的瘿。这就是中医诊断的特点。脉诊要素也是既体现出固定的结构方面的改变，也体现了心理方面的改变，两者之间有密切的内在联系。

第一个脉体要素就是左右。左右手，这个不用讲了，传统脉象里面左属心肝肾，右属肺脾命。安徽的许跃远、山东的金伟、北京的寿小云等脉诊大家，对左右手对应的脏腑也有固定的定位，这个不能变。我们在把脉的时候，一定要把左右手的特征进行联系。我是提醒大家保持这种左右手特征联系的观点。

第二个脉体要素是内外。内就是指桡动脉尺侧及其外周组织，外就是桡侧血管壁及其外周组织。这件事情很有意义的，因为传统脉象当中没有。比如感受风寒的时候出现浮脉，是怎么样的特征？浮脉实际上是这么一种脉象：因为受凉肌表，肌表腠理郁闭，当脉搏向外面传导的时候，脉搏向外传导遇到密闭的肌腠，皮肤和肌肉能量进行交感，交感以后与下一个新的搏动的传导碰到一起，就像海浪一样，第一个海浪在它退的过程中第二个海浪接着上来，这两个海浪融在一起，出现了浪花。这就是地地道道的感受风寒的特定性脉象。这时候我用发汗解表没错。比如说有一个患者眩晕，眩晕得非常厉害，在西医院治疗半个月没有效果，然后他就到我这里。我一把脉，问前几天是不是有像感冒的症状？他说对，淋过雨。这很简单，就是西医的前庭神经元炎，不是椎动脉供血不足，吃药就可以了。

第三个脉体要素是曲直。曲直是指脉在腕屈肌腱行进过程当中的空间形态。有的会出现一种迂曲的空间形态，出现 S 状、反 S 状、C 状、反 C 状；或者是向桡侧腕屈肌腱整体偏移，这都有病理意义。脉出现弯曲情况临床上非常多见，大家只是不知道它的意义而已。S 状弯曲大部分人肝阳上亢或者是肝气郁结。大家可以临床试一试。脉象过于挺直，就像中医的弦脉一样，这也有病理意义。

第四个脉体要素是寒热。寒热是指手下血管壁与血流之间这种寒热。实际上临床上大量的患者可以用寒热解决，直接去判断。寒证、热证，不要从形态学上去判断，不要从脉的快慢去判断，就判断它深层血流的热度情况就行。虽然脉沉细无力，但血流要热那就是热证，这就是"热深厥亦深"证。如果脉形很大，摸上去像滔滔的洪水一样，但血流温度实际上是凉的，那这就是个虚寒证，脉形再大，也要用补益药，大剂量的温阳药。寒热可以出现什么情况呢？寸热尺寒，尺热寸寒，可以出现单部的寒。比如说经常有腹泻，胃肠道有病变，我们试试摸右侧的关脉，温度就下降。我《伤寒论》学得不好，但是我经常用经方。比如说麻黄升麻汤针对上热下寒证，上面冒汗就很热，下面是胃肠道功能低下，出现腹泻，从温度觉一试就是。所以，寒热觉是应该认认真真掌握的，单个脏器如果寒的话会在对应细微的点上出现一个凉的感觉。小青龙汤和麻杏石甘汤区别在哪呢？如果我诊到血管壁，尤其是桡侧血管壁温度下降，加上这个血流比较稠稠的话，这就是外寒内饮，就用小青龙汤。如果桡侧血管壁温度低，但是血流速度是热的，这就是外寒内热，用麻杏石甘汤。

第五个脉体要素是清浊。清浊不是物理量，但是脉象当中存在着这种情况。有一些思想比较明快的人脉象就是一种清的感觉，就像看见透亮清水一样的感觉。如果心底不明快的人脉诊上去就像黄河水一样，给你一种灰蒙蒙的感觉。诊断清浊需要一个比较高的水平，我就不多讲了。

第六个脉体要素是浮沉。这个也不用讲了，传统脉象当中有。

第七个脉体要素是上和下。上下就是传统脉象的异脉和复脉，我们平时在寸关尺三部诊查脉象，但是有一些患者会出现脉象搏动范围超出腕横纹，向远心端移位，而尺部摸不到脉的情况，传统中医叫"异脉"。而有一些是寸部脉很沉很弱，到了尺部，再往下诊仍然感到很强的搏动，这就是复脉，我这里说的就是上下。上就是向远心端移位，下就是向近心端移位。刚才寒热要素是关乎用药的寒热，上下这对要素直接关乎用药升降的运用。如果向远心端移位，你用降的药没错。不管是头疼、恶心、呕吐、失眠，就用沉降的药没错。如果向近心端移位，升提不足的，你用升提的药没错。当然这个陷下有虚实之分。升，不要用大量的补，不是补中益气汤，还要有别的特征加上去，才能用补中益气汤。但是用升没错，我可以升散，我可以升提，我可以用荆芥、防风，我可以用羌活，那没问题。

脉体要素最后一个就是粗细。粗细好理解，就是脉搏径向扩张的宽和窄的问题、直径大小的问题。

以上就是脉体要素。下面，我们说一说血管壁上有哪一些要素。

第一个是厚薄。看一看我们的血管壁是厚还是薄。这是我根据自己的临床体会补充的。这个厚薄表示着人的一种体质。厚的血管壁，表示土型人，阳明人，火型人都是这种厚度。而那种少阴人，太阴人，容易腹泻的，胃肠道功能差的都是血管壁薄的。用药的话就有分寸了。如果现在要用苦寒药物，那什么样的人直接适应苦寒的药物？什么样的人必须要加减健脾的药，甚至用温阳的药？为什么在寒凉药中加一些温阳药过去说是反佐？其实不是人人都要反佐，只有特定的人群才要去反佐，这关乎健脾或温阳药的运用。

第二个血管壁的要素就是刚柔。刚柔就是血管壁的顺应性，也就是表面张力。表面张力强的就是刚，像紧脉、弦脉，甚至芤脉都有刚的呈现。柔，就是血管壁张力降低。传统的脉象当中，缓脉就是血管壁张力降低。

桂枝汤，脉浮缓，这个缓就是血管壁张力降低，它变粗了，收得不那么紧，按上去血管壁很容易变形。

第三个是血管壁的敛散。刚才我讲了个粗细，在它波动的时候达到一个最大值，也就是它的直径扩张达到极限的时候，血管壁直径的大小。那么敛散呢？指的是在扩张和收缩过程当中它的加速变化。扩张达到极限，回缩慢的我们叫散，迅速回缩的话我们叫敛。

接着讲一下脉搏波的要素。

第一个是动静。这个动是什么？动就是谐振波的增加。什么叫谐振波？像这个桌子在这，我拍了一下以后，这个杯子会出现一个振动，这就是谐振波。像我们敲锣，敲一下以后，就会出现一个大的振动，这个大的振动会迅速地削减成为一些谐振波。谐振波是我们传统脉象当中没有讲过的，关乎人的性健康和躯体健康。大家如果想深入地了解，可以看看我写的书。有人说，谐振波能诊出这么多东西来？对啊，它和音乐一样，小提琴的琴弦可以拉出非常快乐、欢快、明快的音调，可以拉出流水、鸟叫的声音。它根据的是什么？不就是琴弦的振动频率和幅度吗？实际上我们的脉象也像琴弦一样，谐振波的振动幅度和频率可以演奏出人的内心中各种各样的心态，大家以后就会知道了。静就是谐振波少。某一个脏器的代谢功能急剧增加的时候会出现谐振波增加。所以，我们说脉静身凉。这个脉静不单单指的脉搏速度下降了，实际上指脉里面杂波少了，除去每分钟 72 次的波动之外，附加在上面的小电波少了。所以说，血流产生的湍流纵波少了，使得血管里面的血流很流畅，这叫脉静。如果总是有一些湍流，血管壁上总是出现一些颤动的杂波，那肯定不是脉静。

第二个是来去。来去就是一个正弦波的运动的开始，上升的速度和下降的速度。这个来去也不是一个物理量，应该是我延伸的。给大家指出来这是诊断区域的问题。

第三个是长短。血液在血管里面流动的时候，血液的流动速度和脉搏波的速度不一样。脉搏波的传导速度明显高于血流速度，也就是说，心脏一收缩的时候打出来一个机械波，这个机械波又沿着血管壁往前传递。正是机械波与血流的前进有非常重要的关系。为什么西医现在许多血管病变放了支架以后解决不了梗死的问题，因为它把这个机械波阻断了，后面的血管就成为无效腔性的东西。这个机械波在血管壁上的传导速度非常快，所以脉搏搏动和心跳活动几乎是同步，但血流速度慢，血流速度有延迟。传统脉象有长短，我们重新进行了定义，长短就是指动脉波沿着血管壁传递距离的长短。大家可以试一试，这是有病理意义的。

第四个是高深。就是指一个正弦波的振幅，如洪脉，振幅大；牢脉、伏脉，振幅低。高深脉象老实说我用得不好，我用的是周学海的脉象要素。但是，后来我发现用得不好。实际上，高深应该再分开。高，太过，不及；深，不及，或者太过。

第五个是急迟。刚才我讲了脉搏波在血管壁上的传导距离，是长短，现在是讲传导速度的快慢。长短和速度之间没有关系，传导得快不一定传导得长，传导得慢不一定传导得短。脉搏波沿着血管壁传导的时候会出现一些节段性的变化，会出现突然的加速，又突然的缩减，又突然加速、突然缩减，那就会诊到很多的疾病。例如，我不久前诊断一个患者，我说一定要注意这个人的心功能。他没有出现心衰，但是心脏搏出率低于射血的搏出率。因为他的正弦波起始段的前三分之一出现了速度的衰减。这个速度衰减就代表了心肌收缩的无力。中风的患者如果提高大脑的灌注量，首先要把心脏的收缩力激发出来。急迟，指的是传导速度的快慢。迟数就是频率，和传统的一样。结代也一样，也不用多讲。

下面我们透过血管壁单纯地感受一下血流。

第一个是稀稠。这个脉象要素是我在临床中发现的。你查一查严重贫血的患者、严重的蛋白血症的患者会发现，患者的脉血液质地非常的稀，像溪水流淌一样。为什么孕妇出现滑脉？滑脉的阻力比较小，摩擦力比较小，就是因为孕妇有生理性贫血，造成血液生理现象的黏稠度降低。而有些患者的血液很稠。稠是什么呢？营养过剩、血糖高、血脂高、血压高影响了内分泌功能及细胞黏液分泌因子。比如说风湿、肿瘤等疾病，会影响人体的内分泌功能，分泌大量的补体，提高血液的黏稠度，这时就会有一个稠的感觉。那稀就主血虚、肾精亏虚。稀还主水湿停滞，肾功能衰竭者尿不出尿来，就会出现水湿停滞，你试着按他的脉，血液会被动地得到稀释。

第二个是急缓。我讲了脉搏波的传导和运动速度、血液的运动速度完全不一样。除去脉搏波传导速度之外，我们还可以感受血流的速度。那么血流速度快的称为急，血流速度慢的称为缓，它们的不同存在着病理意义。滑涩和传统脉象一样，指的是血液的流利程度。流得快的就越滑，流动时摩擦力大就是涩，摩擦力小就是滑。

第三个是进退。进退这个脉象要素是我加的，因为血液在血管里面流动，它的速度是不断地变化的，不像自来水管一样哗哗地往前流。它的速度可以迅速提升，然后会逐渐衰减。假如血液速度没有衰减，流速很快，会出现物理上的虹吸现象，会把脏器中的血液全吸到大动脉当中去，那就谈不上泵血了。正是在这个速度的变化当中，在速度迅速提升又迅速衰减的时候会产生什么呢？血液的舒张压。产生血液的舒张压会使血液压到脏器中去。血流是进两步然后退一步的，实际上不是退，而是速度的迅速衰减。诊断中风的时候，这种退的概念是非常有意义的。诊断脑供血足不足、脑血管压力大的时候就要靠这个脉象要素。供血足还是不足，是用镇肝熄风汤还是用治疗大脑缺血的补气方子，就用脉象要素去判断。

第四个是凸凹，是我纳入的当代微观脉学的研究理念。因为当局部脏器出现病变的时候，它会在很短的时间内血流速度出现加速，再往前走。这样，我们可以诊断占位性疾病。当然，这个占位性疾病不一定是肿瘤。根据它的性质，像沙子粒一样，那就是结石；像瘀块那样，再加上血流整体的血黏度增加，肯定是肿瘤。这个凸的脉象要素，实际上周学海已经发现了，大家看一看《脉简补义》中就有。我搜索脉学书籍的时候，查到清代的一本书，认为右侧关脉出现核体的时候，是中焦湿热。那么凹，就像骑自行车，突然遇到一个坑，往下颠一下，就是这么一种感觉。如果像开车的时候经过隔离带，咯噔一下，那就是突，代表着脏器的缺如和增生。

第五个是枯荣。枯荣的脉象要素是我发现的，这对脉象非常有意义。如果一个人的体液量不够，脉象就枯。体液量够，脉象就荣。我们辨阴虚，什么时候用养阴药，弱脉、细脉，那都不对，而是枯，手指摸上去就是一种干枯的感觉，就像手指摸到一个已经干掉的树枝的感觉。那荣呢？就是一种润，很润的、水润的这么一种感觉。辨阴虚，体液量够不够，西医解决不了。每天急救中心昏迷的患者输液量多少，你问西医根据什么算的？是根据中心静脉压。中心静脉压是一种有创检查。如果不检查中心静脉压，到底补液量够不够生理需要量，从脉象可以认识出来。我们说的生活当中你的饮水量到底够不够，脉象会告诉你。所以，我查房的时候有时候一搭患者的脉，直接就跟患者家属说，患者喝水少，必须加大喝水量。

这也是一种很重要的脉象要素。所以说，用活养阴药、是不是加大补液量，就是靠这种脉象要素。

第六个是强弱。强弱是指血流对手指的压力。刚才我说浮脉，古人说的浮脉如水漂木，就是用手去感受水对木头的浮力。对手的反作用力大就是强，作用力小就是弱。芤脉是如按葱管。为什么如按葱管？血管壁的张力是增加了，但是阴血充分减少了，血管内压力是小的，所以按就像一个葱管一样。

以上就是 25 对脉象要素，反映了脉象信息的一个基本特征。

四、脉象要素分析原则

如何用脉象要素判断疾病？就有一个原则，就是脉象要素的分析原则。我列了 7 条脉象要素分析原则。

第一个是脉贵中和。将来，我们要建一个脉诊数据库，就像白细胞、红细胞一样，正常值到底应该是多少。当然，要建起来可能非常复杂，因为要牵扯到体质的问题，男女、老幼、高矮问题，可能需要将不同层面分层去建数据库。第二个就是脉病相应的原则，即什么样的病性要与脉相应。第三个是形与神俱，就是说每一个脉象要素既可以表现形的方面的改变，又可以表现神的方面的改变。第四个是对脉象特征分析的时候又要采取传统中医的取象比类的方法。第五个要用系统科学的方法去分析脉象特征，上下、左右、内外、表里，心理与躯体，随时进行联系。过去，我们这方面研究得不够。我个人的体会是，单纯外感病的很少，大部分人都有内伤。为什么会出现香苏饮？因为攘外必先安内。所以，有些药物我个人认为是调整机体的一种状态，不是全部祛邪的。把机体的正气调动起来了，帮助排除邪气的药物排邪。所以，在名医医案里面治疗外感病经常用治内伤的方子。当时不理解越鞠丸怎么可以治疗外伤外感，事实上越鞠丸是调了内之后，自然就排出邪了。我们定的药性我认为偏了，桂枝有没有疏肝作用？防风有没有疏肝作用？反正现在教科书上没讲。但是你去查一查《普济方》《名医别录》，查查清肝药、疏肝药、泻肝药里面有没有大量的解表药？这样看来，所谓的解表药是疏肝以调动人体的正气把邪气推出去了？还是它直接就把邪气推出去了？我认为这是值得研究的一个方面。《普济方》是一本很好的方书，有兴趣可以看一看。第六个是时序性原则，第七个是辨证脉法与微观脉法结合。

五、"系统辨证脉学"的特点

系统脉学的特点具有系统性、辨证性，这个前面已经说过了，这里就不多说了。王叔和用两句话写成了《脉经》，即脉理精微，其体难辨。因为讲不明白，给患者讲不明白，给学生讲不明白，自己是哑巴吃黄连，心里明白。为什么会这样？是因为没有运用心理学知识。"系统辨证脉学"可以明晰脉诊心理过程，另外具有客观性与全面性。这些特性刚才都讲过了。

六、"系统辨证脉学"临床应用优势

辨证脉学的优势，我认为第一可以指导选方用药，还可以指导针灸推拿，指导心理咨询，同时可以指导养生，还可以指导西医疾病的防治。因为一些西医疾病，早期脉象就有特征。像高血压的患者、糖尿病的患者，都有脉象特征。糖尿病脉象特征是我独立发现的，只要诊到这个特征，如果超出心里的模糊判断标准，那他肯定就是血糖高，这点我是很有把握的。"系统辨证脉学"还可以指导辨证施护，像患者的饮水、饮食，都可以从辨证脉学上一下子得到体现。

刚才我说，脉学要成为一个学科，不能单纯作为一项技术在这里传承，必须要深入地进行理论基础的研究，进行心理学的研究。像篮球运动员有运动员的心理，飞行员有飞行员的心理，但是脉象这么至纯至精的技术却没有人从心理学上认知它、研究它。如果这方面研究成功了，那我们学习脉诊的时候就可以进行专业训练，用教具、用心理学指导你、训练你。同时，我们建立教学平台，教育学生如何去学习，如何去判断，如何去分析。

本来，我想既然是经方班，就想讲一些经方上我熟悉的一些脉象特征，但是如果我讲那样的问题会突兀，因为你不知道我在讲什么。所以说，我只好还是分享一下我研究的一些东西吧。谢谢大家！

【名师简介】

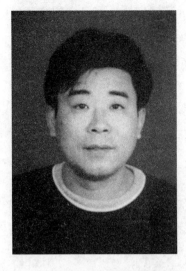

耿建国 首都医科大学教授、主任医师，医学博士，硕士研究生导师，中医临床基础教研室（伤寒、金匮、温病）主任。中华中医药学会仲景专业委员会委员，北京市仲景学术委员会副主任委员，国家科技部科技进步奖评审专家，北京市科委科技进步奖（中医中药组）评委，中华医学会科技成果奖（第二届）评委，北京市自然基金评委，《环球中医药杂志》编委。首都医科大学中医药学院教学委员会委员、学术委员会委员、学位评定委员会委员。从医30余年，潜心钻研经典，对《伤寒杂病论》的研究具独到的心得和感悟，具有较深厚的中医经典理论基础和临床功底，将《伤寒杂病论》的理、法、方、药运用于临床疑难急重病症的救治中，以不变应万变，善于从局部病变寻找整体原因，整体病变从局部入手，扶正祛邪、虚实兼顾、寒热并用、表里同治，辨证准确，效果显著，成功抢救多例急危重症患者，如急性心梗、心衰、休克、呼吸道出血不止、哮喘持续状态、高血压、水肿、高热不退等。

【名师专题】

学经典，做临床

——从病例谈辨证论治

首都医科大学中医药学院 耿建国教授

上午场

大家好。今天在座的都是奋战在一线的专家。我主要是来学习的，谈

115

不上什么讲课。我今天重点是谈病例，从分析病例来谈一些自己的临床思路和一些不成熟的经验。错误之处，还请各位专家教授多多指正。

一、何为经典

先来谈谈何为经典。实际上这是老生常谈的话题。一般来说，经典是指经久不衰的万世之作，具有典范性、权威性的著作，最能体现本行业精髓，最具代表性，经历了时间和历史的检验。经典就是历史，就是经过历史选择出来的最有价值的书。

"经"，是指具有重大原创性、奠基性的著作，如《老子》《论语》《圣经》《金刚经》等。有些甚至被称为经中之经，位属群经之首，比如说中国的《易经》、佛家的《心经》等。

"典"，是指重要的文献和典籍。从价值定位来看，经典已成为民族语言和思想的象征符号。比如说，莎士比亚对于英国和英国文学，普希金对于俄罗斯和俄罗斯文学，鲁迅对于中国和中国文学。最能体现本行业精髓的、最具有代表性的、最完美的作品，都经过历史和时间的沉淀，但是又超越了历史和时间。

经典的价值已经远远超越了经典本身的意义，甚至上升为一个民族，或是全人类的共同财富。

二、何为中医经典

中医经典，是历经千百年临床实践检验、对于中华民族的防病治病发挥巨大作用、为历代医家和中医界所公认、最能体现中医学精髓（核心理论与核心技术）、最具代表性的医学著作。

中医四大经典指的是中医发展史上起到重要作用、具有里程碑意义的四部经典巨著，对古代乃至现代中医都有着巨大的指导作用与研究价值。关于中医四大经典，有几种说法，最早的说法是指《黄帝内经》（简称《内经》）《难经》《神农本草经》《伤寒杂病论》。后来又把《伤寒论》和《金匮要略》拆开，分为两本书，认为是《黄帝内经》《伤寒论》《金匮要略》《神农本草经》。现在也有认为是《黄帝内经》《伤寒论》《金匮要略》和《温病条辨》。

三、《伤寒杂病论》学术价值、经典地位

第一，《伤寒杂病论》是中医学术的奠基之作，是发展源头，具有典范性、权威性，具有重要的学术价值。它是辨证论治的经典之作，也是历代医家的必读之书；是当代医家的看家之书，也是培养我们中医辨证思维的最佳教材，提高临床水平的实用之书。另外，《伤寒杂病论》也是我们现代研究、现代化研究的最佳切入点。有人这样评价，《伤寒杂病论》启万世之法门、诚医门之圣书。

四、何谓经方

1. 汉以前临床医方著作及方剂的泛称。《汉书·艺文志》"方技略"说："经方十一家，二百七十四卷。经方者，本草石之寒温，量疾病之浅深，假药味之滋，因气感之宜，辨五苦六辛，致水火之齐，以通闭结，反之于平。"

2. 经典医著中的方剂，指《内经》《伤寒论》《金匮要略》中的方剂。实际上，《内经》中的方剂很少，就13首。

3. 专指《伤寒杂病论》中的方剂，即张仲景的方。《金匮心典》徐序说："唯仲景则独祖经方，而集其大成，唯此两书，真所谓经方之著。"现在说经方一般是指《伤寒杂病论》的方子。

经方是指经典方剂，是指汉代以前经典医药著作中记载的方剂，以张仲景的方剂为代表。特点是药简味少，配伍精当，疗效卓著。经方是中医方剂学中的骨干方剂，沿用近两千年来，临床疗效屡试不爽，一直为历代医家所推崇。

其中《伤寒论》载方113首，《金匮要略》载方262首，除去重复的，共计178方，用药151味。经方是"医方之祖"，后世中医学家称《伤寒杂病论》为"活人之书""方书之祖"，赞誉张仲景为"医圣"。古今中外的中医学家常以经方作为母方，依辨证论治的原则而化裁出一系列的方剂。经方的特点可概括为"普、简、廉、效"。

五、经方的理论依据

经方是张仲景勤求古训、博采众方，在系统总结了汉以前医学理论和

劳动人民与疾病做斗争的经验基础上收集或创制的，组方严谨、疗效卓越的方剂，并在因证立法、依法统方、随证加减等方面具有重要的临床指导意义。

六、经方的应用价值

经方的应用优势主要体现为经方的学术价值。《伤寒杂病论》是我国第一部理论与实践密切结合的临床医学巨著，在中医药学术发展史上具有辉煌的成就与重要价值。它对中医临床医学的贡献在于创立了独特的辨证论治理论体系，融理、法、方、药为一体，既适用于外感，又适用于内伤杂病；既能治疗简单性疾病，又能治疗复杂性疾病；既能治疗各种慢性病，又能救治危急重症。

经方是经典配方，是经过历代医家的临床实践而规范化了的中医、中药配方，如桂枝汤、麻黄汤、大小柴胡汤等，都是经过历代医家的重复验证的有效配方，也是中医现代化的基础，中医规范化的最佳素材。在千百年的临床实践过程中，古今医家积累了宝贵的经方运用经验，并发挥和完善了经方的应用理论。这些经验和理论，对于指导经方临床运用、保证人类健康，已经并将继续发挥巨大的作用。

七、为何要学习中医经典

中医经典具有规范性和权威性，代表中医学最精华的部分，蕴含中医学最核心的理论和技术。经典这一特性告诉我们，求知学习、教育施教，需要从最精髓、根本的经典学习开始，只有如此，才会事半功倍。在中医领域里，无论什么人，无论学什么专业，要想有所成就，都一定要先从学习研究经典入手。只有如此，才能下手有功，受用有地，学有所依，行有所止。

王永炎院士在谈到重视基本功训练、研读经典时是这样说的："我以为，无论教学、科研还是临床，都应该重视中医经典的研读。之所以用'研读'二字不用别的，是因为中医经典'文简、义博、理奥、趣深'，不能像一般书籍那样的批阅翻检，需要字斟句酌，反复参悟，于无字句处探寻蕴含的微言大义。"

他还这样说："存在主义的大师举了这个例子，萨特在《辩证理性批判》一书中谈到马克思主义哲学时指出：'它仍是我们时代的哲学，它是不可超越的。因为产生它的情势还没有被超越。'"

套用萨特的话，我们可以说：中医经典仍然是我们时代的经典，它是不可超越的，因为产生它的情势还没有被超越。因此，无论过去、现在或是将来，无论外感病、疑难杂症、危急重症，经典都具有普遍的、永恒的指导意义，是提高中医临床疗效的不竭源泉，是克敌制胜的法宝。

八、三种读书方法

一般咱们读书有三种读书方法。第一，娱乐性读书。消遣，不用心，没有积累。比如看个小说，没有积累。再一个，功利性读书。这不是读书之旨。有些为了换取稿费；有些为了自我包装；有些为了省事读短篇，不读经典长篇；为赶时髦，读流行的书，不读符合自家心性的书。科举制度是典型。现在为了进职称，写文章、读书、写书，都属于这一类。还有一个知识性读书，也叫读硬书，坚硬性读书。这需要我们读经典，要字斟句酌、宁涩勿滑。我常跟学生讲，学经典的时候，宁涩勿滑；临证的时候，宁多勿巧。终生研读，用心参悟。这书是要读一辈子的，常读常新，常学常新，没有止境。

九、中医的主旨不是养生，而是治病救人

现在的养生节目太多了，连篇累牍。打开电视，在任何一个时段都能找到养生节目。实际上这样把中医庸俗化了。中医可不是单单的养生，养生只是中医的边角料。中医是三大国宝（京剧、国画、中医）之一。如果说国画不再画画了，京剧不再登台表演了，中医不再看病了，三大国宝就不存在了。所以，几千年来，中医一直流传至今，就是因为它的实用价值，它能治病救人。在中医学整体观和辨证论治思想的指导下，中医药的多靶点、多个环节和多个层次的治疗作用是其主要特点和明显优势。中医和西医不一样，中医是关系论，西医是成分论，西医是对抗、是拮抗，中医是调整和协调。比如说非典刚来的时候，来势汹汹，医学界都懵了。因为西药想治病，首先要发现敌人，然后有合适的武器。当时不知道什么是敌人，然后就研究。后来发现了冠状病毒，马上到实验室制造武器。武器制造好了，冠状病毒变异了。我们中医看见敌人我可以消灭它；我看不到

敌人，我可以通过协调阴阳，把敌人消灭。所以，我们是关系论，西医是成分论。西医需要分析药里边含有什么成分，有效作用部位在哪，而中医不是这样的。

十、急症

中医不仅治慢性病，也能治急症；不仅能治单纯性疾病，也能治复杂性疾病；不仅能治疗外感，也能治疗内伤杂病。对西医来说，有几种情况无从下手：第一，诊断不明。西医诊断不明是不用药的。第二，诊断明确，无药可用，因为手中没有武器。第三，诊断明确，也有药可用，但是疗效不好，如现在好多病，高血压、糖尿病、心脑血管病，吃药就是维持，没办法痊愈。譬如血压高，我就压着你，不让你高起来就是。但这几方面恰恰都是中医的优势。

所谓的急症，指起病急骤，病势危急，变化多端，证情复杂。急症需要急救，突出了两个急，病症之急和治疗之急。救治的目的，在于及时有效地控制病情，纠正危及患者生命的病理变化，挽救生命。比如神志昏迷、四肢厥冷、出血不止、高热不退、哮喘持续状态、心梗、心衰、呼吸道的出血不止等。当然，急症还有很多。

十一、疑难杂症

疑，即辨证求因，诊断难明；杂，病症复杂多变；难，即缺乏特效的治疗。中医认为疑难杂病病机错综复杂，多个脏腑同病，寒热互见，虚实夹杂，表里同病，治疗上难以用单纯的一法一方所能涵盖，一般都需要复合立法，多方合用。

十二、病例分析

现在，咱们来讨论病例，先来讨论一个肺性脑病的病例。

（一）肺性脑病

于某，女，88岁，原来有冠心病、慢性支气管炎，因下肢有骨折，行动不便，长期卧床。2009年春节，患者因感冒导致咳嗽、喘、吐黄稠痰、胸闷憋气而入院治疗，西医诊为肺心病，给予消炎、止咳化痰、支气管扩张剂及激素治疗（药名、药量不详），疗效欠佳，病情日益加重，医院已下达病危通知。患者是外地人，其家属辗转找到了我。通过电话了解到，患者最突出的特点是胡言乱语，陪护她的女儿和女婿她都不认识，目不识人，手足躁扰，片刻不宁。舌脉未见。

我当时考虑为阴寒内盛，虚阳外越。治宜益气回阳固脱，用桂枝甘草龙骨牡蛎汤和合四逆汤加减：白晒参 10g、桂枝 30g、炙甘草 30g、炮附子 20g、干姜 20g、煅龙牡各 30g、山茱萸 50g。当时开了 1 剂药，先让她试试。

药吃完之后，家属告诉我，患者入睡了，躁扰没有了，醒后精神转好，吃了一碗面条、两个鸡蛋。后面又吃了几剂药，患者精神意识都清楚，回答问题思维正常，但还是感到有点儿虚弱，转到中医科治疗。后来，这个患者活到 91 岁去世。

我谈一下我的体会。患者将近 90 岁，久病卧床，正气衰弱，生机不旺，又调摄不慎，感受风寒，入院以后输入大量液体和抗生素，都是寒凉之品，更加戕害正气，导致阴寒内盛，阳气虚衰。患者胡言乱语、目不识人、躁扰不宁，乃少阴的心肾阳衰，孤阳外越，心神浮越，阴阳行将离决。此时病情比较重，比较危急，治疗上需当机立断，急救回阳。我用四逆汤合桂枝甘草龙骨牡蛎汤加味，温摄心肾阳气，回阳固脱，效果很好。

（二）急性心肌梗死

这是个急性心梗的病例，患者 2004 年来诊。患者 65 岁，农民。冠心病病史 11 年，因农村医疗条件不好，误以胃病治疗。2004 年 6 月，患者突然出现胸部疼痛、冷汗淋漓，被当地县医院收治入院，诊断为急性大面积左下心肌梗死，陈旧性心肌梗死，冠心病。西医给予吸氧、心电监护、纠正心律失常、升压、镇静止痛等常规处理。

我看患者的时候，其神志不清，躁扰不宁，胡言乱语，胸中憋闷难忍，痛苦呻吟，大小便皆不通利，口鼻气冷，舌淡胖大，苔灰白浊腻，脉结代。

我辨证为心肾阳虚，心阳痹阻，阴寒极盛，残阳欲脱。治法急救回阳，通阳宣痹。方用四逆汤、桂枝甘草龙骨牡蛎汤、桂枝加参汤、茯苓四逆汤。在这个基础上我还加了半夏 15g、丹参 15g。他大小便都不通利，所以茯苓用了 60g。当时医院给他用的是生脉注射液，我让他们改成参附注射液。当天药熬好了以后，就让陪护一勺一勺地灌给患者。第二天中午，家属说患者神志清醒了。当时共服了 6 剂药。患者于 2008 年去世，死于受寒。

我谈一下体会。这个患者神志不清、躁扰不宁、胡言乱语、手足凉、口鼻气冷、苔灰白浊腻、脉结代无力，是阴寒极盛。胸中憋闷难忍、二便不通，为阳衰不能温通温化，寒湿之邪弥漫。这个病势比较垂危，阳衰阴盛，正衰邪实。我用通脉四逆汤、茯苓四逆汤、桂枝甘草龙骨牡蛎汤数方相合，加丹参、半夏急救回阳。因为当时我考虑，所谓的心梗，实际上是支配心脏的某根血管完全堵塞了，那么由它支配的某个心肌坏死了。作为中医来讲，阳气虚衰，阴寒凝滞，阳气不能宣通，二便不能通利，故我以温以通为主。

（三）肺部感染

看这个肺部感染的病例。这是一个 90 岁的老人，是一位将军，平时没什么大病，到医院检查的时候受凉了，出现了发热、咳嗽，就住院治疗。当时患者的腿是肿的，属凹陷型水肿。高热，舌红干，没有津液。西医给予抗生素、激素、吸氧、利尿等治疗，效不佳。西医同意请中医诊治，就找到了我。

我去看患者的时候，其发热 38.5～39.2℃，胸闷，咳喘，咳吐黄痰，口干舌燥，肺部听诊湿啰音，下肢水肿凹陷，吃饭和大便还好，小便少，舌红苔薄黄腻，脉弦数尚有力。

我当时考虑的，一个是胸痹，一个是咳喘，一个是水肿。辨证属肺胃郁热，痰热壅肺。分别用麻杏甘石汤、小陷胸汤、葶苈大枣泻肺汤和猪苓汤化裁。吃完之药后，患者水肿就消了，热也退了。但是，西医检查提示肺的血氧饱和浓度比较低，给患者使用了呼吸机。我一共去看了患者 5 次，每次都动员患者把呼吸机撤掉。但是医生坚决不同意，家属态度也不坚决。患者用这个方加减吃了几副，因为后来不肯配合，我就没再去。结果怎么样，我也不知道。实际上我看他就是有点感冒。

（四）哮喘

这是我的一个老患者。王某，女，60岁，原来就有哮喘，常常因为感寒而发作。经中医调治半年，病情稳定，哮喘一直未发作。2010年11月15日患者因受寒，哮喘发作。自行吸氧、口服和口腔喷支气管解痉药，病情未缓解，就急着去医院。在路上给我打电话，我说你不要去西医院，直接来我的诊室。哮喘如果得不到及时的控制，是有生命危险的，也是个急症。

她来到我诊室的时候，面黄，表情痛苦，哮喘、动则尤甚，咳嗽，咯白痰，全身冷痛，下肢为重，胸满腹胀，咽痛，口干不欲饮，舌红，苔白腻，脉弦紧。当时患者很痛苦，走路也走不了，想上厕所都去不了，要有人扶着她。

患者素有哮喘，辨证属外寒内饮，脾肾阳虚。方用小青龙汤的加减：生麻黄、桂枝、五味子、干姜、细辛、法半夏、苏子、杏仁、苍白术、炮附子、山茱萸、紫石英、肉桂。我给她开了3剂药。服了1剂，哮喘减轻；服了3剂之后，哮喘就平复了。整个治疗过程未用西药。

这个病例的关键点是咽痛，其他证候都很好分析。临床上好多情况下，你看着是一派寒证，但是有一个症状你解释不了，就会影响你的诊断，影响你的用药，这就是咽痛。实际上这是少阴病的咽痛，如《伤寒论》第283条所说："病人脉阴阳俱紧，反汗出者，亡阳也，此属少阴也，法当咽痛而复吐利。"

（五）癌症疼痛

病案1

姜某，55岁，肺癌转移到头颅、脊柱，头颅转移灶已经行切除手术。现患者疼痛难忍，口服散利痛可暂缓，肌注哌替啶无效。由家属搀扶着来诊。症见面色黄灰暗，形体消瘦，畏寒怕冷，全身疼痛，呻吟不止，坐卧不宁，舌胖大色淡，苔浊腻，脉沉紧。

我给他辨证属阳气虚衰，阴寒凝滞。我给他处方以四逆汤、理中汤加味：党参30g，生黄芪、炙黄芪各50g，桂枝30g，干姜30g，炙甘草30g，苍术、白术各20g，肉桂15g，锁阳30g，炮附子50g，细辛30g，川椒10g，巴戟天30g，蜂蜜50mL，生姜10g。一天吃2剂，水煎服。

吃完上方之后，患者疼痛明显缓解，晚上能睡好觉，服用散利痛的次数也少了。后来因患者不配合而停药，不久就去世了。

癌症不是说我能治好它，即使诊断再准确，用药再精确，结局也无法改变。面对这些绝症，我们能让他多活两天，减轻他的痛苦，提高生活质量，也是令人欣慰的。

这个患者长期居住在郊区的平房里，久卧湿地，寒湿内侵，痹着气血，损伤阳气，致寒凝湿阻血滞，阳虚无以温煦，痰湿无以温化，气血无以流通，不通则痛。关于不通则痛，不是只用理气、活血或用通便的药，补气养血为之通，温阳为之通，一定要找不通的原因。西医说是癌肿，是恶性的，对中医来说，是有形之邪。有形之邪都归于痰、归于瘀。现在很多中医治疗诸病，都是从痰从瘀治。我们一定要往前问一步，痰和瘀是怎么形成的？中医还有句话，见痰休治痰，见血休治血。阳虚寒凝亦可以成象。一般说虚寒性的疼痛，喜温喜按。但是阳虚寒盛的疼痛是很剧烈的，甚至可以鼓起大包。比如大建中汤证的"心胸中大寒痛，呕不能饮食，腹中寒，上冲皮起，出见有头足，上下痛而不可触近"，就是寒凝成象。而且疼痛特点为拒按。拒按在特定情况下属虚，如阳气不通、阴寒浊邪凝滞导致的疼痛，不一定属实。这样的情况用延胡索、用点儿理气药没有用。温阳就是通，温阳就是活血，温阳就是理气，温阳就是祛湿，温阳就是祛痰。

病案2

这也是个肺癌患者的癌症疼痛，和前面的患者年龄差不多。他是肺癌转移到臀部，臀部肿物像拳头那么大，已经经过手术切除，但是创面仍有脓液，臀部和下肢疼痛难忍，夜间重，家属搀扶着过来找我。患者症见面色暗红，形体消瘦，疼痛不止，痛处灼热，同时怕风，坐卧不便，因为臀部有伤口，吃饭还可以，大便干，因为疼痛而难以入眠，口干燥，想喝凉的，全身牛皮癣，舌红略暗、苔白腻、脉沉弦细紧。这个患者和家人关系不太好，平时爱喝酒，已经有几十年了，全身的牛皮癣就是喝酒导致的。

我当时给他辨证属肝经郁热，灼伤精血，寒凝筋脉。治以益气清热养阴，散寒止痛，方用桂枝芍药知母汤加减。生白芍我用了60g，其他加了连翘、黄芩、浙贝、木瓜。

患者吃完药之后，全身出汗，白天基本不痛，夜间疼痛次数及程度明显缓解，尤其可喜的是患者全身的牛皮癣大部分脱落，80%消失了。三诊后，患者疼痛的地方灼热感消失，喜食热饮，原来喜食凉的，现在想吃热的，可正常散步，纳食增加，面色红润，精神较佳。后来患者因为臀部化脓，再次住院，最后去世。

我觉得治病，一是不受西医诊断的影响，二是要注意整体和局部的问题。另外，凡是复杂的问题，一般都是复合立法，多方合用。在这个方子里，我除了桂枝芍药知母汤之外，芍药甘草附子汤、甘草附子汤我都用了。芍药止痛效果特别好，张仲景在《伤寒论》中对许多疼痛，都用芍药。《神农本草经》认为芍药能够主邪气腹痛，除血痹，利小便，破坚积、寒热癥瘕，止痛，还可以益气。所以，对芍药的理解，不能用后世医书的记载。一般用芍药止痛，没有50g以上疗效不好。我还用芍药治疗肝癌疼痛，其他的虚寒疼痛应用就更多了。

（六）胆石症、冠心病

这是一个老太太，76岁，患胆结石、冠心病20多年。2004年11月，因为恶心呕吐、纳食不下，在北京某武警医院住院，诊断为胆石症、胆心综合征，给予对症治疗和支持治疗（具体用药不详），病情没有明显缓解，仍恶心呕吐、水食不入，身体状况非常虚弱，后来出院。她的孙女是我的学生，请我去她家诊治。当时患者症见恶心呕吐，滴水不下，面色萎黄，心慌，动则尤甚，语声低弱，断续无力，口干苦，畏寒，舌红苔腻、燥黄而干，脉沉细弱、略弦。

我当时给她辨证属胆郁气逆，中虚痰阻，胃气不降。治以镇肝降逆，益气温中，下气消痰。方用旋覆代赭汤合理中汤、小半夏汤加减：党参、旋覆花、生赭石、姜半夏、黄芩、干姜、炒白术、枳壳、生白芍、炙甘草、大枣、生姜汁（兑入）。

吃了3剂药之后，患者就能吃饭了，也不吐了，而且非常能吃。后来她经常感冒，一感冒我就给她开麻黄附子细辛汤。这个患者又活了四五年，而且两鬓也长出了黑发，后来因摔倒致尾骨骨折，自行服消炎镇痛药，导致胃出血，不治而亡。

我的体会：这个患者多次因恶心呕吐、纳食不佳而住院，给予消炎利胆、止呕及支持疗法，能有些缓解。这次住院，病情危险，呕吐不止，水食不入，心慌气短，身体状况极度虚弱，用药没有明显缓解。中医学认为，肝胆互为表里，肝胆之病最易克伐脾胃，因胆郁气逆，中土虚寒，则胃失和降，以旋覆代赭汤合理中汤加减，镇肝降逆，益气温中，下气消痰。药仅数剂，而病情缓解。

（七）抑郁症

这是我们学校的一位老师，女，49 岁，平素情志抑郁，情怀不畅。2003 年因为工作不顺利，出现纳差、焦虑不宁。患者一刻也不得安宁，开会的时候坐不住，两条腿抖动不止，并有失眠，最长时间为 36 个小时没合眼。患者曾在北京某医院就诊，诊断为抑郁症，口服抗焦虑及镇静药治疗，疗效欠佳。也找过许多老中医诊治，用养阴化痰、活血镇静的中药，病情仍未得到有效控制。

我见到她时，她表现得焦虑不安，面色黧黑，枯燥无泽，不欲饮食，每日靠镇静药入眠 2 到 3 个小时，整个舌体黑而无苔，脉沉涩略弦。之前我还在疑惑，前医为什么用养阴的药？我看到患者的舌头就明白啦。舌上没有一点舌苔，而且整个舌头是黑的，脸是黑的，所以之前的老中医都用养阴活血的中药。

本病为郁证，辨证属气病及血，瘀血内阻，精神不用。治以攻逐瘀血，方用抵当汤加减：水蛭、虻虫、大黄、桃仁、石菖蒲、郁金、桂枝、生麦芽。吃了第 2 剂药后，她给我打了电话，说道："耿老师，我大便了两次。"我说："你大便拉的什么？"她回答："我以为要拉黑色的东西，结果拉的全是白色黏冻，但当天晚上，我吃了两小碗米饭，睡觉也很好。"后来我以这个方子加减，她吃了 20 多剂药，就完全好了。

咱们都知道，抵当汤主要是治疗瘀血结于下焦的发狂之证，病情重，而且病势急。本例患者久病，瘀滞深结，而且正气有伤，本应该治宜缓剂，但患者病势重急，攻逐之法刻不能缓，故我轻取其剂，以小剂量的抵当汤加减而取效。她明明是有瘀，但是大便却是黏冻。我们常说，心为五脏六腑之大主，心主神明。实际上五脏都参与神志活动。心藏神，主神明，肝藏魂，脾藏意，肺藏魄，肾藏志。治疗之后，首先是脾胃功能改善，能吃了，而且大便是白色黏冻。在胃肠道中，有大量的类似脑神经细胞的物质，它的数量和形状与脑细胞大致相同，所以西医命名为脑肠肽。当时我考虑，通过用药调整，不是只调整心脏，也调整了脾脏，恢复了脾藏意的功能，当然对肝藏魂的功能也有调节。

（八）妊娠癥瘕

看看这个妊娠癥瘕的病例。这个患者 28 岁，怀孕 3 个月发现小腹部有一拳头大小的肿物，阴道流血不止，用止血药无效。西医采用保守治疗，嘱其绝对卧床。患者面黄，纳少，便可，舌淡胖，脉弦细缓无力。当时我到她家去看她，告诉她不能总在床上，该活动就要活动，因为妊娠的时间还有很长，久卧伤气血。

这个患者我诊断为妊娠癥瘕，属脾肾气虚，血瘀痰阻。治以益气固肾，活血逐瘀。处方：生黄芪 50g，炒山药 30g，杜仲 30g，巴戟天 30g。30 剂，水煎服。另外，让她口服同仁堂的桂枝茯苓胶囊。患者因中药苦，不爱吃，前后吃了不到 20 剂。后顺产一男婴，随胎盘而下一鸡蛋大小的肿块。

一般来讲，有癥瘕再怀孕，比较少见。《金匮要略》说："妇人宿有癥病，经断未及三月，而得漏下不止，胎动在脐上者，为癥痼害。妊娠六月动者，前三月经水利时，胎也。下血者，后断三月衃也。所以血不止者，其癥不去故也，当下其癥，桂枝茯苓丸主之。"

这种情况一定要攻补兼施，否则有风险。我原来还治疗过怀孕 7 个月的阑尾炎患者。当时患者要保住孩子，不能做手术，我就给她开中药，最后胎儿也没受影响。

《内经》论述了妇女患病的治疗原则。妊娠病积聚邪实，如非峻烈之品不足以去其邪，非邪去不足以安其胎，虽用之无妨母体胎儿，所谓"有病则病当之"。但是要掌握衰其大半而止的法度。

（九）面部痤疮

现在面部痤疮的女孩子特别多，爱美之心人皆有之。一般见到这种病，许多人都用清热解毒、清热凉血的药。但是有些情况，越清热、越凉血，则越寒。寒在哪里？寒在下，腿寒、胞宫寒、月经量少、月经推迟、有血块、痛经。越用凉药，脸上的痤疮长得越多。下越寒，则火越往上逼。见这类患者一定要注意，要问她月经、下肢等情况。我有一亲戚脸上长痤疮，她就长期用清热解毒或者消炎的药物。最后吃到什么程度？两条腿凉痛，特别是晚上，要盖很厚的被子。这个时候，治疗要寒热并用，甚至是单用温药。我曾遇到一个刚结婚的女性患者，在北京的多家三甲医院都治疗过，中医、西医都试过，但没有效果。我给她开了方子：清上用苍白术、连翘、丹参、丹皮、浙贝、川牛膝，温下用艾叶、肉桂。上用清而下用温，患者吃了1个多月的药，情况很好。这告诉我们，见到任何局部症状，都要辨别寒热虚实，要查患者的整体情况。

（十）心动过缓

谷某，53岁，心率38次/分，患有高血压，西医建议安装起搏器，患者不愿意，转求中医治疗。当时患者症见面黄，头痛，胸闷短气，腰痛，畏寒怕冷，舌淡红，苔薄腻，脉沉细弱极无力。我的经验是，患者的腰痛与心率和血压有关，凡是心率慢、腰痛、全身疲乏比较明显时，血压就升高。

我当时给她用了四逆汤、桂枝甘草汤、理中汤加减，以温通心脉、温补脾肾。处方：党参30～60g，桂枝70g，炙甘草20～40g，干姜30～50g，炮附子30～120g，肉桂20～30g，炒白术30g，巴戟天30g，怀牛膝30g，炒山药30g，细辛10～30g，煅龙骨、煅牡蛎各20～30g。治疗两年多，心率维持在50次/分以上，血压平稳，睡觉、吃饭也可以了，精神比以前明显好转，怕冷比以前减轻。

（十一）感冒

患者是我校的一位老师。有一天吃完晚饭，我在外面跑步，接到了她的电话。当时她的声音我听不出，断断续续，非常微弱。原来她已发烧几天，没有用西药，吃了老中医开的中药处方，主要是大青叶、连翘、石膏等，吃完后出现身痛、要拉肚子的症状。现在发烧近40℃，恶寒，语音低微，少气无力，肢体酸困，恶寒肢冷，纳差，便溏泄，舌脉未见。

我给她开了四逆汤合桂枝人参汤，共 3 剂。吃完 1 剂，烧就退了，但下午又开始发烧。把 3 剂药吃完，烧就退了，没再复发。同事问我为什么会选用这个方，我说我主要是甘温除大热。

感冒是万病之源。一个大夫能不能看好病，水平高低，从治疗感冒上就能看得出来。感冒，特别年老体弱的人感冒之后，有些症状不出现，不发烧或者是低烧，50%的人没咳嗽症状，有时候不能引起重视，许多人是到医院看病时病情已经加重。感冒本身不能致人死亡，感冒是个诱发因素，能诱发或加重原来的基础疾病，如高血压、冠心病、动脉硬化、糖尿病等，最后导致五脏六腑功能失调，阴阳失调，最后导致死亡。

张仲景很重视这个问题。你看太阳病篇是整个伤寒六经病中最主要的一个篇章，占的篇幅特别多，相关方子 70 多首。但是你们发现了没有，里边单纯治感冒的方子没有几首。70 多首方子放在太阳病篇，告诉我们什么？这里有个潜在的语言，感冒别小看。如果感冒，没有我这 70 多首方子做底，感冒你治不好。何止是 70 多首方子，你心里要有更多的方子才能治好一个感冒。

（十二）太阴感冒

这个病例特别有意思，患者是个一岁七个月的孩子。2011 年春节期间，患者因感风寒而发热，伴恶寒，家属打电话告诉我病情，然后驱车两个多小时到我家。当时孩子发热 39.2～40℃，伴有恶寒、面黄、纳呆、便干、舌略红、苔稍腻，双手食指风关略紫暗，脉浮细略数。这个孩子每年春节去外地看奶奶，就会发烧感冒。

我当时给他辨证属脾胃呆滞，外触风寒，治以温健脾胃，散寒解表，方用桂枝人参汤，我加了生姜、大枣。服了 1 剂药之后，孩子热不退，家属很着急，我让他们继续观察。服完第 2 剂药以后，患者突然拉了一盆稀水，体温降到 37℃，又过了 1 小时，又拉了稀水，大约一碗，发热尽退。当时两剂药是四块二毛钱。

桂枝人参汤这个方子我用得很多，出自《伤寒论》第 163 条。这个方本来是治疗太阳病治疗不当，误用下法，伤了脾胃，出现下利，协热而利。协热而利是表象，实际是寒利。"利下不止，心下痞硬，表里不解者，桂枝人参汤主之"。这个孩子大便干，但道理是一样的，是同证异象，都与脾胃有关系。而且这种感冒，若不健益他的脾胃，是怎么也好不了的。实际上，感冒不算什么，就是感受点风寒，如果你体内脏腑安和，你不理它都行。感冒最怕的是什么？脏腑功能失调。这个小患者没有明显的误治原因，但春节期间回老家，吃东西杂乱，小儿本来脾胃功能弱，吃了不消化，这时候又触冒风寒，因此要内外兼顾、表里同治。用理中汤温中健脾，久煎重取其味；轻用桂枝散寒解表，后下轻取其气，如此脾胃恢复，中轴转运，内则推荡积滞下行，外则驱散在表之风寒，里气通，表气才能畅。

感冒失治误治的后果非常严重，抗生素的危害极大。感冒是万病之源。强人感冒发其汗，虚人感冒建其中。许多用来治疗感冒的方子并不是发汗的方子。桂枝汤严格来讲，也不是发汗的方子。有人说桂枝汤是解表的，是治疗太阳营卫不和中风证的，那这是狭义的。广义的是什么？桂枝汤是一首补剂，又是和剂，这才是桂枝汤的本义。为什么桂枝汤能调和营卫，还能调和阴阳，还能调和气血，还能调和脾胃？这与其方剂组成有关系。桂甘能补阳、温阳、通阳。芍甘以养阴、养阴血、补阴。还有生姜、大枣，生姜健脾胃，大枣也是健脾胃的，药食两用。桂枝也是健脾胃的。桂枝是桂树的枝，那桂树的皮就是肉桂。在生活中常用的肉桂，是健脾胃的。所以，桂枝汤能够调阴阳，能补阴阳，能补气血。气隶属于阳，血隶属于阴，所以桂枝汤还能补脾胃。

再讲一下建其中的含义。譬如小建中汤、理中汤，狭义的中是指什么？调补脾胃；广义的中是指什么？是指根本。脾胃居于中央，能够灌溉四方，能够长养万物，调脾胃就是调根本。

（十三）腹痛

这个患者腹痛，疼痛以晚上为主，平时生活也不规律。经检查发现患有胆囊炎、胆石症，服用消炎利胆药，效果不明显。当时我诊断为太阴腹痛，先与小柴胡汤与桂枝加芍药汤合方加减，患者腹痛减，但是大便次数多，后来改用小建中汤。小建中汤有暖和温的作用。患者吃了几剂药后，腹痛没有再发。

（十四）冠心病

患者钱某，男，50岁，近半年以来感到心前区疼痛，伴有眩晕、恶心、肢体酸麻、耳鸣，中西医治疗无效，经人介绍找我诊治。当时患者症见心前区疼，面色暗，眩晕，恶心，肢体酸麻，耳鸣，胃脘喜热，有振水音，有时候身瞤动，痰多，纳食及二便可，舌暗红体胖、苔白腻，脉寸浮滑、重按无力，关沉弦紧、尺弱无力。

我当时辨证属脾阳不足，寒湿泛滥，用苓桂术甘汤合理中汤加减。服7剂后，患者眩晕、呕吐未作，心前区疼痛消失，精神振作，睡眠已深，肢体麻木、耳鸣、身瞤动均未发作，大便干，有肛裂，舌暗红苔白，脉左沉弦滑、右沉细缓。更方如下：桂枝、白术、云苓、炙甘草、法半夏、川芎、酒大黄。患者来诊4次，服药近1个月，诸症均缓解，未再来诊。

该患者为中阳不振，寒湿水饮泛滥。水饮的特点为变动不居，随着气机的升降无处不到。犯于上可见眩、呕、耳鸣、心痛，浸于肢体则麻木、瞤动，停于中则见胃脘振水音；阴寒阻滞，阳气不能振奋，则肢体困倦。虽然症见多端，但病机则一，温阳散寒、蠲除水饮为标本兼治之法。临床上，许多病是因为水饮所致，需得仔细询问。

刘渡舟先生提出了水心病，是由水饮导致的心脏病。曾有一位在报社工作的患者，30多岁，平时回到家先打开冰箱，喝一瓶矿泉水，后来不想喝了，并出现心慌、胸闷、晚上加重的情况。他的爱人是西医大夫，各种心脏的相关检查都做了，没查出什么问题。患者来诊时脸色黄暗，舌体胖大，苔腻，脉沉。我给他开了5剂药，是苓桂术甘汤、茯苓桂枝甘草大枣汤、茯苓甘草汤的合方。患者没有再来，后来，他的一个同事找我看病。我问这个患者现在怎么样，他说好了。

水心病要注意病史、主症、面色、舌象、脉象。患者晚上容易发作，再加上面虚浮、色暗等特点。我还曾治疗一个患者，当时我用的是真武汤。这个患者有什么特点？总是头晕，身体瞤动，经常因摔倒而急诊。特别到天阴的时候，患者晕得厉害，天晴时就好一些。他症状的特点支持水饮的诊断，我用真武汤治疗。后西医检查也支持我们的诊断——心包积液。

（十五）耳聋

耳聋不是大病，但是也很难治。有个 30 多岁小伙子，耳聋、鼻塞 3 个月。他是因为生意受挫，精神受到刺激，出现耳聋、耳鸣、鼻塞，闻不到气味，听不到声音。经多方治疗无效，来我处就诊。现在患者耳流脓，面部红肿、有痤疮，嗅觉不灵，喜热，臂冷，肢体拘急，不知冷热，言语不利，便秘，汗多，畏风寒，易感冒，有时候心慌胸闷，腰痛畏寒，易疲乏，眠差，舌暗苔薄，脉沉弦紧，左脉弦细缓。后来我再问他，他有受凉史。原来小的时候，他常在冰上走，掉到冰窟窿里 3 次。

大多数医生对于耳鸣、耳聋都是从气上来治，或者从肝胆湿热上考虑。因为这个患者耳朵流脓，耳和肝的关系很密切，而且他还有面红痤疮，也有点儿支持肝胆湿热。但是舌是淡的，淡红稍微有点暗。当时我诊断为耳聋，属阳虚窍闭，肝热夹瘀，治以温阳开窍、疏肝理气。方中用了点凉性药，有柴胡、黄芩；但还是补气、温阳的药居多：生黄芪、桂枝、干姜、生白芍、川芎、炙甘草、五味子、香附、肉苁蓉、酒大黄、辛夷、苍耳子、山茱萸、肉桂。共 14 剂。

吃完药之后，患者耳聋、鼻塞、嗅觉不敏感、言语不利、肢体沉重拘急、怕冷、易感冒、便秘、腰酸痛等都有好转，睡眠较实，左耳仍流脓，右足疼、畏寒，舌红暗、苔白腻，脉沉弦略紧、尺弱。第二次我给他开的方是生黄芪、桂枝、生白芍、细辛、荆芥、白芷、酒大黄、怀牛膝、炙甘草、辛夷、黄芩、炮附子、肉苁蓉、巴戟天。三诊时，患者病情稳定，面色好转，便畅，仍困乏，耳流脓明显减少，言语较畅，腰酸时痛，时足痛，畏寒，精神状态可，体力增加，舌暗红、苔薄白，脉沉弦细紧。继续上方加减。到年底的时候，因工作忙，患者停药两周，耳鸣症状又比以前明显，左耳流脓，足跟痛，畏寒，腰酸，多梦易醒，急躁。再拟处方：桂枝、党参、生白芍、细辛、熟地黄、怀牛膝、紫石英、炮附子、炙甘草、茯苓、肉桂、煅牡蛎。服药以后，流脓减轻，多梦易醒、急躁好转，仍有右足跟痛，畏寒，腰酸，不耐劳累，舌红苔白腻，脉沉弦细略紧、寸大尺弱。继续服用上方。

这个患者腰酸怕冷，精神状态与耳鸣、鼻塞有关。当劳累的时候，出现腰酸、精神不佳、怕冷、耳朵的症状（耳鸣、流脓水，有时还流血）加重。一开始，我考虑这是阳虚为本，夹肝郁。患者生意受挫，气郁是肯定的。但是在问诊中发现他曾有受凉史，平时也不像其他年轻人一样生龙活虎，而是容易疲劳。另外，还夹有湿热和瘀滞。开始用药以扶阳通阳为主，佐以清肝解郁、化瘀；后来我纯用温通阳气、补益脾肾的药物，去掉了清热的药物。

（十六）腹痛、便血

这是我的一个学生，20 岁。腹痛 1 年半，近 3 天加重，并伴便血。患者既往有消化性溃疡，平时便溏、脘痞、食少、怕冷、渴喜热饮，近 3 日胃脘痛加重，时隐痛，时拘急痛，餐前及入夜加重，伴大便下血，颜色略暗。来诊时患者面色㿠白而黄，便溏，呕吐，脘痞食少，畏寒肢冷，渴喜热饮，眠差，舌暗红有瘀点、苔白腻，脉沉弦细缓无力。

西医诊断为十二指肠溃疡；中医诊断为腹痛、便血，证属脾肾虚寒，气血不足。治以温补脾肾，补益气血，收涩固脱。我用了黄芪建中汤、桃花汤合理中汤加减：炙黄芪 30g，炮姜炭 15g，桂枝 10g，白芍 20g，炙甘草 10g，炒白术 20g，阿胶珠 15g，灶心土 60g，炮附子 10g，赤石脂 30g，生姜 3 片，大枣 5 枚，她买饴糖不方便，用的是红糖。

吃了 1 剂后，患者能吃饭了，腹痛消失。3 剂药之后，大便下血也都好了。患者共来诊两次，我让她隔三差五地服用这个方子，因为消化性溃疡一时半会儿可能愈合不了，要吃一段时间的药。

（十七）糖尿病肾衰、心衰

这个患者冠心病 20 余年，心脏搭桥手术 13 年，心衰、心绞痛、房颤 10 余年，糖尿病肾衰 20 余年，高血压 20 余年，脑瘤 10 余年，脑梗 10 余年，胆囊切除、子宫切除史，多次流产史、崩漏史，有脂肪肝。患者经常心慌胸闷，频发房颤，近两年两三天就去一次急诊科。来诊时患者面色晦暗、萎黄浮肿，头晕恶心，手颤，疲乏无力，下肢沉困、遇冷易抽筋，畏寒怕冷，背疼，纳可，口渴喜热，便溏，小便频数不利，夜尿，胆怯易受惊吓；对季节变化非常敏感，阴雨天病情加重，发作频繁；舌胖暗、有裂纹、苔少，脉沉弦缓结代。患者长期服用西药美托洛尔，注射胰岛素。

患者年轻的时候流产多次，术后不注意，后来身体越来越弱，出现月经淋沥不止、崩漏。这是气血受损的表现，所以她的舌头都是裂纹。患者病证较多，我就抓住主要矛盾。诊断为惊悸，证属脾肾阳虚，心的阴阳两虚。治宜温补脾肾、通阳益阴复脉。方用四逆汤、理中汤、炙甘草汤加减：党参 60g，桂枝 50g，麦冬、生地黄各 50g，薤白、五味子各 15g，阿胶珠 20g，干姜 20g，炮附子 40~70g，山茱萸 30g，肉桂 40g，茯苓 30g，炒山药 30g。

患者依上方加减治疗，房颤发作次数明显减少，原来是两到三天必到急诊抢救一次，现在两周发作 1~2 次，发作时症状减轻；原来有手颤的症状，现在消失了；恶心呕吐的症状亦消失，面色好转，精神、体力转佳。

（十八）腹痛

患者为 6 岁儿童，面黄，盗汗，腹痛，纳食不下，恶心呕吐，便少，舌略红苔白，脉细滑缓。平素易感冒，出现嗓子痛、咳嗽，常口服或静脉注射抗生素，或者服用清热的中成药。

小儿易感冒，大人特别头痛。经常吃药、打针，时间长了，小儿的体质受到很大影响，甚至影响正常的发育。这个患者和同龄孩子比起来，身材瘦小，体育课也上不了。

本病例诊断为腹痛，证属脾胃虚寒，气血不足，方用黄芪建中汤加减：炙黄芪、炒白术、桂枝、生白芍、炙甘草、焦三仙、生姜、大枣、麦芽糖。

这个病例中小儿盗汗的症状比较迷惑人。一般认为，盗汗是阴虚或者湿热，这是错误的。这是对小建中汤没有很好地理解。小建中汤在《伤寒杂病论》中出现了 5 次。《伤寒论》中出现了两次，"阳脉涩，阴脉弦，法当腹中急痛，先与小建中汤，不瘥者，小柴胡汤主之"；"伤寒二三日，心中悸而烦者，小建中汤主之"。《金匮要略》中出现了 3 次，"男子黄，小便自利，与虚劳当用小建中汤"；"妇人腹中痛，小建中汤主之"；"虚劳里急，悸，衄，腹中痛，梦失精，四肢酸疼，手足烦热，咽干口燥，小建中汤主之"。

小建中汤证有寒有热，但是归结点在哪？脾胃不好。尤在泾有段话："欲求阴阳之和者，必求于中气，欲求中气之力者，必以建中也。"所以，用小建中汤调补脾胃，恢复中焦脾胃的运化功能，则气血有源，从阴引阳，从阳引阴。许好多女性常四肢酸痛、疲乏，有时候盗汗、烦热，即小建中汤证。

另外，章虚谷说得很好："此方立法，从脾胃以达营卫。周行一身，荣表里，调阴阳，和气血，而使塞者通，逆者顺，偏者平，隔者和，是故无论内伤外感，皆可取法以治之。"顾武军老师总结的这句话，我觉得挺精辟的："调和营卫，不论有表无表，扶正祛邪，不在有汗无汗，调和脾胃，不分内伤外感。"一个小建中汤能治多少病啊。

（十九）前列腺增生

患者男，42岁，2013年10月5日初诊。患者尿频不畅5个多月，面黄，阴囊湿冷拘急，腰膝酸冷，喜热，便次多，排尿乏力而且不畅，余沥不尽，夜尿，疲乏，舌红胖、苔白腻，脉弦缓乏力。2013年6月B超检查提示前列腺增生，曾经中西医治疗，效果不显。

这个患者舌头是红的，苔有点腻。很多人看见这样的舌头，马上想到湿热。一见到口干，马上用养阴的药。我当时辨证属脾肾阳虚，寒凝肝脉，治以温补脾肾、温经散寒，方以四逆汤、理中汤、真武汤加减，其中附子第一次用60g。

服上方后，患者阴部拘急、怕冷好转，腰腿冷、便溏、尿频不畅均有所好转，夜尿减，舌红胖有溃疡，苔白腻，脉沉弦缓。上方稍做调整，重加熟地黄补肾，紫石英温降。熟地黄用了60g，紫石英30g，炮附子还是60g，另外还有小茴香、川椒。加减治疗近两个月，患者精神状态好转，阴部怕冷、尿频不畅、便溏都明显好转。

（二十）不孕症

病案1

其实我开始是给这个患者治疗痤疮的。她面部反复长痘两年余，多于经前发作或加重，经中西医治疗，效果不明显。来诊时面色略黄，痛经，血块量少，腰酸畏寒，喜热食，有时候急躁，舌红苔白腻，脉沉弦细、寸数大尺弱。已婚未孕。

现在的女孩子喜欢吃凉的，又穿得少，这会引起许多疾病，包括不孕症。天寒地冻，则寸草不生，没有生命的活力，怎么能怀孕呢？

当时我给她开的处方：炒黄芩、赤芍、乌药、生艾叶、川芎、桂枝、当归、怀牛膝、炒山药、附子。附子用量不大，为10g，主要是温胞宫。患者来了两次以后再也没来，后来给我发了个信息，说是怀孕了。

病案2

这也是个不孕症的患者。2012年来找我治疗了几次后，就没再来了。1年多后她又来找我，问她才知道已怀孕生子。

当时她的主要症状为恶寒，腰酸，下肢浮肿，月经量少色暗，腹痛，小腹凉，喜热食，舌暗苔白，脉沉弦细缓。

当时诊断为痛经，证属胞宫虚寒，脾肾阳虚，治以暖宫散寒、补益脾肾，方以黄芪建中汤、真武汤、内补当归建中汤加减。

（二十一）脑瘤术后发热

这个患者当时因头痛做CT检查，诊断为母细胞瘤第四期。肿瘤直径4cm，患者做了手术。术后患者每天下午3点就开始发热，西医给予抗生素（具体药量不详）、肛门栓剂退热。肛门栓剂一塞进去，患者马上出汗，烧即消退，但第二天又烧起来，持续了两周。

患者7月1日来诊，症见面黄，精神不振，疲乏，因手术脑部受影响，语言表达不清楚，语声低微，但是意识清楚，时呃逆，纳少，喜热食，口不渴，尿不黄，便稀，每天两三次（之前大便是干的，用肛门栓剂后变为大便稀），舌淡红胖，苔白腻厚燥黄，左脉弦数略紧，右脉弦细略数、尺弱。

本病例辨证为阳虚发热，治以温阳补中、除湿发热，佐以解表，方用桂枝人参汤加味：党参、白术、干姜、炙甘草、法半夏、厚朴、生黄芪、桂枝、生姜。3剂。服上药后，体温下降至36.5℃，饮食、睡眠均有好转。

7月4日，患者又出现发热，体温达37.9℃，纳少，精神不振，便溏，呃逆，头时胀痛，尿黄，舌胖红，苔白腻，左脉沉细弦滑、寸略大，右脉浮弦细滑数、寸大。拟加清利之品。处方：党参、苍术、白术、法半夏、泽兰、泽泻各15g，佩兰30g，干姜15g，厚朴15g，黄芩6g，荆芥10g，茯苓30g，滑石20g，生姜3片。3剂。

7月9日，患者家属告知，发热已退，准备进行放疗。患者打算放疗后再找我看，结果他只存活了4个月。

患者术后耗伤气血，又发热两周，一方面用栓剂多次发汗，身体亦虚；另一方面栓剂有泻下作用，也影响肛门括约肌功能，可以视为误汗误下，伤及正气。患者虽然有热，但湿也比较重，方中虽有滑石、茯苓、半夏，但是这都不是主要的，主要是白术、干姜祛湿效果最好。各位在门诊都能见到湿热缠绵难愈，湿热交织，如油入面，胶结难解的病患，一般用芳香化湿药、淡渗利湿药、苦温燥湿药都不行，无法解决根本问题。那么，根本问题在哪儿呢？在阴阳。湿热是什么？热是阳，湿是阴邪，最容易损伤阳气，最容易阻滞气机，而且湿邪不祛，热也祛不了，湿邪一祛，热邪就孤立了，热势很快就能退。因此，治湿、治寒、治阴一定要用白术、干姜温阳，桂枝、炮附子也都可以用。我曾治疗一个乙肝的患者，是30多岁的小伙子。他吃完药之后症状改善得非常好，就是肝功能指标降不下来。我什么方法都用了，后来我就在清化湿热药中加了温阳药桂枝、白术、干姜，肝功能指标马上降下来了。

热不要紧，是在湿聚的基础上而产生的热。这个热重或者不重，要看舌头，不是看舌苔白不白、腻不腻，而是看干不干、燥不燥。如果是热盛，苔一定是干燥的；如果苔很滑腻，那是阳虚；如果在滑腻的基础上，有一层黄苔，那是一种浮热，不用管它。辨证就是两个字——阴阳，可以用寒热来代替，等一会儿咱们谈这个。

（二十二）奔豚气

患者，男，52岁，来自内蒙古林区。患者3年来入睡之后自觉有气从少腹上冲，伴四肢、腰臀畏寒，阴囊潮湿寒冷，抽掣，胸闷，心慌，气短，口苦，头晕，喜热，食凉则胃痛、腹泻，尿频，精神不振，极度疲劳，受凉及劳作后诸症加重，舌暗红胖，苔白腻厚，脉沉细缓。该患者最突出的表现是晚上发病，无论是白天还是晚上，只要一闭眼睛马上感觉肚子胀，夜眠后明显，自觉有气上冲，而且入眠则腹胀。既往史：糖尿病、高脂血症、胆囊炎、肝脓肿、动脉粥样硬化。

后来我仔细询问病史，他在林区负责装卸工作，当地气温最低的时候能达到-40℃。他干活的时候出汗，出汗后又受风，吃也吃不好，长年累月，导致体质非常虚，而且寒象非常明显。

本案诊断为奔豚气，证属阳虚寒盛，寒凝肝脉，寒气上冲。治以温阳散寒、降逆平冲，方以桂枝加桂汤、理中汤、四逆汤加减：党参、桂枝、炙甘草、炒白术、炮姜、茯苓、肉桂、炮附子、怀牛膝、生白芍、厚朴。7剂。

复诊时，患者精神、体力好转，晨起四至五时气上冲至头（原来是凌晨两点开始），喜热畏寒，阴囊湿冷，腿凉无力，尿急，尿频，大便稀，入眠仍然腹胀，舌红胖，苔白腻滑，脉沉弦细缓、尺弱。此为心脾肾阳虚，寒气上冲，治以温阳降逆平冲，方以理中汤、桂枝甘草汤、四逆汤、吴茱萸汤加减：桂枝、炙甘草、炒白术、茯苓、法半夏、炮姜、怀牛膝、炮附子、小茴香（先下）、厚朴（先下）、吴茱萸（先下）、生姜片、大枣。20剂。

服上方20剂后，患者精神、体力增加，足冷缓解，下肢较前有力，夜发奔豚减轻，腿冷也有缓解，阴囊潮湿、抽搐好转，仍有气从少腹上冲，心慌气短，腹部胀大，入眠时尤甚，便稀溏，口干口苦，食凉胃痛，多梦惊悸，舌红苔白腻，脉沉细无力。继续用上方以温阳平冲降逆。桂枝加量，炙甘草、白术、茯苓、法半夏、炮姜、乌药、炮附子各10g，小茴香12g，厚朴10g，吴茱萸30g，川椒15g，生黄芪30g，煅龙骨、煅牡蛎各30g，生姜3片，大枣5枚。

这个病例，首先患者受寒病史很明显，再一个是全身寒象，心、脾、肾阳气皆虚，导致夜发奔豚，入眠腹胀，受凉加重。患者有灼热、口苦的症状，容易迷惑人，注意不能用清热药。

治疗奔豚，在《伤寒论》《金匮要略》中共有3首方子，茯苓桂枝甘草大枣汤、桂枝加桂汤、奔豚汤。这3首方子只是给我们指导，具体的情况只靠这3首方子则力量不够。比如，对于有大寒者，像这个患者心脾肾都虚，寒滞肝脉，就要温肾阳。另外，这3个方证，都与惊恐有关。本例也有恐惧，这与寒滞肝脉有关，肝胆功能受到影响，会出现恐惧。

《伤寒论》是理法方药具备、辨证论治的专书，是救逆、治疗疑难杂病、抢救危重者专书。过去西医没有进入中国的时候，疑难病、重症、危证、急证都是中医在抢救。纵观中医学的几次学术发展，学术繁荣，都与中医治疗大病、急症、疑难病有关。在东汉末年，张仲景的家族原来是个大家族，"向余二百……犹未十稔，其死亡者，三分有二，伤寒十居其七"，所以才诞生了《伤寒论》这部不朽的巨著，是中医学发展的里程碑。到了明清时期，瘟疫流行，死了很多人，家家有僵尸之痛，室室有号泣之哀，或阖门而殪，或覆族而丧，这时温病学兴起。中医学就是在和疾病作斗争过程中，在治疗急症、危症、重症的过程中，得到了提升和发展。现在我们把这些都给丢了，实际很可悲。

张仲景写《伤寒论》的意义，就是见病知源，思过半矣。你要能把《伤寒论》看懂了、学好了，就能把疾病的问题想通一半以上。张仲景还是很谦虚的人，但是敢说这话的人，没有第二人。见病知源，看到一个一个的症状、一个一个的疾病，马上知道疾病的症结在哪儿，病机在哪儿。后世医家评价《伤寒论》为习医之经典，方书之大成，临证之指南，万世之瑰宝。《伤寒论》是中医学的核心内容和核心技术，是中医学的灵魂和镇宅之宝，其理法方药是解决世界医学疑难问题的金钥匙。李可老中医说过一句话，《伤寒论》是照亮祖国医学发展的灯塔。韩国有个学者在一次国际学术会议上，发言的题目就是"《伤寒论》照亮了韩国医学发展的道路"。《伤寒论》是一门核心技术，大家知道，我们不管在哪个行业工作，都要掌握技术，必须掌握核心技术。也只有掌握了核心技术，你才能有竞争力，才能立于不败之地，这个非常重要。

中医书籍原本汗牛充栋，但实际上没多少书，都是竹简、木简。现在的中医书籍可多了，浩如烟海，你不可能读完。我记得任应秋老先生发誓要把中医书籍读完，结果他过世前可能读了只有60%。有些书可以不读，可以粗读，可以泛读，而《伤寒杂病论》《内经》《神农本草经》，包括《温病条辨》，是需要精读的，需要付出一生的心血，一生的精力。人生活在社会上特别不容易，除了读书、干业务之外，还有许多事。人生苦短，你没有那么多的精力读那么多的书。什么书都不要读，就读经典，有精力你再看别的。经典你穷一生的精力，也只能是逐步接近它的真理。还有人说，人生破万卷，但是能使你明道的，就那么几本书。人生经历万事，而这一生中能够证明你功过是非的，几件事而已。我总跟学生讲，要干好业务，就读经典的著作，没问题。

十三、如何学习《伤寒论》

如何学习《伤寒论》？我有一些不成熟的体会。

1. 整体投入。《伤寒论》是什么？是古代的哲学，也是现代的哲学，是政治学、经济学、军事学。学习它必须要有深厚的东方文化底蕴，不为良相，便为良医。中医学是东方文化的一朵奇葩，而且很耀眼。古代大医治未病，疾病还没出现的时候，或者还在萌芽的时候，及时把它扼杀，不让它发展，或者把它消除。现在谁能抢救危重患者，那就是高手。整个是反了。

2. 要学习《伤寒论》序。《伤寒论》序里，有很多内涵。其描述的有些情况与当今社会相比，有过之而无不及。"怪当今居世之士，曾不留神医药，精究方术，但竞逐荣势，企踵权豪，孜孜汲汲，唯名利是务"。当今这个社会同样很浮躁，一定要定好自己的目标，决定自己要走什么路。

3. 不拘西医诊断束缚，中医才能卓然而立。中医学是复杂科学，多靶点、多层次发挥作用，与西医单打一不一样。任何时候、任何情况下，我们都要保持中医的独特思维。我们不排斥西医，西医的检查该做要做，可以作为参考，西医有西医的优势，不得不承认。裴永清老师讲了个例子，患者肝脾破裂了，吃中药可来不及，要马上手术；连体婴儿，吃中药是分不开。但是我们在开中药的时候，不能让西医干扰，应完全按照中医的思维进行辨证论治。

4. 老老实实先向书本学习。熟读熟背是基础，避免见证不识证，医学注释择优而从。如果你条文背得不熟，比如说，患者有这种情况，心都快跳出来了，得拿手按着，如是你没学《伤寒论》，没背诵第64条"发汗过多，心下悸，其人叉手自冒心，欲得按"，就不知道患者是心阳虚。所以，必须得背熟条文，否则真是见证你不认识证。

5. 访师问友。在座的各位都是有很多临床经验的专家，理论造诣也很高。读医案，对没有临床经验的学生很困难，可是对你们，就不会困难。读一个医案，就像自己看了这个病，可以对比一下自己原来用的方法、用的方，为什么别人用方效果那么好，可以让你改变治疗思路，获得新的治疗方法。所以，读医案非常重要。向他人学习，借鉴诸多经验和教训，犹如自己亲力亲为。

6. 勤于临床，向临床学习，理论联系实际。中医理论有个最主要的特色，就是你背得再熟也没有用，你掌握不了。只有把所学的理论用到临床上，才能学以致用。譬如，临床上我用了《伤寒论》这个方子，效果就是好，如此就对《伤寒论》的认识深刻了，对方证认识也深刻了，这才变成自己的东西。理论背得再熟也没有用，你拿到临床上，这样你才能记得牢。

我常跟学生讲，刚开始学习《伤寒论》你要刻舟求剑，张仲景怎么说，你就怎么背。到另一阶段，你是得意忘形，最后无中生有。比如说小柴胡汤，咱们学习《方剂学》时知道其功效有两个，和解少阳、调节肝脾。实际上，小柴胡汤的作用非常广。原辽宁中医药大学的关老师，就对小柴胡汤非常感兴趣，他的研究生在查阅大量文献资料之后得出结论，小柴胡汤能够治疗西医的所有系统的疾病。他的学生就开玩笑说，见患者来了，先开小柴胡汤，就会对一半。后来，关老师和他的学生总结了小柴胡汤治疗的疾病是一会儿发作、一会儿不发作的病，还有半身的病。这些都是张仲景没有说的。

这样学习，你奇证能入，难证能解，大证能治，急证能救。那一年我诊治了一个肾衰竭肾移植患者，50岁，在北京人民医院住院。移植术后，患者发高烧、高度水肿、高血压。当时是大年初三，全家人守着患者。我过去的时候，患者身上插了好多管子。针对患者的病情，当时我用越婢汤加减。我是当天就走了，给家属留了电话，有事联系。结果患者吃了几服药，汗一出就全好了，水肿也消了，烧也退了，血压也下来了。大年初十我再去看他的时候，患者已经准备出院了。

十四、辨证论治的思路

1. 局部问题寻找整体原因，从整体入手。比如说患者来了，就是一个头痛，怎么治呢？感冒、高血压、外伤，很多原因都可以引起头痛，但它一定有整体的基础。

2. 整体问题从局部入手。有位老太太，住在朝阳医院，没什么大病，但是吃不下饭，天天只输营养液，大便干，身体非常虚弱。我当时给她开了个方子，让她试着用。患者只吃了1剂，就能吃饭了。出院之后，患者还找了我两次。一位80多岁的老太太，几十年的病就这样全好了，还到包头市妹妹那里住了半年。其实我的那个方就是调脾胃。如果患者上有呕吐、下不大便、全身虚弱，一定有个病机的关键点，上下焦病，治从中，一定要从中焦入手。

3. 寻找病机的关键点。关于这个切入点，我下一讲的时候再讲。从切入点切入以后，一定要了解系统的、整体的情况。如果整体你了解得不清楚，哪怕是一个很微小的症状，有可能影响诊断，有可能是独处藏奸，一定要问清楚。好多患者来了，他并不知道病机点是什么，是以其他主诉而来。如前面奔豚的患者，他就说自己腿凉，其实重要的是奔豚，奔豚好了，腿凉也好了。任何一个病没有简单的，任何一个病没有复杂的，我最后提炼出来的证，一定是简单的，但是必须经过复杂的过程，其中望闻问切一样不能少。

读书，宁涩勿滑，一个字也不要滑过去，特别是经典。临证，宁拙毋巧，看着你很笨拙，摸摸脉，问问这个，问问那个，不厌其烦，心里没数我是开不了药的。

最后一句话，1993 年，亚洲大学生辩论赛在新加坡举行，中国队的四辩选手蒋昌建，现在是著名的媒体人。他最后引用了顾城的一句话：黑夜给了我黑色的眼睛，我却用它寻找光明。《伤寒论》就是我们在黑夜中寻找光明的黑色的眼睛。

上午的演讲到这里结束，谢谢！晚上我再继续给大家讲。

晚上场

大家晚上好，我接着给大家介绍一些我的病例。

一、上热下寒证

（一）干眼症

病案 1

患者女，50 岁，辽宁人。双目干涩疼痛 3 个多月。她是我的一个老患者，原来是心脏的毛病。这次她给我打电话，说得了干眼症，在北京多家医院看都是用眼药水，另外她还有腰脱症。我告诉她：干眼症是腰脱引起的，让她过来看看。

眼睛干涩只是一个信号，表示身体失调了。针对腰椎间盘突出症，我问她腰疼不疼，她回答：疼，腰部发凉，还有小便不畅，尿频。她的腰凉到什么程度呢？去蒸桑拿的时候，干蒸只能躺 5 分钟。为什么是 5 分钟？

因为 5 分钟以后，她躺的地方就觉得凉了。

患者舌头红胖，舌苔腻。在杂病中，舌头亦假亦幻，不如脉象真实。患者舌红，只能反映上有热，但是下寒反映不出来。而脉象表现为寸脉浮大、尺脉沉，反映更为真实。

当时我给她开了一方子：党参、炒白术、川芎、桂枝，因为她有胸闷，又加了炒山药、怀牛膝、茯苓、肉苁蓉、锁阳、肉桂、炮附子。炮附子我用了 60g。

后来她没再来，给我打电话说："耿老师，我吃了你的药以后脸上长了几颗痘，怎么回事？"我说："你的腰怎么样了？"她说："腰比以前好多了。"我又问："眼睛怎么样了？"她回答："眼睛也比以前好多了。"我说："长点儿痘，不要紧。"

在温阳的过程中，有人出现嗓子干、口渴或者脸上长点儿痘，都是正常现象。接着吃药，痘就会消失了。

病案 2

这是一位退休的女性患者，63 岁，因干眼症眼睛干涩疼痛，每天滴眼药，需要滴几十次，到北京最好的几家医院检查，说是与免疫功能有关，没有好的治疗办法，只能滴眼药水。同时，患者有子宫脱垂，小便频，腰怕凉，腿受凉易抽搐，眼睛干涩疼痛在受凉后加重。

我给她辨证为上热下寒，治以温补脾肾、清解上热。方用真武汤、苓桂术甘汤、芍药甘草汤加减：炒黄芩、菊花、炒白术、怀牛膝、干姜、桂枝、茯苓、生白芍、肉桂、生黄芪、炙甘草、淫羊藿。

正常情况下，人体的脏器有相对固定的位置，上下浮动两三厘米，靠的是阳气的作用。子宫脱垂、肾下垂，或者胃下垂，很多情况与阳气虚有关，阳虚不能固摄。患者眼睛干涩是因为水上不去，不是水少了，是旱涝不均。水要上去，要靠阳气的蒸腾。为什么正常人排泄有度？就是因为有阳气的蒸腾，该排的可以排出去，不该排的留在体内，起滋润营养的作用。

（二）肾积水

这也是一个上热下寒证。当时患者表现为舌干痛难忍，嗓子涩，胸部

143

刺痛，在当地检查有高血压、冠心病、肾积水，到许多医院治疗没有效果。患者的关键问题是下肢肿、抽搐，畏寒喜热，小便不利、频多。我给他辨证为脾肾阳虚，水津不能上乘下达，方用苓桂术甘汤合真武汤加减：桂枝15g，茯苓30g，桔梗10g，炒白术15g，泽兰12g，生白芍15g，泽泻15g，炮附子20g，厚朴10g，肉桂10g，生姜3片。7剂。

吃完药以后，下肢抽搐、胸痛、舌痛的症状消失，小便通畅，关节肌肉强劲有力了。原来每天只能走500m，服药后每天能走15km。

我又给她开了7剂调理方：桂枝15g，茯苓30g，炒白术15g，川芎10g，泽兰15g，生白芍15g，厚朴10g，炮附子15g，肉桂15g。后来患者又断断续续治疗了几次，症状比以前轻多了。每次发病就用我的方子吃几剂就好了。

（三）咳嗽

患者是30多岁的女性，咳嗽7年。7年前患者开始出现咳嗽，咽痒不适，干咳干呕后缓解。3个月以前与家人生气后干咳症状加重，服用降气化痰等中药治疗，症状反复，无明显好转。患者有慢性胃炎、巧克力囊肿。症见干咳，咽痒不适，干呕，反酸，脸色黄，急躁，喜热，多梦，吃点凉的就不舒服。舌红胖，苔白腻，脉寸滑大、尺弱。

生火时，要想火苗升起来，就要用钩子在炉灶下面捅一捅。人也是一样，下虚，火肯定上去。所以，有一句话说人要实，火要虚。生炉子，下面要虚，火才能上去，才能赶快做好饭。但人下面要实，下边实，很多病就不会出现。

这个患者上热下寒，上实下虚，肝热脾寒，肾寒虚火，治以温补脾肾、清解上热。方用附子理中汤合小柴胡汤加减：桔梗12g，黄芩10g，法半夏12g，炒白术20g，干姜10g，怀牛膝30g，巴戟天30g，肉桂10g，紫石英30g，炮附子10g。7剂。

以上这些病例，病在上。它的病象是一种热，双目的疼痛干涩、口干燥、涩痛，欲饮水，嗓子不舒服，急躁等。但是其病在下，肾失蒸化，水津不能上乘下达。下寒，出现腰膝酸软，畏寒，有时候下肢抽搐、疼痛，尿频、夜尿不畅，水肿，月经不调等。如果见到在上的症状，一定要考虑病在下。

前段时间，单位同事的妹妹找我看病，她两眼肿，开始以为是睑腺炎，就在北京同仁医院做了手术。术后眼睛还是肿。当时我看到患者，其脸色黄，我对她说："你的病不在那。两个眼睛局部是红肿的，病肯定在脾胃，在宫寒，你的月经肯定不正常吧。"她说是。患者下焦寒，脾胃也寒，如果不用热来温通，这点儿热也散不去。我就给她用了温补脾肾的药，吃了三次药，病就好了。

所以，不管是女性还是男性找你看病，你要看他（她）的面色，再摸脉，如果是虚脉，特别是寸脉比较大的，来诊时又以上部病变为主诉，病肯定在下。

总结一下我的辨证思路：在上，多阳热之象，易假易惑，有时候是虚热，有时候是假热，或者是假热中夹有真热。在下是本质，多虚寒之病机，每多真情。所以，要整体把握，上病察下，探求本质。任何疾病不管什么主诉，只是一个信号。

二、上下两纲辨证

我们常谈的八纲辨证——阴阳、表里、寒热、虚实，有人说是"医道的纲领""辨证论治的纲领和核心""医中之关键"。其中，表里辨部位，寒热辨病性，虚实辨正邪盛衰，阴阳是辨疾病性质的总概括、总纲领。但是少了上下。

我认为，上下辨证是疾病定位和病机趋向的纲领，非常的重要。但是八纲中就是没有上下辨证。在我的门诊患者中，上热下寒的病历能占到一半以上。你仔细体察、仔细地询问，一定要找出真相。

1. 上下两纲辨证溯源

我们回顾一下《内经》及后世医家对上下两纲的论述。

第一，概括了阴阳、表里、寒热、虚实、上下的关系，解释了人体生理、病理。"肠中寒，则肠鸣飧泄"。

第二，指出了表里出入和上下升降是人体物质存在和运动的形式。其中，表里上下，为人体生命的存在形式。升降出入为人体生命的运动形式。人体竖分上下，横分表里；升降出入是人体新陈代谢、维持生命活动的基本形式。"故非出入，则无以生长壮老已，非升降，则无以生长化收藏"。

第三，通过经脉和气化实现阴阳、表里、上下、寒热、虚实的内在联系。"经脉者，所以能决生死，处百病，调虚实，不可不通"；"清气在下，则生飧泄，浊气在上，则生䐜胀，此阴阳反作，病之逆从也"；"诸厥固泄，皆属于下，诸痿喘呕，皆属于上"；"仓廪不藏者，是门户之不要也，水泉不止者，是膀胱不藏也"；"上气不足，脑为之不满，耳为之苦鸣，头为之苦倾，目为之眩"；"病在上者，阳也。病在下者，阴也……上下不通而终矣"；"怒则气上……恐则气下"；"人之善忘者……上气不足，下气有余"。这些论述，《内经》反复在提上下的问题。

这说明病位有上下表里，表里上下不可截然分开，揭示了疾病表里上下的对立统一运动规律和形式。

"腰以上者为阳，腰以下者为阴，此上下之阴阳也，其于五脏也……心肺居膈以上为阳，肝脾肾居膈以下为阴，故阳者呼，心与肺也，阴者吸，脾与肾也"；"人身内外作两层，上下作两节，而内外上下，每如呼吸而镶嵌也"。徐灵胎说："夫人身一也，实有表里上下之别。"张景岳说："上下之义有升降。"

2. 指导诊法

"上取下取，内取外取，以求其过"；"推而外之，内而不外，有心腹积也，推而内之，外而不内，身有热也，推而上之，上而不下……推而下之，下而不上，头项痛也"；"知上不知下，知先不知后，故治不久……知高知下……万世不殆"。

3. 确立治法

"其高者，因而越之；其下者，引而竭之；中满者，泻之于内……其在皮者，汗而发之"；"治上下者逆之，以所在寒热盛衰而调之。故曰：上取下取，内取外取……气反者，病在上，取之下；病在下，取之上"；"高者抑之，下者举之；有余折之，不足补之……视其寒温，同者逆之，异者从之"。

《伤寒论》以六经辨证为体系，强调以救阳为主。三阳病以表、上、热、实、阳为主症，治以祛邪为主；三阴病以里、下、寒、虚、阴为主症，治以扶正为主。吴鞠通也说："万病诊法，实不出一纵一横之外。"吴鞠通根据上下升降理论创立三焦辨证，在病证传变上，认为始上焦，终下焦，治疗强调救阴，针对上、中、下焦病证，确立了轻、平、重三法。

上下与八纲的关系：阴阳为总纲，表里为部位，寒热为性质，虚实为趋势，上下为机理。

第一，上下与阴阳：一阴一阳为之道，天下万物皆有阴阳。按阴阳属性来划分，上为阳，下为阴，升为阳，降为阴。阴阳是包含一切又高于一切的。在八纲当中统领表里、寒热、虚实六纲，而其他的属于子纲，张景岳称之为六变。"六变者，表里寒热虚实也"。

上下与阴阳、表里、寒热、虚实一样，都揭示了疾病的内在本质，属同一层次的辨证纲要。阴和阳、寒和热、虚和实、上和下都是对立制约，互根互用的关系，均处于互为消长、互相转化的动态变化之中。同理，阴阳与血气、表里与出入、上下与升降、寒热与进退、虚实与正邪等矛盾是对立而统一的。

第二，上下与表里：是纵横，又可分合。从纵而分，上、中、下三部；自横而言，表、里、半表半里三部。《灵枢·百病始生》说："气有定舍，因处为名，上下中外，分为三员……此邪气之从外入内，从上下也。"这说明，病有上下表里，言表里，必言上下，言上下，也必言表里，揭示了病势由内向下和向外向上的对立统一关系。所谓的上，是升的意思，升散、发散，是一种从内到外的一种开；所谓降，是沉的意思，沉降、通降，是一个从外向内里合的关系。

第三，上下与寒热：包括上寒下热、上热下寒。

第四，上下与虚实：包括上实下虚、上虚下实。

综上所述，八纲与上下不是隶属关系，而是对立统一关系，言八纲必言上下，上下中也有八纲，上下与其他纲一样，在一定条件可以相互转化，也是互相依存的。

4. 上下应提升为辨证纲领

由于八纲没有办法取代上下对疾病辨证论治中的定位及病机趋向中的重要位置，因此，应该将上下提高到辨证纲领的地位。这样对中医理论和临床实践都有重要意义。

阴阳为总纲，从宏观上、整体上去定性；而虚实、上下、寒热、表里作为子纲，从不同的角度、方位辨析疾病，这样可以使辨证更加全面和准确。

5. 小结

第一，上下升降是人体生命活动的基本形式，"升降出入，无器不有"，"故无不出入，无不升降"。

从自然界来看，"地气上为云，天气下为雨，雨出地气，云出天气"，天地之气，升已而降，降已而升，如环无端。

从人体来讲，"心肺阳也，随胃气而右降，降则化为阴，肝肾阴也，随脾气而左升，升则化为阳"。脾之升清，胃之降浊，肝之升发，肺之肃降，肾水之上升，心火之下降，肾主纳气，肺主吸气，都是气机升降出入的具体体现。

其中，脾胃的作用尤为重要，脾胃为人体升降枢纽，脾主升，胃主降，三阳经随阳明胃之降而降，三阴经随太阴脾之升而升。脾胃居中，为上下升降之枢纽，"水木左升，火金右降，土居中枢，以应四维。中枢旋转，水木因之左升，火金因之右降"。

第二，上下升降失和，百病由生。

"上下升降……变易非常，即四时失序，万化不安，变民病也"；"诸厥固泄，皆属于下，诸痿喘呕，皆属于上"；"上气不足，脑为之不满，耳为之苦鸣，头为之苦倾，目为之眩"；"病在上者，阳也；病在下者，阴也……上下不通而终矣"；"怒则气上……恐则气下"；"人之善忘者……上气不足，下气有余"。

第三，上下升降在辨证中的重要性。

（1）审病机，定病位："内伤之病，多病于升降，以升降主里也；外感之病，多病于出入，以出入主外也。升降之病极，则亦累及出入矣；出入之病极，则亦累及升降矣"。"以定位言，则阳在上，阴在下，而对待之体立；以气化言，则阴上升，阳下降；以人言之，人之阴上，脾胃水谷精微之气，上升于肺，人之阳降，肺之阳气下降于肾……水由气化，故曰阳降"。

我的思路是：上病必察其下，病热须究其寒，病实定求其虚。正如《内经》说的"有者求之，无者求之"；"盛者责之，虚者责之"。什么意思呢？上病我肯定看下，你是热病，我肯定把寒找出来，实在找不出来怎么办？实在找不出来就没有了。看得出来是个实象，我得找你的虚象。往往实的后面，它是虚；热的后边，它是寒。为什么？疾病是复杂的。现在单纯的寒证、热证、表证、里证、虚证、实证，都少见，患者来了之后，好多是疑难杂病。

疑难杂病不一定就很重，感冒就是个疑难杂症，能治好感冒的人，一定能治好内科的疑难杂病。感冒是万病之源。治感冒的水平可以衡量一个医生的水平。

（2）辨寒热，别真假。临床多见上热（实）下寒（虚），在整体辨证基础上，它有方法论意义，也有辨证的深刻性。

（3）明方向，定治法。"欲疗病，先察其源"，"病之有本，犹草之有根也，去叶不去根，草犹在也"。局部着眼整体，整体治从局部。上病治下，下病治上，热象温阳，实象补虚。

许多病由局部而来。比如说，干眼症，上病察下，这就是整体观。任何一个局部病变，比如三叉神经痛，是局部神经病变，西医可能用卡马西平，或者把神经切断。中医怎么治？这是局部的病变，但绝不是偶然的，世上没有无缘无故的恨，也没有无缘无故的爱，一定有它整体的基础。这就是简单问题复杂化。

三、真寒假热

现在的寒热真假在门诊看不到表现特别重的，不像过去，或者在病房，大寒、大虚、大热、大实的表现者很多，但是现在很多症状，离不开寒热真假，如果搞不清楚，治病则无从下手。

病案1：肢体灼热

赵某，男，肢体发热近1年。患者2013年先后出现足、胸腹、后背、咽部灼热，并放射至双肩，心烦意乱，曾服用中成药参松养心胶囊，服清热养阴、潜镇的中草药300多剂，包括龟甲、鳖甲、鹿角胶、地骨皮、珍珠母、丹皮等，只是背部的灼热稍微好了一点，其他症状未见明显好转。现症见双足、胸胁、后背灼热，心烦咽干，下午发作，一派阳热的症状；另外还有多梦、患病前足冷等；舌暗红苔白，左脉寸滑大、尺弱稍微有点紧，右脉沉弦细。

本例为真寒假热。辨证思路：①寒之不寒者取之热。②患病前足畏寒明显，现足部灼热，背和胸胁现热而原来不热。③灼热多发于午后。④现症：面色暗黄，胃怕凉，下肢乏力，稍微有点畏寒，左脉寸滑大、尺弱紧，右脉沉弦细。⑤症状之有余和不足的取舍。一般来讲，有余多假，不足多真。

证属脾肾阳虚，虚阳躁动，治以温补脾肾。方用附子理中汤：党参20g，炒白术30g，干姜30g，炮附子60g，肉桂30g。3剂。

我告诉患者先吃3剂，如果不舒服给我打电话，如果吃完了没什么不舒服，就再接着服。结果，这个患者一直没有给我反馈，可能有效，也可能没效。但这就是我的思路。

病案2：肢体灼热

王某，78岁，肢体灼热17年，经过多家医院治疗，看了许多名医，诊断不详，口服消炎药、中药，效果不详。现症见肢体灼热（胃不适则灼热甚，灼热则胃不适），喜热饮食，眠差，口流涎，背时凉，畏寒，怕吹空调，恶心，呃逆，口干苦，舌红暗干，脉弦细紧无力。

辨证思路：①久病17年，迭经中西医药治疗。②治疗多用抗生素及清热中药。③辨证要点：胃中不适则全身灼热，全身灼热必会出现胃中不适。

本案证属中焦阳虚，胃阳虚燥，治以温中健脾、摄纳虚阳。方用理中汤加减：党参15g，炒白术20g，炮姜15g，炙甘草10g，山药20g，大枣15g。7剂。

二诊时，肢体灼热稍缓，胃脘不适和精神状态好转，但下肢畏寒无力。修正诊断：脾肾阳虚，虚阳浮越（真寒假热）。治以温补脾肾、摄纳虚阳。拟理中汤和桂枝甘草龙骨牡蛎汤加减：党参30g，炒白术30g，炮姜50g，炙甘草20g，大枣20g，山茱萸30g，肉桂30g，桂枝30g，煅牡蛎30g，煅龙骨30g，附片70g（先煎），白芍30g，细辛10g，山药30g。

吃药1个多月，症状明显好转。

病案3：背部烧灼感

这是一个81岁的老太太，背部烧灼感半个多月，伴口干舌燥，口苦口渴，胃痛，恶心，无呕吐，喜热饮，纳差，不喜冷饮及油腻食品，眠差，便秘。既往萎缩性胃炎30年。

证属中焦虚寒，虚阳浮越。治以温中健脾、摄纳虚阳。方用理中汤的加减：干姜10g，炒白术15g，炙甘草6g，党参10g，生姜3片，大枣5枚。

服上方5剂，精神状态明显好转，纳增，睡眠及口苦好转，仍诉背部灼热，但是没有加重。连续吃药半个月，胃脘灼热感消失。

本案虽然病情不重，但是需要辨清楚寒热真假。我们说真像是事物的本质反映，假象也是事物本质的反映，只是角度不一样，一个从正面反映，一个是反面反映，没有无缘无故的症状。所以，我们在辨证的时候，要用抽象思维，不能只靠直观，凭视觉、听觉、嗅觉，那是不行的。很多人说，耳听为虚，眼见为实。其实，眼见未必就是实。那么，我们可以从以下几点去判断：①从"欲与不欲"判断，《伤寒论》第11条说："病人身大热，反欲得衣者，热在皮肤，寒在骨髓也；身大寒，反不欲近衣者，寒在皮肤，热在骨髓也。"这条提供了辨寒热真假的一般规律。特殊情况下，真寒假热但喜欢喝凉水者也存在。②从治疗经过来判断：寒之不寒取之热，热之不热则取之寒。③从病程和病史来看，"阴之病也，来亦缓而去亦缓；阳之病也，来亦速而去亦速"。④用寒的病机，解释热的症状。《伤寒论》有这方面的内容，如"病人脉数，数为热，当消谷引食，而反吐者，此以发汗，令阳气微，膈气虚，脉乃数也"。数脉，一般是热，热能消谷，吃东西应该多，患者反而不能吃东西，点出了这个脉数是虚。举一反三，患者除了脉数之外，肯定还有其他虚热的表现。从矛盾的症状中，找出真相。

病案4：腹泻

这是一个腹泻的患者，52岁，因卵巢癌术后放化疗治疗半年，在其他中医诊所诊治。有老中医给她开了含有大黄的中草药，接着就出现了腹泻。我问她既往的情况，也有医生给她诊断过"内寒外热"，但是用的药不对，肉桂用了5g，并且方中还有清热的药。她面黄胞浮，极度疲劳，肢体和背部冷痛，腹痛，腹泻一天七八次，大便带血色（患者有痔疮），手足麻木，急躁，口疮，胸胁时痛，纳少，口干渴喜冷饮，胃中无不适，舌暗淡苔薄白，脉沉细乏力。既往糖尿病史，卵巢癌手术化疗后。

本案诊断为泄泻，证属脾肾阳虚，滑脱不禁，虚阳浮越，真寒假热。治以温补脾肾、涩肠固脱。方用理中汤、四逆汤、桃花汤加减：党参50g，炒白术30g，山药50g，炮姜30g，炙甘草15g，赤石脂40g，炮附子30g，粳米50g。6剂。

当时针对患者的口渴，我问她："口渴你是喜喝热的还是凉的。"她回答："我喜凉。"我又问："你喝完凉水以后，或者喝完冷水以后，胃里难受不难受？"她回答："不难受。"接着我又问了她一句："喝热水难不难受？"她说："不难受。"我最后问她："你喝热水能解渴，还是喝凉水解渴？"她回答："喝热水能解渴。"就这一句话，我就判断她是假热。

服了6剂药以后，患者各方面都有好转，大便每日1~2次，脾气也有所好转，癌症患者容易急躁，爱生气，现在心情和性格都有所改变了。我给她开了个方子以温中健脾、补益气血：党参30g，白术20g，山药30g，白芍30g，炙甘草10g，香附10g，桂枝15g，五灵脂10g，柴胡10g，炮姜15g，麦芽糖30g，生姜3片，大枣3枚。后来又针对肿瘤断断续续地进行治疗。

病案5：冠心病、甲状腺功能减退症

这个患者也是胃中灼热，灼热到什么程度？每次胃中灼热要吃15~16根冰棍，才能缓解。但是她不像是热证。一方面，甲状腺功能减退症多表现为寒证；另一方面，她以前治疗了那么久，西药、中药都没有效；还有一方面患者面色虚浮萎黄，怕冷，对天气变化特别敏感，明天要变天，她今天先知道，拿她的话说，比天气预报都灵。我辨证属脾肾阳虚，胃阳虚燥，治以温补脾肾、摄纳虚阳，方用理中汤、桂甘龙牡汤、四逆汤加减。吃了两个月，面色好转，体力增加，服用温药以后反而口不渴了，饮食、二便都好了。

后来却出现了一段插曲。患者自作主张，服用了一个治疗冠心病的验方，方子以苦参为主。苦参是大寒药，患者吃完当天出现休克，马上送医院抢救。出院以后她继续找我看病。当时患者面色虚浮蜡黄，疲乏懒言，纳食不下，大便下淡褐色血液，量较多，多到走路时会自动流出，患者穿紧缩裤子，血多的时候渗透到脚面，手足心热，背部灼热较甚，夜重昼轻，畏寒怕冷，舌淡胖红苔腻，脉沉细缓无力。我还是用理中汤、桃花汤、四逆汤加减。服了 7 剂，便血基本控制，体力增，纳食增加。后来断断续续找我治疗，病情比较稳定了。

我们来分析一下这个病案。患者是整体的虚寒证：面色虚浮萎黄，对季节气候变化敏感。局部的阳热证：胃中灼热日发数次，每次需食十五六根冰棍。用寒的病机，可以解析热的症状；现象的矛盾与病机其实是统一的，不过一个是假象，一个是真象。因此，我们临床上整体和局部要辨，有时候整体真相，局部假象；有时候整体是假象，局部是真相。

我举个真热假寒的例子。小孩子发烧，不发烧的时候，一般前额是凉的，四肢是温和的。一旦发烧，前额是热的，四肢不温，还发凉。实际上这就是一种厥，是真热假寒。

下面讲一下寒热虚实真假的辨证思路。

第一，从有余不足辨真假。一般来说，不足多为真，有余多为假，或舍证从脉，或舍脉从证，或舍证从症，舍症从证。

第二，把握整体，抓阴性症状。

第三，把握整体，辨局部。这就涉及局部和整体怎么互换的关系。这个辨证方法不仅用于寒热真假，也用于其他辨证。面对复杂的疾病，在四诊合参、全面检查的基础上，你提炼出来的症状一定是简单的，否则没法治疗。

第四，在动态变化因果关系中求本质。比如刚才举的"背部烧灼感"案例，胃不适则背灼热，背灼热则胃不适。前段时间我曾遇到一个患者，他受寒则小便短赤不畅，得热则小便色清通畅。何梦瑶说："凡小便，人但见其黄，便谓其火，而不知人逢劳倦，小水即黄，焦思多虑，小水亦黄；泻痢不期，小水亦黄，酒色伤阴，小水亦黄，使非有痛淋热症相兼，不可因黄便谓之火，余见逼枯汁而毙人者多矣。"即使出现一两个症状也要动态地看，要整体地看，总有一个真、一个假。

第五，辨喜恶真假。仲景《伤寒论》第 11 条讲的是一般规律，但我刚才讲的"寒证还喜欢喝凉的"案例。这个症状要仔细辨认，患者喝凉水和热水，哪个能解渴？她说热水能解渴。尽管喝凉水胃中没有不舒服，但是不解渴。

四、痛证

最后再给大家看几个痛证的案例。

病案1

肺癌转移的患者，男，71 岁。患者肺癌放化疗后，1 月份东北下大雪，患者扫雪的时候觉得肩膀痛，以为是扭伤，理疗、针灸没效果。后来一检查，发现是肺癌转移到骨。现在患者疲乏汗出，肩背及左上肢疼痛、麻木，夜间加重。疼的时候服吗啡类止痛药（奥施康定 2 片，每天 2 次；泰勒宁 1 片，每天 4 次）。我辨证为气血不足，经脉痹阻。治以温阳益气、通络止痛。方用黄芪桂枝五物汤合当归四逆汤加减：生黄芪 30g，桑枝 15g，桂枝 30g，赤芍 20g，生白芍 60g，天麻 15g，炒白术 20g，生地 30g，细辛 20g，炙甘草 20g，川芎 20g，生牡蛎 30g。7 剂，4 天内服完。

二诊的时候，患者上肢疼痛、麻木减轻，仍疲乏无力，汗出，大便较前通畅，有矢气，舌暗红，苔白少，脉寸弦紧关尺弱。原来止痛药每天要吃 6 次，现在每天只吃 1 次。我又给他调了一下方子：生黄芪 60g，桑枝 15g，桂枝 30g，赤芍 20g，生白芍 70g，炒白术 20g，生地 30g，细辛 20g，川芎 30g，生牡蛎 30，党参 15g。12 剂。

后来，他又来了六次，病情控制得还不错。我给她开了个调理方：生黄芪 90g，桑枝 20g，桂枝 30g，生白芍 90g，炒白术 20g，川芎 30g，葛根 60g，丹参 20g，炙甘草 30g，怀牛膝 30g，桔梗 15g，山茱萸 50g，蜈蚣 3 条，天麻 20g，全蝎 10g。

病案2

这个患者来自澳大利亚，四肢及项部拘急疼痛难忍，用吗啡类镇静药也止不住。他 50 多岁，每天疼得抓耳挠腮，以泪洗面。我问他："你什么时候不痛?"他说："我睡着的时候不痛，但常常因为疼痛睡不着。"我问他有没有受过寒，他说下雨后在花园里走，受了寒湿。我就开了一个方子，实际是黄芪桂枝五物汤合张锡纯的活络效灵丹：生黄芪 20g，葛根 30g，桑枝 20g，桂枝 20g，川芎 20g，白芍 30g，炒白术 20g，牛膝 30g，当归 15g，乳香 10g，没药 10g，煅牡蛎 30g，肉桂 15g，木瓜 20g。

患者吃完药，第一时间给我打电话，说："耿老师，我全身起疹子，都肿了。"我问他四肢和脖子还疼不疼，他说减轻了。我对他说："这就对了！先不管它。"他之前疼得那么厉害，一定有湿邪阻滞在里面。

患者前后看了5次，疼痛基本缓解了，腿也不肿了。我就让他把药做成水丸，带回澳洲大利亚。后来他和爱人一起来中国，见到他时一点问题都没有了。

病案3：妊娠腹痛

患者妊娠7个月，面黄，腹胀寒冷疼痛，宫缩每天四五次，有流产迹象，B超提示羊水过多。此外，患者因下肢肿不敢喝水，小便少而不畅，口干喜热饮，全身畏寒，乏力，大便干稀不调。舌红苔白腻，脉沉细、左寸大尺弱。

我辨证为脾肾阳虚，胞宫虚寒，治以温阳益气、暖宫利水。方用附子汤、当归芍药散、理中汤、真武汤、苓桂术甘汤加减：炒黄芩6g，炒白术20g，干姜12g，党参15g，生白芍30g，茯苓30g，肉桂15g，泽泻30g，乌药12g，附子10g，当归15g，桂枝10g，大枣5枚，生姜3片。5剂。

患者吃完药，腹痛、怕冷减轻，宫缩次数减少，前后共来诊两次。《金匮要略》妊娠病篇对此有论述，"妇人怀娠六七月，脉弦发热，其胎愈胀，腹痛恶寒者，少腹如扇，所以然者，子脏开故也。当以附子汤温其脏"。"妇人怀娠，腹中疠痛，当归芍药散主之"。

五 临床辨证思维——高度与深度

看最后一点，我总结一下今天讲的内容。临证最大的区别不是视力（主观感知：现象或假象）上的差距，而是视野（抽象思维：本质和真象）上差距。有时候眼见也是假象。你比如说打雷，先听见雷声后看见闪电，但实际上是同时的，只是个错觉，是个假象。我们只看到苹果落地了，还应该知道万有引力，但万有引力你是看不出来的。视力只能看到一样的东西，视野却可以看到不同的世界。比如说我们发现一片草地，对我们用处不大，但羊要吃这个。假设有两只狼发现了这片草地，一只甲狼一只乙狼，甲狼高兴得手舞足蹈，乙狼说："你高兴什么？你又不吃草。"甲狼说："羊吃草啊！"说完马上就跑了。乙狼就问："你干吗去?"甲狼说："我去告诉羊啊！"看到同样的东西，甲狼就比乙狼聪明，它有视野，有抽

155

象思维。

1. 高度

高度来自于哪？高度来自于整体。从不同的角度看问题是不一样的。在爬山的时候，在半山腰，我看到的只是几棵树，其他的景色我看不到，只有登上高山之巅，周围的景色才能尽收眼底，就看得比较全面了。所以说，高度来自于整体。临床上一定要详细的诊查，才能"会当凌绝顶，一览众山小"。思维的高度决定人生的高度，也决定辨证的高度，高度来源于整体。苏轼的《题林西壁》写道："横看成岭侧成峰，远近高低各不同，不识庐山真面目，只缘身在此山中。"《荀子·劝学》亦说："不登高山，不知天之高，不临深谷，不知地之厚。"思维的高度、看病的高度来源于整体，一定要对整体有全面的把握。刚才我谈了那么多，局部和整体、上和下的关系，都是从整体来看的。

你站得高，你往下面看，患者出现的上面的症状、下面的症状，或者脾胃的症状，或寒或热或虚或实，五脏六腑的症状，以及它们之间的内在联系，是哪一方面问题的影响，都看得清清楚楚的。这就是高度的问题。没有对整体的把握，你就没有高度。

望闻问切四诊不可少，问诊尤为重要，我常常刨根问底，穷追不舍。我的一个同学看到我出诊，就问我怎么总问个不停。我说我必须得问出来东西，问不出来，我不罢休，问不出来，我没法下药，我心里没数。不是只问吃饭怎么样，寒热还没问出来，上下没有问出来，这远远不够。有时候可能就是一个证，使你对整个辨证的看法就不一样。比如说病史，有些患者看病时你不问他不说；治疗过程中的寒热转换和因果关系，整体和局部的关系。问完之后你还得抽象思维，你还得辨矛盾的症状，还得辨局部和整体，还得辨阴性的症状，还得辨有余和不足。整体把握，高屋建瓴。

2. 深度

寒热辨证，辨证求本——方法论的意义。为什么说有深度啊？我们正常的生理状态是什么？阴阳和谐，阴平阳秘。病理状态可不可以用阴阳失调来概括？可以的。那么寒热代表着阴阳。

方法论是人们认识世界，改造世界，医生认识疾病，治疗疾病的一般方法，是医生用什么样的方法方式来观察认识疾病和解除患者病痛的问题，即医生的辨证方法问题。中医的辨证方法太多了，不要在气血上辨，不要在痰湿瘀上辨，那层次太浅，你会陷入困惑。

首先阴阳辨证是总纲。阴阳是抽象概念，阴阳很难看到，所以就用水和火来形容它。水性寒而润下属阴，火性热而炎上属阳，故水和火代表事物，也就是疾病的阴和阳。

寒热是阴阳征象啊，辨寒热是辨阴阳属性的关键，也是临床辨证的切入点和归纳病情的要点，具有方法学的重要意义。

阴阳，寒热表象的基础；水火，阴阳的标志和象征。阴阳的变化产生寒热的现象，阴阳是因，寒热是果。

《素问》也是这样说的呀，"水火者，阴阳之征兆也"。还有《伤寒论》第7条"病有发热恶寒者，发于阳也，无热恶寒者，发于阴也"；张景岳"寒热者，阴阳之化也"，"水火失其和，则为寒为热"；《内经》"阳胜则热，阴胜则寒"。

山西的朱进忠老先生说："近世之言中医诊断者，恒以非四诊结合不能言病的话论说之，粗看其言甚是有理，细研其论则甚感泛泛而不能用。试问编著该书者，哪一个著名医家诊病是看而又看，问而又问，闻而又闻，切而又切才下断语？才列处方？初学小试，半天只看一人而尚难下定断语，更谈不上处方用药了。善于抓特点也。"

阴阳寒热辨证，就是抓特点。执简驭繁，而且一针见血，直奔主题。中医临床危重、疑难症莫过于寒热真假，阴阳疑似之证，而临证最多见于之误诊误治也都是阴阳误判、寒热误治。陈修园说："良医之救人，不过能辨认此阴阳而已，庸医之杀人，不过错认此阴阳而已。"寒证、热证二者性质截然相反，其治则治法迥然不同，因此对其辨析的正误直接影响着患者的生死存亡，辨证不准，疗效自有霄壤之别。

寒热辨证的深刻性，来源于对疾病本质特征的认识。阴阳是本质，阴阳是总纲，什么事都可以用阴阳来概括，生理上可以、病理上可以，那么在一定程度上，寒热可以代表阴阳。当然你不能说，表是热，里是寒，这样说不通。至于虚实，往往寒多虚，热多实，有没有例外？也有虚热，也有实寒。张仲景有时候以寒热来代表虚实，"发汗后恶寒者，虚故也，不恶寒，但热者，实也，当和胃气，与调胃承气汤"；"发汗，病不解，而反恶寒者，虚故也，芍药甘草附子汤主之"。任何事情都不是绝对的。寒热辨证的方法如果掌握了，临床上就能执简驭繁，既能探求疾病的本质，在错综复杂的寒热症状之中，你不迷惑，能找到方向，特别是内伤杂病。

生理、病理是阴阳为本，对疾病的认识不是停留在表面的直观水平上，而是在获取病情资料的基础上，善于去粗存精，去伪存真。由此及彼，由表及里，善于归纳、概括，从而抓住疾病的本质、规律和内在联系。

寒热辨证是我们的一双慧眼、一把金钥匙、一条捷径。它不在枝叶上纠缠，痰、湿、瘀、气、血等，抓就抓本，辨就辨本。为什么有瘀滞？为什么有水饮？为什么有水湿？都是阴阳紊乱，寒热失调。"百病皆由痰作祟"，怎么治？中医还有"见痰不治痰，见血不止血"，什么意思？一定要治病求本。

寒热辨证应该重视的几点：①四诊不可偏废，整体出发，全面诊断。②重视问诊，临证宁拙勿巧，不如说，大巧若拙。不厌其烦，反复追问，刨根问底，寒热不明，无法用药。③上与下：上病察下，局部整体。局部症状，找整体基础。整体疾病，治从局部。有些整体很乱的病，你从局部一个切入点，四两拨千斤。④中焦寒热：主要是胃肝胆的热和脾寒。还有湿热的问题，湿与热合，如油入面，缠绵难解。湿是关键，要从阴阳的角度，要从寒热的角度治疗。⑤寒热真假：外感病和内伤杂病，真寒假热多见。重视上下与中焦真寒假热。总之，明察上下，实辨寒热，尤重中枢。⑥上下交病治从中。全身的疾病，从局部入手，脾胃就是一个切入点。⑦复杂问题简单化，简单问题复杂化。无论复杂和简单，任何疾病都是复杂的，都要以复杂的眼光来看待，寒热辨证始终是抓手，是主线，是纲领，是疾病的切入点和辨证论治的终结点，也是立法处方的着力点。任何疾病，再简单的疾病，一定要用复杂的眼光看。越用复杂的眼光看，就越简单。

关于临证处方：一张好的处方一定体现寒热病机，寒热是主干，可以添加枝叶。另一点，病情复杂、危重症的处方，简而药量多，单刀直入，抓主要矛盾，不能顾及太多。调理的方子，可能考虑的点要多，方子可能会大一些。

最后一句啊，读对书、走对路远比经验重要。首先要在读对书、走对路的前提下，积累的经验是有用的，是正能量。否则，南辕北辙，一辈子很辛苦。读了一辈子书，白发苍苍，却还是庸医一个。任何一件事都是这样的，不单是看病。知识广博不敌深刻，广博和深刻相对而言，没有广博，你体现不出深刻。思想，敏锐不如高度，思路清晰，比卖力苦干重要。选对方向，远比努力做事重要。这事本身就不该你干，干就干对的事。出一分力，或者出两分力，或者是半分力，都在我应该干的事情上。这件事本质不该你干的，或者是你干不了的，你努力把事情干好，那是没用的。做对的事情，远比把事情做对重要。文章，文采不敌视角。做事，速度不如精度。学不博无以通其变，思不精无以烛其微。

高度就是整体，深度就是寒热。以不变应万变，统领内外妇儿科，统领疑难杂病的辨证论治，见病思源，思过半矣。

热爱经典，学好经典，因为世间的一切坚持都源于热爱。人生因欣赏而赶路，谢谢！

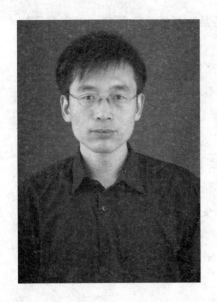

【名师简介】

高建忠　山西中医药大学附属医院副主任医师，山西中医药大学傅山学院副院长。长期致力于经方的临床研究，著有《临证传心与诊余静思》《读方思考与用方体会》《临证实录与抄方心悟》。

【名师专题】

临证谈理中丸

山西中医药大学　高建忠教授

　　大家下午好，非常感谢组委会给我这个机会跟大家讲课。中医学是一门很实用的学科，当我们在用的时候发现，它不单是知识和技术的实用，还是智慧的学科。知识的获得，通过记忆就足够了，但是智慧却还需要思考。

　　今天下午我跟大家谈一谈我在学习和临床中的一些思考，如果有不合适的地方，大家可以提出来。下面就理中丸和大家聊一聊我对它的认识、思考和使用。

　　第一个问题，理中丸是太阴病的处方吗？有些人可能会讲，这是问题吗？理中丸就是太阴病的处方。从古到今，我们就是这样认为的。什么是太阴病呢？上面有吐，不吃饭，中间有肚子满，下面有下利，再加上口不渴，病机是寒，治疗用理中丸应该是没有疑问的，毕竟我们在学的过程中就是这样认识的。

清代的《医宗金鉴》里面也提到"四逆辈"包括理中丸，我们现在学习《伤寒论》理中丸也是治疗太阴病的。但是我们如果仔细从条文里面思考就会发现问题。另一个问题，条文说"当温之"而不说当补之，而理中丸是既温又补的，不是单温的。还有一个问题，理中丸在太阴病篇里不出现，而仅仅在霍乱病里出现。我和大家交流的目的不是为了推翻理中丸是太阴病的主方的观点，我只是说我们可以进一步思考，思考后可以对这个处方有一个更清楚的认识。

我们看一个医案。赵守真《治验回忆录》记载：男，50 岁。性嗜酒，近月患腹痛，得呕则少安，发无定时，唯饮冷感寒即发。昨日又剧痛，遍及全腹，鸣声上下相逐，喜呕，欲饮热汤。先以为胃中寒，服理中汤不效。

我们现在思考一个问题，面对这个病，我们在开方的时候，会想到用什么方？大家看这个像不像理中汤证？我们会不会首先用理中汤？它真的像，如果不像的话前面的医生不会给他用理中汤，但它真的不是理中汤证，因为用理中汤是无效的。

然后接下来看：再诊，脉微细，舌白润无苔，噫气或吐痰则痛缓，按其胃无异状，腹则膨胀如鼓，病在腹而不在胃，审系寒湿结聚之证。

进一步说是寒湿结聚之证，这意味着这是实证而不是虚实夹杂，也不是虚证。实证患者用理中汤是无效的。说"前服理中汤不效者，由于参术之补，有碍寒湿之行"。

后来用了厚朴温中汤——厚朴、橘皮、甘草、草豆蔻、茯苓、木香、干姜，重在祛寒湿。那么这方子和理中汤最大的差别在哪里？理中汤有参，而这方子没有。

讲这个医案主要是和大家讨论什么呢？太阴病的病机关键在于寒邪，而不是虚寒。尽管我们经常说太阴虚寒，但是太阴病里面毕竟不是虚寒，而是以寒为主。治疗太阴病，关键是祛寒邪。祛寒邪的同时我们关键要考虑，有没有虚，有没有湿，我们需不需要扶正，需不需要补虚。

理中汤是治疗虚和寒的，如果太阴病是单纯的寒证，没有虚，理中汤是不适合的。所以说，理中汤可以作为太阴病的处方，但是不适合太阴病所有的病证，也就是说不可以混淆虚寒的太阴病和实寒的太阴病。

我们看看理中丸的条文，我把第386条和第387条合起来看是这样的："霍乱，头痛发热，身疼痛，热多欲饮水者，五苓散主之；寒多不用水者，理中丸主之。吐利止而身痛不休者，当消息和解其外，宜桂枝汤小和之。"前面说了霍乱之病，表现了这些症状，应该用理中丸或者五苓散，等吐利止了以后再用桂枝汤。

这涉及什么？在《伤寒论》很多条文里我们谈到先表后里，但个别条文说先里后表。这两个条文，先用五苓散或者理中汤后用桂枝汤。为啥先用理中汤、五苓散后用桂枝汤。我们注意到这个先止腹泻。霍乱是以上吐下泻为主，霍乱为急，急则治其标，所以先用五苓散、理中汤。

在《伤寒九十论》里面有这么一个病案：曹生初病伤寒，六七日，腹满而吐，食不下，身温，手足热，自利，腹中痛，呕，恶心。

伤寒六七日了，太阴病的表现都出来了，加上身温，如果大家面对这个患者，会用什么方？或者会首先辨为什么证呢？

在《伤寒九十论》里面，许叔微说："医者谓之阳多，尚疑其手足热，恐热蓄于胃中而吐呕，或见吐利而为霍乱。请予诊。其脉细而沉。"当然，如果我们摸到脉细而沉，我们也会辨为太阴病。他又说："太阴之为病，腹满而吐，食不下，自利益甚，时腹自痛。予止以理中丸。用仲景云'如鸡子黄大'，昼夜投五六枚，继以五积散，数日愈。"理中丸我们都会用，或者我们会用理中丸合桂枝汤，而许叔微说先用理中丸，后用五积散。这里又涉及一个问题，我们在临床上如何鉴别理中丸和五积散证？

当我们面对太阴病，实寒或者虚寒二者是有差别的，我们什么时候该用理中丸？什么时候该用五积散？我们都知道五积散是治疗寒实证的，理中丸是治疗虚寒证的。理中丸多了个虚，五积散只有寒，按道理来说，我们应该先祛邪后扶正对吧？按常规治法来说，先用五积散，后用理中丸，我们很少先补益后祛邪。

那么这个病案里面，为啥要先用理中丸，接下来再用五积散？实际上我们仔细读这个医案，原本是一个寒实证，原本是个五积散证。那为什么要先用理中丸？用来止吐止利。就是说把吐利止了以后接来下再治疗，这与第386、387条文说的是一回事。先治急后治标。从这两个条文到许叔微的病案，我们能看出啥来？在《伤寒论》里面，理中丸的主要作用是啥？张仲景主要用来治吐泻。

如果我们思考到这就能明白，为啥理中丸不在太阴病篇里面而在霍乱病篇里。而我们把理中丸当作太阴病的主方，是后人挪进去的，它就是四逆辈里面的一个方子，这没错。但是我们不可以反客为主，不可以把理中丸取代太阴病篇里面的四逆辈。也就是在太阴病，我们该用四逆汤不可以用理中汤代替，该用理中汤也不可以用四逆汤代替。

我们看看理中丸的组成，这个大家很熟悉，有干姜、炙甘草、白术、人参，四味药等量。最早成无己说理中汤里，人参为君，白术为臣，甘草为佐，干姜为使，但很多医家不同意。李东垣说理中丸以干姜为主。

为啥要讨论理中丸以人参还是干姜为君？如果以人参为君，那么这个方的治疗以虚为主，伴有寒。如果以干姜为君，这个方的治疗是以寒为主，伴有虚。我们在临床上能感知到，同一个患者不同医生辨的都是虚寒，但是用药的时候，补虚和驱寒的比例是不一定相同的，看起来虽然都是祛寒的药物、补益的药物，但是剂量比不同，这个疗效是有差距的。

我们回归到《伤寒论》，太阴病是"脏有寒故也，当温之"，理中丸作为太阴病篇的主方的时候，一定是以干姜为君。如果把理中丸放到霍乱病篇里面，此时上吐下泻，阳气伤得很明显，则以人参为主。

原方里面，四味药等量。从味的角度来说，干姜的味是最浓的，人参、白术、甘草，三味药加起来，还比不过干姜的辛。从辛热的角度来说，等量的干姜、人参、白术、甘草，起最大作用的是干姜。从这样的角度来说，原方里面应该是干姜为君。当然我刚才说了，在临床上，有时候是以干姜为君，有时候是以人参为君。但是以干姜为君时，干姜的用量不一定要大，而以人参为君，人参的用量一定要比干姜大。

我们再看一个病案：一个59岁的男性患者，胃癌术后42天。纳呆，心下痞满，大便少，面色㿠白，舌质淡、舌苔白，脉细滑。大家碰到这患者会用什么方？会不会用理中汤？像不像理中汤证？明显中焦虚寒吧。

处方：白术15g，党参9g，干姜6g，鸡内金15g，炙甘草3g。理中汤加鸡内金。但是用这个方的时候我把白术量加大，又加了大量的鸡内金，也就是在这张方里用了理中丸但是以白术为君。刚才我说了，以虚明显以人参为君，寒明显以干姜为君。这个病案在中焦虚寒的基础上，脾不用，胃不纳，以白术为君加上开胃消食的药。

实际上这则病案表面上看起来是理中丸加减，但是把白术为君了。实际上，我们也可以把它看作是李东垣枳术丸加减。

再看一个案例：54 岁的男性患者，间歇性腹泻 10 年，饮食不慎、情绪波动、遇冷受风皆有腹泻，不敢出差。治了好长时间没效果，吃饭可以，不爱喝水，睡觉也行，手脚不凉也不热，没有看到明显的四逆症状。舌质淡、苔白，脉虚弦。

如果面对这个病案我们会辨为什么病？会用什么方？这个病证不是很难，也应该属于咱们内科常见病，并且应该是很有疗效才对。但遗憾的是这个患者这么多年好不了，找了好多医生都不行。这个像不像理中丸证？能不能用理中汤？

我们来看这个病案，在中焦虚寒的基础上兼了点肾虚。但是肾虚是次要的，主体还是中焦虚寒。我用理中汤合痛泻要方加减，其实不合痛泻要方，一直用理中汤也是有效果的，因为主体是中焦虚寒。我开始用红参9g，苍术 12g，干姜 9g，白芍 12g，防风 3g，茯苓 4g，炙甘草 3g，我没用白术，用苍术，考虑到要驱邪。方子里面白芍是阴柔的，我用防风、茯苓把白术替代了。先是开了 4 贴，吃了还不错，然后把干姜改成炮姜 9g，加补骨脂 9g，继续用。

整个治疗过程中，我都是在理中汤的基础上，先是把痛泻要方合进来，慢慢把痛泻要方撤了，逐步把四神丸合进来。这样连续用 80 多贴，挺好，春天还去了趟美国，也没事。

这就需要大家思考，同样的太阴病，在治疗的时候要在理中汤的基础上做一些加减，有时候白术变成苍术，有时可以同时治肝或者同时治肾。

这个病案，前面的医生也开过理中汤，但是为什么前面开的理中汤都没有效果呢？我分析了下，大约有这么些原因。

一个是方子太大，加了别的药，把方子淹没了，理中汤的药不是主药，于是效果就差了。

第二个是量太大了，理中焦的药如果量太大，有时候有排空的作用。就是说我们理中汤可以止吐泻，但是我们把药量提到某一个点位上的时候，理中汤是可以治便秘的。患者问："医生，我便秘了咋办？"有一部分医生会这样告诉患者："你这个是中焦虚寒，回去吃附子理中丸。"患者就回去一次吃4颗，后来吃8颗，再吃16颗，加到一定量的时候，真的拉了，大便不堵了。看起来好像是治疗中焦虚寒的，但是用量大就对中焦脾胃有一个通畅作用。不管脾强也好，不管是让胃气实也好，总之理中汤用量大了是有排泄作用的。所以，理中汤用量大了，有时候会越治越泻。从这个角度思考，我们作为临床医生有时候见效不一定意味着我们开对药，不见效也不一定意味着我们开错药。

第三个原因，前面的医生用理中汤不用人参，而用了30g太子参。但不管你用多少太子参就是代替不了人参。就算只用了3g人参，30g太子参也不能代替。我们有时用理中汤的时候是可以用太子参或者党参代替人参的，但哪种情况下是可以代替，哪种情况下是不可以代替的，这个是需要思考的。人参和党参的巨大区别在于人参可以补元气而党参不可以。从药物的刚柔来讲，人参和太子参的区别是很明显的，人参属于刚药，太子参属于柔药。如果是中焦虚寒湿并见的时候，我们是不可以用太子参的。因为太子参是很柔的药，党参也要比人参柔。但有一部分情况，我们一定要用柔药。譬如中焦虚寒伴有阴血不足，我们不可以用人参，或轻易不能用人参，而要用党参或太子参。但是中焦虚寒不伴有阴血不足而是伴有中焦寒湿，党参和太子参都是不可以用的。有的医生就说，人参、党参、太子参的区别关键在于补气力量的大小，但是这种区别的临床意义是不大的。补气力量的大小，我们是根据剂量来调的，比如你说人参补气力量大，12g大不大？9g大不大？6g大不大？3g大不大？1g大不大？我们用药的时候量大就补气力量更大，量小补气力量肯定就会小。

前面讲到了理中汤中的参，下面讲一下甘草。我们一提到理中汤肯定会想到炙甘草。但我们读叶天士《临证指南医案》的时候，发现他经常把理中汤的甘草减掉。

看一下《临证指南医案·湿》的一个医案：张四五，阳伤痿弱，有湿麻痹，痔血。生白术、附子、干姜、茯苓。

你说这个方和理中汤有没有关系？好像也有，好像又没有。我们把这个方和理中汤比较，看这两个方子究竟有什么差别。

我们临床医生在辨证的时候，比方说辨出是五苓散证，我们肯定就会用五苓散，不会选用其他的处方。也就是我们心里面必须明白，当我们辨出某个证，就该使用对应的处方，不可以使用其他类似的处方。另外，只有把类似处方排除了，我们把握才大，疗效才确切。

如果我们想出了二三张方子，觉得用哪一方子都合适，这样的辨证是不准确的。我们觉得该用理中汤，我们用 3 味还是 4 味药，甘草该不该用，该用几克？人参该不该用，该用几克？干姜该不该用，该用几克？我们心里一定是明白的。并且该用 3g 不可以用 6g，该用 6g 不可以用 9g，我们一定要明确地告诉自己，这样我们的处方才能越来越精炼，疗效才能越来越好。

我在前面几个病案里跟大家比较了几个方证，一个是理中汤方证，一个厚朴温中汤证，一个是理中汤合五积散证，如果我们把太阴病的范围扩大，或者用大六经的眼光去看待，厚朴温中汤也好、五积散也好，都可以归到太阴病里面。

当我们面对一个患者时候，是该用理中汤还是该用五积散？该用理中汤还是该用厚朴温中汤？包括类似的该用理中汤还是该用平胃散？该用理中汤还是半夏泻心汤？这些我们都必须考虑。在具体的患者身上，必须排除类似方证，我们才可以说这个病该用什么方。

那么具体到运用理中汤的时候，我们也应该这样思考。该用人参还是党参？该用白术还是苍术？该用干姜还是炮姜？该用炙甘草还是不该用甘草？该不该加土茯苓？该不该加附子？或者别的加减法，该不该加枳实？该不该加青陈皮？该不该加黄连？等等一系列的思考。

很明显，叶天士这个方子，白术、附子、干姜，治疗寒湿。理中汤治什么？治虚寒。有人说理中汤治疗虚寒和实寒，其实我觉得说理中汤治虚寒就足够了，不要把实字加上去。如果临床上见到中焦虚寒伴有寒湿，我们是不可以用理中汤的。如果要用，也必须进行加减。在理中汤里面，我们经常说白术是祛湿的，但是他是通过健脾来祛湿，跟苍术不一样，苍术是通过祛湿来健脾。如果我们不把白术换成苍术，理中汤基本没有多少祛湿的作用。何况还有人参，人参有留湿的作用。

叶天士在这张方子里面，白术、附子、干姜是治寒湿的。也就是说当中焦寒湿明显，我们可以不用理中汤，可以用叶天士的这张方。

那么理中汤里面甘草有什么用？补中？和药？甘草不是个主药，所以我们很少去追究甘草在理中汤里面的作用，有它和没它有什么差别。《汤药本草》里面说："或问：附子理中、调胃承气皆用甘草者，如何是调和之意？答曰：附子理中用甘草，恐其僭上也；调胃承气用甘草，恐其速下也，二药用之非和也，皆缓也。"

原来甘草有这作用。承气汤里面把甘草用上是让它泻得慢一些，理中汤用甘草，恐其僭上也，都有缓的作用，都有留中的作用，也就是让药力就留在中焦，柔和一点，要泻得慢一点，要热也热得慢一点，不要快。读完这段话我们就明白，理中汤去甘草和不去甘草是有区别的。如果我们要温补，一定是要甘草，如果我们不去温补，仅仅是温，仅仅是燥，那甘草就不需要。

这就类似于张仲景的大承气汤和刘河间的三一承气汤，刘河间的三一承气汤不就是大承气汤加甘草？大承气汤加甘草，类似于我们说的理中汤，大承气汤不加甘草，类似于理中汤不加甘草。

再看一个病例：43岁的男性患者，近两月来纳差，腹胀，溏泻，精神欠佳。自服诺氟沙星胶囊、小檗碱片、藿香正气水等药有效，但不能痊愈。诊见体瘦，舌质淡暗，舌苔白腻，脉细缓。

理中汤证的舌质不应该是这样子的。我觉得不可以腻，什么时候可以腻呢？危重患者身上。比如说躺在ICU病床上了，当我们辨的是理中汤证或者附子理中汤证，就不要管他舌苔腻不腻。舌苔越腻，用得效果越好。但是这个患者活蹦乱跳，排队排五六个小时还不倒下，见到舌苔腻是不可以用理中汤的。他这个舌苔腻不是由虚引起的。ICU病房里面，有部分患者舌苔腻是因为大虚引起的，这时候我们补虚就行了，不要管舌苔腻不腻。要是患者活蹦乱跳，精神好，就算是精神不好，但在医院里面站五六个小时没问题，他这舌苔腻不是正虚引起的，而是邪实引起的。

对于经方的使用，我们应该区分人群。门诊的人和躺在病床上下不来的人是不一样的，也就是说每一个方的方证在这两个人群里面的表现是不一样的，我们不要混淆。

大部分医生面对的都是排着队、生龙活虎地来看病的患者。有人说，我见到苔腻的，我也用理中汤，用起来也有效。你见到苔白腻，你用理中汤没问题，能让他肚子胀好一些，大便没那么稀，吃饭好一点，近期疗效可以，远期疗效就不好了。为什么？即便你把所有症状都治好了，你看他的舌象依然是腻，只要舌苔腻，病就没好，停了药过段时间又复发。你的疗效就类似于吃小檗碱片，没有远期疗效。舌象和脉象是我们中医的化验

167

单，你的化验单不好，疗效就是短期的、暂时的。

这个病案是中焦寒湿证，不是虚寒证。有没有虚寒呢？有。但是一开始不可以用理中汤。如果你用了一大把补药，你祛邪的药的剂量记得一定要增加。

我在临床上发现，开的方子越小，方子里每味药的作用越大。如果这个病案，不但用了苍术、厚朴、陈皮、干姜，又加上芍药，那么你在方子里面苍术、厚朴、陈皮是不够力的，你需要再往上加其他祛湿药。也就是说当你开的剂量仅仅是6g，那么你把药量减少为5g，或增加到7g，效果会完全不一样。但如果你开的剂量是60g，那么你把剂量调整为40g，或者50g，感觉还是差不多。如果你这张方子里面仅仅开了5味药，那你多一味和少一味明显就不一样。如果你开40味药，那么你变成45味药，或者35味药作用完全是一致的。方子越小，要求我们对方子里面每味药越讲究。

如果这个病案，我们用了理中汤，参、姜、白术、甘草都用上了，我们为了祛湿，可能要再加莱菔子、神曲，如果加上去，热象又明显了，我们又要加黄连，加薏苡仁，一个简单的方子就变得很复杂了。大方是怎么开大的，估计很多时候就是这样。在这个案例里面，我选的是平胃散：炒苍术12g，厚朴9g，陈皮9g，干姜9g，焦山楂15g，炙甘草3g。

为什么要加焦山楂呢？学生经常问我："为什么老师你治中焦病的时候经常用山楂、莱菔子、神曲？"我说："这些药就是从保和丸里面拿过来的。"一个中焦虚寒的患者尽管他纳差，胃口不好，但是还是要吃的，吃了脾胃就更不好了，我们看到舌苔腻有可能是啥引起的？第一寒湿，第二食积。我们怎么区分呢？脉细缓，就是寒湿，没有食积，食积是脉滑的。但是对食积的患者，我又很少摸到滑脉，当食积出现脉滑的时候，保和丸的力量不够了，这时候有可能要用导滞类的方，或者用保和丸加承气汤，这样合起来才能处理滑脉。因此，除了苔腻，没有食积，加上点山楂有助于除湿。这样用上以后，腹胀等症状会减轻。

这个患者吃了药以后，苔由腻变成薄，脉由细变成沉细。随着寒湿的去除，虚寒慢慢显示出来了。我接着处方：党参12g，干姜9g，炒白术12g，鸡内金12g，炙甘草3g。以温补中焦为主。

在座的各位可能觉得我讲得太简单，但是如果我们每个医生都认真细腻一点，医院的方子就不会那么多。

理中汤和平胃散的区别，一个是针对虚寒一个是针对寒湿。如果虚寒和寒湿并见，我们先驱寒湿，再治虚寒，这样的效果可能快一点。当然有时候我们虚寒和寒湿也必须同治。但有时候虚寒和寒湿会增加我们的疗程，甚至让我们陷入不那么好治的局面。

李东垣的《内外伤辨惑论》里面对这两个方子有这么一段论述："如脉沉细，腹中痛，是水来侮土，以理中汤主之。干姜辛热，于土中泻水，以为主也。如脉缓，体重节痛，腹胀自利，米谷不化，是湿胜，以平胃散主之。苍术苦辛温，泻湿为主也。"

李东垣在这里面明确告诉我们，理中汤是以干姜为君的，是治寒的；平胃散是以苍术为君的，是治湿的。理中汤的脉是沉细的，平胃散的脉是缓的。

再看一个病案：一个男性患者，56 岁，近 1 个月来每日晨起大便 1 次，早餐后又大便 1 次，大便偏稀，脘腹无明显不适，精神尚可，纳食好。舌质淡暗边有齿痕，舌苔白润，脉缓，右脉大于左脉。

这是什么证？这个患者坐在大家面前你们会用什么方子？是不是理中汤证？至少用六经辨证我们可以辨为太阴病。我们应该可以用四逆辈，首先选理中汤。

按照道理来说，缓脉主湿，可是这个病为什么缓脉还用理中汤呢？这个案例在缓脉的基础上，右脉大于左脉，从李东垣的认识来说，属于虚寒，属于内伤，马上能想到补中益气汤。补中益气汤也是治疗泄泻常用的方，但是这个患者能不能用呢？补中益气汤的泄泻不是早上的泄泻，往往没有明显的时间规律。而这个患者很明显的，早上起来拉 1 次，早餐后又大便 1 次，其他时间都不腹泻，典型的虚。我用理中汤加补骨脂，考虑到这个苔白润脉缓，有点湿邪，于是用了点薏苡仁、扁豆、白芍来调肝，从虚寒湿考虑。

处方：红参 12g，炒白术 12g，干姜 9g，盐补骨脂 15g，益智仁 12g，炒薏苡仁 15g，炒扁豆 15g，炒白芍 12g，炙甘草 3g。7 剂，水煎服。

二诊：服药期间，前 4 天每日便泻 4 次，后 3 天每日便泻 2 次。便泻较畅，脘腹无明显不适，便泻后精神、纳食不受影响。舌、脉同前。我又在前方的基础上加大了力度，改方理中汤合四神丸加减。

处方：红参 12g，炒白术 12g，干姜 9g，盐补骨脂 15g，吴茱萸 3g，五味子 9g，炒白芍 12g，炒鸡内金 12g，炙甘草 3g。7 剂，水煎服。

虽然二诊的时候，患者的大便次数增加了，但是没有引起患者食欲、精神的改变，并且患者感觉泻了以后还挺舒服的，我就认为这是正常药物起效的反应。《伤寒论》里面有一句话："以脾家实，腐秽当去故也。"太阴病无非就是中焦脏腑的功能不足了，而我们用药的目的，就是让中焦脏腑恢复功能正常。而在恢复正常功能的过程中把中焦不该停滞的东西除去，于是治中焦证的时候经常会出现大便次数增多的情况，这是没有问题的。有一个注家说，"脾家实，腐秽当去"这 7 个字在太阴病篇里面是很重要的，如果我们把这 7 个字读懂了，太阴病篇就读懂了。

接着讲到白术，理中丸里白术起什么作用？祛湿的作用。那么从湿邪的角度来看，白术、苍术，都是祛湿的，茯苓也是祛湿的，张仲景经常把白术和茯苓一起用，如果中焦虚寒兼有水湿，我们能不能用茯苓来取代白术？或者能不能理中汤加上茯苓？有人说去了白术补脾的作用就弱了，那可不可以加大人参的量，以增加补脾的力度呢？我们这样去思考，有助于我们认识每一味药。一个方子里，我所使用的这个药能不能用另外的药代替？为啥不能？为啥能？什么时候能？什么时候不能？

李东垣就是用升降浮沉理论构建了脾胃学说，在李东垣笔下的心肝脾肺肾就是木火土金水，就是升降浮沉。他说我们体内的升降浮沉和体外的达到相应的时候，步调一致的时候，人就好；身体和外界的升降浮沉不合拍的时候，人就病。那么，我们怎么让患者好起来呢？就是想办法用药物的升降浮沉来调节身体的升降浮沉，让身体的升降浮沉和外界的升降浮沉步调一致，病就好了。但怎么让两者步调一致呢？脾主四季，寄旺于四季的最后 18 天，于是他的学说立足脾胃构建，他的脾胃学说也是他构建内伤学说的产物。

我说李东垣最大的贡献在于他给我们中医学创立了内伤学说，脾胃学说只是构建内伤学说的副产品。如果我们把李东垣当成脾胃学说的大家，好像有点低估了他。在李东垣的笔下，白术属土，茯苓属金，在升降浮沉里面，茯苓是降的，白术是不参与升降浮沉。所以，白术不可以用茯苓代替，他们不属于同一类。理中汤治疗泄泻，原则上我们不加茯苓，清阳不升，或者清阳下陷，我们不但不可以加茯苓，还要加升药，类似于痛泻要方里面的防风。后来李东垣把干姜去掉加上茯苓这是另一段话了，和理中汤完全不是一回事。其实在古人笔下，组方就是那么严谨，我们读经方的时候能感觉到，读后世的时方也是这么严谨。李东垣的补中益气汤是怎么构建起来的？理中汤去了干姜加了茯苓是四君子，四君子汤去了茯苓加了黄芪、当归、升麻、柴胡，这就是补中益气汤。李东垣在创立补中益气汤时故意把茯苓去掉，如果补中益气汤证伴有寒邪时候，李东垣还会加干姜，但他加茯苓是很谨慎的。但是，补中益气汤发展到后世，明清的医家就经常加半夏、茯苓。

在《太平惠民和剂局方》中有这么一首方子：治脾胃冷弱，心腹绞痛，呕吐泄利，霍乱转筋，体冷微汗，手足厥寒，心下逆满，腹中雷鸣，呕哕不止，饮食不进，以及一切沉寒痼冷，并皆治之。大家认为碰到这么一组证该用什么方子？理中汤不够，要用附子理中汤。为啥呢？

这组症状出现了手足厥寒，太阴病是手足自温，到了少阴厥阴才会手足厥寒。书中用了附子理中丸原方 5 味药，各等量。附子、人参、干姜（炮）、甘草（炙）、白术各三两。上为细末，用炼蜜和为丸，每两作一十丸。每服一丸，以水一盏化破，煎至七分，稍热服之，空心食前。

我们在方书中经常会看到说理中丸是治疗中焦虚寒的，附子理中丸是治疗中焦偏下虚寒的。是不是？附子理中丸就不能治中焦虚寒吗？太阴病篇四逆辈就不可以有附子理中丸？有的方书中说寒轻用理中丸，寒重用附子理中丸，什么叫寒轻什么叫寒重？如果寒轻用干姜 3g，寒重我可以用 6g。如果寒轻用干姜 6g，寒重我可以用 12g。我们可以用剂量来调节驱寒力量的大小。我们为啥要加附子呢？类似方证的鉴别，好像对临床作用不大。真正的区别就是手足厥寒。

谈到附子理中汤，我们面临一个问题，原方里面说各等量，但我们现在开附子理中汤时，谁也不会开各等量。特别是附子的用量，不容易统一，有的大量，有的少量；有说附子可好用，有说不好用；有的说附子什么都能用，有的说一定要小心。

我们去读明清医家医案的时候，如陈修园、喻嘉言、徐灵胎，他们的医案用的附子量不是很多，现在大部分医家用附子的剂量也不是很大，当然也有部分医家的剂量达到 100g、200g、250g，患者吃了也很好，这就需要思考。附子什么时候用量大，什么时候小。

当然这里面还有相对剂量与绝对剂量的不同，临床上相对剂量要比绝对剂量重要得多。如果我们在附子理中汤里面，其他药都用 30g，附子只用 10g，那附子肯定不管用，如果其他药剂量都有 6g，附子用到 10g，那附子量就够大了。所以，相对剂量很重要。当然在一定范围内，我们需要思考绝对剂量。我们在读易水学派著作的时候，发现整个学派不轻易用附子，如果要用通常剂量偏小。我们在读李东垣的书，或者罗天佑的书时，能发现个别医案，他们用附子是以两为计，但是有部分地方是以分为计。

这是我们需要思考的，什么时候需要用大剂量，什么时候需要用小剂量。思考的结果就是，如果我们使用附子着眼点是邪气，用附子来温散阴寒的时候，量一定是大的，量少温散就慢点，就类似于我们见到少阴危重症，我们用附子绝对可以把患者救回来。这类似少阴三急下证，这时候你就该用大承气汤，如果用小承气汤、调胃承气汤，肯定救不回来。

附子也是一样的。如果我们重在驱邪，用量一定大，如果我们着眼点是正气，在于温阳气，在于少火生气，这个时候剂量一定是小的。什么时候我们治疗需要着眼邪气？外感。什么时候治疗要着眼正气？内伤。为啥易水学派用附子特别谨慎？因为他们是从内伤病角度考虑。如果我们临床上时刻这样思考，对一部分患者来说，我们需要大剂量附子，一部分需要用小剂量附子。该用小的时候用大不合适，有害；该用大反而用小了，不够力。

后世有一个医家特别聪明，他说"治外感如将，治内伤如相"，如果我们要用将，附子一定是要大量，如果从相角度考虑，附子就一定要小量。就像《三国演义》里面，如果你要冲锋陷阵，一定是张飞、关羽、赵云，如果你要治理这个蜀国，或者安抚城市，你让张飞去那绝对是坏事的。

《张氏医通》里面有这么一个案例：家弟曾余，虽列贤书，最留心于医理。弟妇郑氏，乃世传女科中山之女，昆弟俱为时医。戊申夏患呕逆，不食者月余。服宽膈理气药二十余剂，几至绝粒，而痞胀异常，邀余诊之。脉得虚大而数。按仲景脉法云：大则为虚，数则为虚。此胃中阳气大虚，而浊阴填塞于膈上也。因取连理汤方，用人参三钱服之。四剂而痞止食进，后与异功散调理数日而康。

如果这么一个病给我们，我们会怎么治，会用什么方？呕逆，不食，脉虚大而数。有没有可能用理中汤？这里说"因取连理汤方，用人参三钱服之。四剂而痞止食进。后与异功散调理数日而康"。连理汤是理中汤加黄连，这个连理汤有一点半夏泻心汤的意思，黄连、干姜配伍辛甘苦降，这个患者是躺在病床上下不了床的，应该这样治。如果活蹦乱跳地来门诊的患者，是绝对不可以这样治的，应该先用半夏泻心汤。但是这个患者"不食者月余"。这个患者平素营养不好，加上吃饭不好一个多月，再加上前面医生用了那么多宽膈理气药，正虚到极点。这时候用连理汤，理中汤加减，以人参为君。这时主要的矛盾在正虚而不在邪实。

通常理中汤证不会出现脉虚大而数。我们摸到虚大而数的脉象，通常不会想到用理中汤或者理中汤类方。当然这个医案不是入门医案，是拔高性质的。

再看一个医案，写得特别精彩，有时候我就觉得为什么古人能把医案写得这么精彩。不像我们现在的医案，絮絮叨叨说那么多，看得麻烦。

《柳选四家医案·评选静香楼医案上卷》：中气虚寒，得冷则泻，而又火升齿衄。古人所谓胸中聚集之残火，腹内积久之沉寒也。此当温补中气，俾土厚则火自敛。处方：四君子汤加益智仁、干姜。

这里没有考虑火升齿衄，只考虑了中焦虚寒腹泻。我个人觉得加上 3g 黄连，可能会好一点。由于时间关系就说到这里。谢谢大家！

名师经方讲录

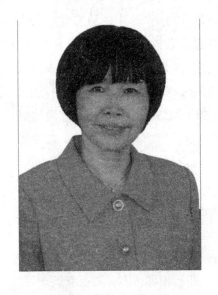

【名师简介】

李赛美　医学博士，享受国务院政府特殊津贴专家。广州中医药大学教授，主任医师，博士生导师，博士后合作教授，伤寒论教研室主任，第一临床医学院经典临床研究所所长。中华中医药学会仲景学说专业委员会副主任委员，方药量效关系学会副主任委员，广东省中医药学会仲景学说专业委员会主任委员，糖尿病专业委员会常务委员。国家重点学科（中医临床基础）学术带

头人，国家中医药管理局重点学科（伤寒论）学科带头人，国家精品课程"伤寒论"负责人。荣获全国模范教师，全国教育系统巾帼建功标兵，全国首届杰出女中医师，全国优秀中医临床人才，南粤巾帼十杰等称号。擅长运用经方辨治糖尿病、肝病、甲亢、抑郁症及疑难病症；主持"全国经方班"成为享誉海内外的继续教育品牌。主持国家"十一五"支撑项目及省部级科研课题、教学课题 16 项。发表论文 190 余篇，编写教材及著作 39 部；获国家科技进步奖二等奖 1 项、省部级成果奖 9 项。

【名师专题】

中医治疗糖尿病再实践再思考

广州中医药大学　李赛美教授

　　我今天演讲的题目是"中医治疗糖尿病再实践再思考"。我个人在经方班不断地受益，不断地成长，每一次听课都为我开启一盏明灯，受益匪

浅。在座的各位都来自临床，在临床上或多或少都会遇到很多困惑。每次在经方班，当专家把自己的独到见解分享给大家，可能就刚好把你心中的疑问讲清楚了。所以，这样的课非常难得。

今天，我跟大家汇报我对糖尿病的认识和实践的问题。糖尿病，西医有明确的临床路径、诊疗规范，我们都很熟悉。那如何在中医防治方面有所建树？讲心里话，原来患者问中药能不能降糖，我内心是不确定的。只能和患者说中药可以辅助降糖，或者说中药的优势是预防治疗并发症，或是说可以改善体质。但是经过这几年来的学习、思考及实践，我可以大胆地说，也可以非常肯定地告诉大家：中药完全可以降血糖，这是个无可置疑的事实。

我下面先给大家分享几个病例，给大家看看中药降糖的疗效，然后再回过头来，看看怎么从病因、病机、治法、方药等方面去思考，提出自己的一些见解。

一、纯中医能否治疗糖尿病？（疗效问题）

我的小孩在读医，她读的是西医，但他们学校也会有一些中医的基础课程。给他们讲中医的老师都把中医讲得很浅，甚至批判中医，把社会上负面的信息带到课程中来。所以，为什么一般西医不太相信中医？从院校培养开始，对中医就唱反调，我感觉源头在教育。我孩子的老师在讲到中医治疗糖尿病的时候，就和同学说中药可以降血糖，那是骗人的。我觉得这个问题很严峻，我思考了一个晚上，就回答她："中医中药绝对可以降血糖。"

我们在座的各位这么相信中医，是因为你们尝到了中医的甜头，你们来自临床，知道中医确实有效。所以，不是你的学历多高，你对中医的认识就有多深，最关键的是对中医的感觉，对中医的认同，你没有认同感就不能站在中医的领域里。我觉得我孩子学校的老师，这样讲话是误人子弟，是误国。这样培养学生，会逐渐把我们中医扼杀掉，非常伤感啊！我今天就讲我的临床案例，绝对地、肯定地、真实地回答中医能不能降糖的问题。

案例 1

冯某，男，52 岁。初诊日期：2013 年 2 月 26 日。患者 6 天前单位体检发现血糖升高，糖化血红蛋白 11%，空腹血糖 11.47mmol/L。患者平素口干多饮，易饥饿，1 年来消瘦 8 斤，纳眠可，二便调，舌红，苔白腻，有齿痕，脉细。方以温胆汤合葛根芩连汤、生脉散，重在健脾化痰、清热燥湿，兼养阴生津。处方：茯苓 20g，炙甘草 6g，陈皮 10g，法半夏 10g，枳壳 10g，竹茹 10g，黄连 20g，粉葛 30g，黄芩 10g，熟党参 20g，苍术 30g，何首乌 30g，山楂 15g，决明子 15g，生地黄 20g，麦冬 30g。7 剂，每日 1 剂，水煎，早晚分服。另予中成药：降糖三黄片 8 片，每日 3 次；小檗碱片 0.3g，每日 3 次；温胆片 4 片，每日 3 次，饭后服。并嘱患者完善糖尿病专科检查。

我当时是怎么考虑的？这个患者糖化血红蛋白那么高，而且出现了消瘦，那么他应该已经到了糖尿病的中期了。不要以为单位体检刚刚发现血糖升高就是初发，其实很多患者都已经患病三五年了。这个患者有气阴不足，有痰湿，还有热，我就从健脾化痰、清热燥湿，兼养阴生津的角度开了这个方。

同时，我还用了三个中成药，降糖三黄片是我们的院内制剂，是我们伤寒团队开发的一个降糖的中成药。其实是《伤寒论》里边的桃核承气汤加味，哪三黄呢？大黄、黄芪、生地黄。温胆片也是我们院内制剂，另外还加了小檗碱片。

边治疗边嘱咐患者去完善检查，糖尿病的专科检查包括糖耐量、胰岛素释放、糖化血红蛋白。

二诊（2013 年 3 月 2 日）：查糖耐量：空腹血糖 12.45mmol/L，餐后 0.5 小时血糖 21.61mmol/L，餐后 1 小时血糖 26.2mmol/L，餐后 2 小时血糖 26.76mmol/L，餐后 3 小时血糖 19.9mmol/L；查胰岛素释放：空腹胰岛素 17.7μIU/mL，餐后 0.5 小时胰岛素 11.96μIU/mL，餐后 1 小时胰岛素 23.12μIU/mL，餐后 2 小时胰岛素 19.19μIU/mL，餐后 3 小时胰岛素 20.69μIU/mL。

我们看他的血糖，非常的高。胰岛素的分泌水平也很低，而且峰值也很低，并且还分泌延后，证明胰岛功能有损害，而且损害得相当严重。

患者服上方后口干多饮症状好转，刻诊：轻微口干口苦，胃纳佳，易饥，大便干，日一次，小便微黄，量不多，眠可，舌暗红，苔薄白，脉弦。继续予温胆汤合葛根芩连汤、生脉散，以健脾化痰、清热燥湿，兼养阴生津，并加虎杖以通腑除壅，以助行气祛痰。处方：茯苓 20g，炙甘草6g，陈皮 10g，法半夏 10g，枳壳 10g，竹茹 10g，黄连 30g，粉葛 45g，熟党参 20g，苍术 30g，何首乌 30g，决明子 15g，生地黄 20g，麦冬 30g，虎杖 30g，天花粉 15g，干姜 6g。7 剂，每日 1 剂，水煎，早晚分服。继续予降糖三黄片 8 片，每日 3 次；小檗碱片 0.3g，每日 3 次；温胆片 4 片，每日 3 次，饭后服。

因为患者大便是干的，所以我加了虎杖。虎杖是土大黄，大黄是可以通便，但是会引起腹痛，那我就跟梅国强老师学了，用土大黄——虎杖，既可以通便，又不会引起腹痛。

三诊（2013 年 3 月 16 日）：今日查空腹血糖 7.6mmol/L。患者服上方后口干口苦、易饥等症状消失。刻诊：视物模糊，面部烫感，余无不适。舌红，苔薄白，脉弦。效不更方，继续守上方，并加枸杞子、密蒙花、青葙子以养肝明目。处方：茯苓 20g，炙甘草 6g，陈皮 6g，黄连 20g，粉葛30g，熟党参 20g，苍术 30g，何首乌 30g，生地黄 30g，麦冬 30g，虎杖30g，天花粉 15g，枸杞子 15g，密蒙花 15g，青葙子 15g。7 剂，每日 1 剂，水煎，早晚分服。继续予降糖三黄片 8 片，每日 3 次；小檗碱片 0.3g，每日 3 次；温胆片 4 片，每日 3 次，饭后服。

患者 1 个月来看一次，我基本上还是守原方，但是做了一些调整，因为他视力有点模糊。视力模糊有几个原因：第一，可能是糖尿病的眼底病变；第二，可能是血糖在调整过程中，晶体渗透压改变，影响眼球的晶体屈光度，引起了视力的模糊。就是说，血糖从高到低，或者由低到高，都有可能使视力模糊。针对他视力模糊的问题，我加了养肝的药枸杞子、密蒙花、青葙子等。

四诊（2013 年 4 月 20 日）：今日查空腹血糖 7.1mmol/L。刻诊：面部烫感消失，仍有视物模糊，大便干，日一次，小便黄，纳眠可，舌红，苔薄黄，脉浮弦。效不更方，继续守上方治疗。

五诊（2013 年 5 月 25 日）：查糖化血红蛋白 7%。刻诊：患者无明显不适，纳眠可，小便黄，大便干，日一行，舌暗红，苔薄黄，脉弦。方用小柴胡汤、茵陈蒿汤、葛根芩连汤合方，以和解少阳、畅达三焦、清利湿热。处方：柴胡 10g，黄芩 10g，法半夏 10g，熟党参 30g，黑枣 10g，炙甘草 6g，粉葛 30g，黄连 10g，淫羊藿 15g，砂仁 6g，白芍 15g，虎杖 30g，天花粉 15g，玉米须 30g，茵陈 20g，丹参 10。7 剂，每日 1 剂，水煎，早晚分服。继续予降糖三黄片 8 片，每日 3 次；小檗碱片 0.3g，每日 3 次；温胆片 4 片，每日 3 次，饭后服。

到了五诊，患者糖化血红蛋白 7%。原来是 11%，这说明降糖效果非常好，正常值是 6.4%，他比正常值还是高了一点。那根据他的症状综合辨证，我们从少阳、从肝胆，以小柴胡汤、茵陈蒿汤、葛根芩连汤合方。

六诊（2013 年 6 月 29 日）：查空腹血糖 6.3mmol/L，服上方后大便干消失，小便黄消失，纳眠可，无明显怕冷怕热，无口干口苦，舌淡红，苔薄白黄，脉细。效不更方，继续守上方治疗。

七诊（2013 年 7 月 30 日）：查空腹血糖 5.67mmol/L，服上方后自觉无明显不适，视物模糊，佩戴花镜后视物清晰，无头晕，无胸闷，无四肢麻木，二便调，睡眠可，控制饮食，舌淡红，苔薄白，脉细。方以柴芍地黄汤加味，以滋补肝肾、养肝明目。处方：柴胡 10g，白芍 10g，枸杞子 15g，菊花 10g，熟地黄 20g，山药 30g，山茱萸 15g，牡丹皮 10g，茯苓 15g，泽泻 10g，密蒙花 15g，千里光 15g，茺蔚子 15g，淫羊藿 15g，砂仁 6g。7 剂，每日 1 剂，水煎，早晚分服。予降糖三黄片 8 片，每日 3 次；小檗碱片 0.3g，每日 3 次；杞菊地黄丸 8 粒，每日 3 次，饭后服。

到了 7 月份，患者空腹血糖 5.67mmol/L，患者也 50 多岁了，肝肾不足也会引起视物模糊，所以我们就用柴芍地黄汤，也就是六味地黄汤合四逆散的意思，补肝肾、养肝明目，兼以疏肝。

这个患者每个月都定期复诊，一直坚守这个方，后来复查糖化血红蛋白 5.9%，正常了。患者一粒西药都没用，完全真实的案例。

案例 2

崔某，34 岁，2012 年 8 月 7 日就诊。

患者近 1 个月来体重下降，并出现口干多饮、多尿等症状，到医院体检发现血糖升高，查空腹血糖 15.95mmol/L，糖化血红蛋白 11.3%，刻诊：口干口苦，饮水量多，喜饮冷水，手脚麻木，肿胀感，纳可，眠差，易醒，四肢乏力，小便黄、次数多、气味浓，大便烂，每日 1 次，舌红有齿印，苔白腻，脉弦滑。

这个患者的症状很多，我们考虑他是胆热脾寒，又兼有气阴不足，同时又有点湿热，所以就用了柴胡桂枝干姜汤、生脉散加清热燥湿之品，以和少阳、温太阴，兼清热燥湿、滋阴益气。处方：柴胡10g，桂枝10g，干姜10g，牡蛎30g，天花粉15g，黑枣10g，炙甘草6g，熟党参30g，淫羊藿15g，砂仁6g，苍术30g，黄连20g，玉米须30g，生地黄20g，麦冬30g，五味子10g。7剂，每日1剂，水煎，早晚分服。予降糖三黄片8片，每日3次；小檗碱片0.3g，每日3次，饭后服。并嘱咐患者尽早完善糖尿病专科相关检查。

二诊（2012年8月14日）：查空腹血糖11mmol/L。口苦及四肢乏力症状明显改善，现怕热，口干，口中黏腻感，汗多，汗后皮肤黏腻，手脚麻，颈项不舒，眠差易醒，小便次数多，色黄味重，大便可，舌质红，苔白腻，脉弦细。

患者口中黏，皮肤黏，往往都是湿热，我们从葛根芩连汤入手，但是要顾护脾胃，合用四君子汤、生脉散并加通腑去滞之品，以清热燥湿、通腑除壅、滋阴益气。处方：茯苓20g，炙甘草6g，陈皮10g，黄连20g，粉葛30g，黄芩10g，党参20g，苍术30g，虎杖20g，山楂10g，决明子15g，玉米须30g，淫羊藿15g，砂仁6g，生地黄20g，麦冬20g。7剂，每日1剂，水煎，早晚分服。予降糖三黄片8片，每日3次，小檗碱片0.3g，每日3次，饭后服。

三诊（2012年8月25日）：服药后症状均有所改善，现纳眠可，大便溏烂，小便黄，次数频，舌淡暗，苔白，脉细滑。这一诊，患者的舌苔和舌质都发生了变化，舌质变淡暗了，苔白，尽管有热在里边，但阳气不足的一面显示出来了，所以用方也寒温并用。方以葛根芩连汤合附子理中汤，一方面清热祛湿，另一方面温中健脾。处方：茯苓20g，炙甘草6g，陈皮10g，黄连20g，粉葛30g，黄芩10g，党参30g，苍术30g，决明子15g，玉米须30g，淫羊藿15g，砂仁6g，生地黄20g，附片6g，干姜6g，乌药10g。7剂，每日1剂，水煎，早晚分服。予降糖三黄片8片，每日3次；小檗碱片0.3g，每日3次，饭后服。

四诊（2012年9月15日）：近日患者稍有神疲乏力，口干，喜冷饮，手足麻木，眠差，易醒，大便正常，小便黄，舌淡暗，苔白腻，脉滑。方以葛根芩连汤合附子理中汤、四物汤，以清热祛湿、温阳健脾、活血化瘀。处方：茯苓20g，炙甘草6g，陈皮10g，黄连10g，粉葛15g，黄芩

10g, 党参 30g, 苍术 30g, 玉米须 30g, 淫羊藿 15g, 砂仁 6g, 附片 6g, 干姜 6g, 白芍 15g, 当归 15g, 川芎 10g。7 剂, 每日 1 剂, 水煎, 早晚分服。予降糖三黄片 8 片, 每日 3 次; 小檗碱片 0.3g; 每日 3 次, 饭后服。

五诊 (2012 年 10 月 18 日): 口干等症状明显缓解, 但仍感手足麻木, 神疲, 下肢乏力, 腰酸, 胃纳可, 无口干口苦, 眠差易醒, 二便调。舌淡暗, 苔薄黄, 脉细弦。平素自查空腹血糖 8~10mmol/L, 餐后 2 小时血糖 10mmol/L。

手脚麻痹是什么? 一般是糖尿病的并发症——糖尿病周围神经病变。所以, 我用了桂枝加葛根汤, 还有黄芪桂枝五物汤、当归芍药散、麻黄附子细辛汤合方, 用补气温阳来通络。

处方: 桂枝 10g, 白芍 10g, 黑枣 10g, 炙甘草 6g, 粉葛 60g, 当归 15g, 泽泻 20g, 川芎 10g, 茯苓 30g, 炒白术 20g, 党参 30g, 黄芪 30g, 麻黄 5g, 附片 6g, 细辛 3g, 生姜 10。7 剂, 每日 1 剂, 水煎, 早晚分服。予降糖三黄片 8 片, 每日 3 次; 小檗碱片 0.3g, 每日 3 次, 饭后服。

我的用量都比较小, 附子 6g、麻黄 5g、细辛 3g。四两拨千斤, "少火生气, 壮火食气"。

六诊 (2012 年 11 月 8 日): 复查糖化血红蛋白 9.6%, 患者仍感双脚足趾发麻, 精神疲惫, 夜寐不安, 余症减轻, 饮食二便正常, 舌淡红有齿痕, 苔薄白, 脉弦细。方以四逆散合四君子汤、葛根芩连汤, 并加安神之品, 以疏肝健脾、清热祛湿、交通心肾。处方: 柴胡 10g, 白芍 10g, 枳壳 10g, 炙甘草 6g, 党参 30g, 白术 15g, 茯苓 15g, 粉葛 15g, 黄芩 10g, 黄连 20g, 熟枣仁 20g, 首乌藤 30g, 夏枯草 15g, 法夏 15g, 淫羊藿 15g, 砂仁 6g。7 剂, 每日 1 剂, 水煎, 早晚分服。予降糖三黄片 8 片, 每日 3 次; 小檗碱片 0.3g, 每日 3 次, 饭后服。再次嘱咐患者尽快完善糖尿病相关专科检查。

七诊 (2012 年 11 月 17 日): 查糖耐量: 空腹血糖 6.69mmol/L, 餐后 0.5 小时血糖 12.05mmol/L, 餐后 1 小时血糖 16mmol/L, 餐后 2 小时血糖 17.06mmol/L, 餐后 3 小时血糖 10.61mmol/L; 查胰岛素释放: 空腹胰岛素 26.57μIU/mL, 餐后 0.5 小时胰岛素 41.39μIU/mL, 餐后 1 小时胰岛素 74.28μIU/mL, 餐后 2 小时胰岛素 49.63μIU/mL, 餐后 3 小时胰岛素 41.38μIU/mL。服上方后, 患者睡眠好转, 仍感精神疲累, 口唇干燥, 足底发麻，二便调，舌淡暗，苔薄白，脉细滑。继续用四逆散合四君子汤。处方：柴胡10g，白芍10g，枳壳10g，炙甘草6g，党参30g，白术15g，茯苓15g，黄连20g，熟枣仁20g，首乌藤30g，淫羊藿15g，砂仁6g，五味子5g，玉米须30g，盐牛膝10g。7剂，每日1剂，水煎，早晚分服。予降糖三黄片8片，每日3次；小檗碱片0.3g，每日3次，饭后服。

这个患者的胰岛功能，比前面的那个案例的胰岛功能要好一点。我们继续守方，继续治疗。

八诊（2012年12月29日）：双足麻木及夜寐不安等症状均明显好转，近日口干、口臭，饮食二便正常，精神好转，舌尖红，苔薄白，脉弦细。继续守前方治疗。

九诊（2013年1月19日）：复查糖化血红蛋白7.3%。近来工作压力大，口干渴，胃纳可，四肢无麻痹、抽搐感，大便一日一行，小便淡黄，气味重，量多，无夜尿，夜卧自觉身热，眠安，舌淡红苔薄白，脉细。

患者的糖化血红蛋白已经降到了7.3%，这个人工作压力比较大，所以症状也有所反复，我们还是守中焦脾胃，方以四逆散合四君子汤、生脉散加安神之品，以疏肝健脾、养心安神、滋阴益气。处方：柴胡10g，白芍10g，枳壳10g，炙甘草6g，党参30g，白术15g，茯苓15g，黄连20g，熟枣仁20g，首乌藤30g，淫羊藿15g，砂仁6g，玉米须30g，牛膝10g，生地黄20g，麦冬30g。7剂，每日1剂，水煎，早晚分服。予降糖三黄片8片，每日3次；小檗碱片0.3g，每日3次，饭后服。

十诊（2013年2月23日）：现口干、口臭，神疲乏力，脚底发麻，眠差，睡眠浅，易醒，小便味重，大便正常，舌淡暗，苔薄白，脉弦。方以四逆散合四君子汤、四物汤加安神之品，以疏肝健脾、养心安神、活血祛瘀。处方：柴胡10g，白芍10g，枳壳10g，炙甘草6g，党参30g，白术15g，茯苓15g，黄连20g，酸枣仁20g，首乌藤30g，淫羊藿15g，砂仁6g，玉米须30g，当归10g，川芎15g。7剂，每日1剂，水煎，早晚分服。予降糖三黄片8片，每日3次；小檗碱片0.3g，每日3次，饭后服。

十一诊（2013年3月30日）：近日患者常出现头晕、心慌、冒冷汗等低血糖反应，自测血糖3mmol/L，吃糖后症状缓解，余无不适，纳眠可，二便调，舌淡红，苔薄白，脉缓。继续守前方治疗，并嘱患者减少中成药药量。降糖三黄片8片，每日2次；小檗碱片0.3g，每日2次，饭后服。

十二诊（2013年5月11日）：查糖化血红蛋白6.3%。近日患者于下午6~7时易出现乏力、汗出等低血糖反应，服糖后可缓解，现纳眠可，二便调，舌淡红，苔薄白，脉弦细。

十一、十二诊，患者都出现了低血糖反应，中成药的药量一直在减少，这也提示患者正气不足，所以要扶正气、补脾补肾。方以四逆散、理中汤、肾四味合方治疗，以疏肝健脾、温阳补肾。处方：炙甘草6g，党参30g，炒白术30g，干姜5g，补骨脂15g，菟丝子15g，淫羊藿15g，枸杞子15g，柴胡10g，赤芍15g，砂仁6g，枳壳10g，郁金10g，鸡内金10g，连翘30g，皂角刺30g。7剂，每日1剂，水煎，早晚分服。嘱患者进一步减少中成药药量，予降糖三黄片4片，每日2次；小檗碱片0.1g，每日2次，饭后服。并建议患者复查糖耐量及胰岛素释放。

十三诊（2013年6月22日）：复查糖耐量：空腹血糖6.3mmol/L，餐后0.5小血糖9.48mmol/L，餐后1小时血糖12.87mmol/L，餐后2小时血糖11.63mmol/L，餐后3小时血糖7.69mmol/L；查胰岛素释放：空腹胰岛素18.82μIU/mL，餐后0.5小时胰岛素50.81μIU/mL，餐后1小时胰岛素76.81μIU/mL，餐后2小时胰岛素78.52μIU/mL，餐后3小时胰岛素46.57μIU/mL。现无明显不适，精神佳，无口干、口苦，纳眠可，二便调，舌质淡，苔薄白，脉弦细。暂停中药，中成药予降糖三黄片4片，每日2次；小檗碱片0.1g，每日2次，饭后服。

这个患者治疗了半年，血糖有明显的改变，胰岛功能也改善了。患者没有明显的不适，各方面都比较好，我就要他把中药全部停掉，但是中成药还在继续吃。

我们可以看到，用纯中药降糖，除了症状改善，西医的糖尿病专科检测——不漏地做了前后的比较，全部都得到了改善。

案例3

金某，男，38岁，2012年11月10日初诊。

患者于两周前体检时发现血糖升高，现口干明显，饮水多，视力模糊，无手足麻木，无胸闷心悸，面色萎黄，近半年来体重下降10余斤，小便黄，大便调，纳眠可，舌淡红，苔薄白，脉沉细。今日查糖化血红蛋白11.1%，查糖耐量：空腹血糖11.28mmol/L，餐后0.5小时血糖

13.39mmol/L，餐后 1 小时血糖 22.64mmol/L，餐后 2 小时血糖 26.29mmol/L，餐后 3 小时血糖 19.86mmol/L；查胰岛素释放：空腹胰岛素 3.09μIU/mL，餐后 0.5 小时胰岛素 10.06μIU/mL，餐后 1 小时胰岛素 18.2μIU/mL，餐后 2 小时胰岛素 24.3μIU/mL，餐后 3 小时胰岛素 13.03μIU/mL。

这个患者比较年轻，但是已经出现了胰岛功能损害，基础的胰岛素的分泌量比较少，所以治疗上以补气健脾为主。以四君子汤合肾四味，并加益气养阴生津之品，以健脾补肾、养阴生津。处方：熟党参 30g，炒白术 30g，茯苓 20g，炙甘草 6g，补骨脂 15g，菟丝子 15g，淫羊藿 15g，枸杞子 15g，黄芪 30g，天花粉 15g，玉米须 30g，砂仁 6g，乌梅 10g，黄连 5g。7 剂，每日 1 剂，水煎，早晚分服。予降糖三黄片 8 片，每日 3 次；小檗碱片 0.3g，每日 3 次，饭后服。

二诊（2012 年 12 月 22 日）。近期自测空腹血糖在 5.8～6.5mmol/L，服上方后视物模糊明显好转，无口干，纳眠一般，大便调，小便偏黄，夹泡沫，舌淡暗，苔薄黄，脉细滑。

因为这个患者舌质淡暗，所以我又加了当归补血汤，以健脾温阳补肾、气血双补。处方：熟党参 30g，炒白术 30g，茯苓 20g，炙甘草 10g，补骨脂 15g，菟丝子 15g，淫羊藿 15g，枸杞子 15g，黄芪 30g，当归 30g，天花粉 15g，玉米须 30g，砂仁 6g，黄连 5g，干姜 5g，附片 6g。7 剂，每日 1 剂，水煎，早晚分服。予降糖三黄片 8 片，每日 3 次；小檗碱片 0.3g，每日 3 次，饭后服。

三诊（2013 年 1 月 24 日）。今日测空腹血糖 6.6mmol/L，诉近段时间易饥，饮食增加，眠可，梦多，二便调，近 1 个月未再消瘦，体重稳定，舌红苔薄白，脉沉细。继续守上方治疗。

四诊（2013 年 3 月 16 日）。复查糖化血红蛋白 6.8%，近日无饥饿感，控制饮食，无口干口苦，大便调，小便夹泡沫，眠可，无腰酸，舌淡红，苔薄白，脉细沉。继续守上方治疗。

五诊（2013 年 5 月 11 日）。复查糖化血红蛋白 6.2%，纳可，无口干口苦，无易饥，小便夹泡沫、色微黄，眠可，舌红苔薄白，脉沉细。效不更方，继续守上方治疗。

前后治疗了 4 个多月，糖化血红蛋白 6.8%，指标已经接近正常了。5

月份再复查，就变成 6.2% 了，已经正常了，因为这个患者症状也不多，一直守方治疗，以扶正为主。

六诊（2013 年 9 月 14 日）。近日患者复查糖尿病相关专科检查，查糖化血红蛋白 6.1%，查糖耐量：空腹血糖 6.68mmol/L，餐后 0.5 小时血糖 14.3mmol/L，餐后 1 小时血糖 13.9mmol/L，餐后 2 小时血糖 13.4mmol/L，餐后 3 小时血糖 9.3mmol/L；查胰岛素释放：空腹胰岛素 4.7μIU/mL，餐后 0.5 小时胰岛素 40.6μIU/mL，餐后 1 小时胰岛素 33.2μIU/mL，餐后 2 小时胰岛素 70.9μIU/mL，餐后 3 小时胰岛素 28.62μIU/mL。无视物模糊，小便偏黄，时有泡沫，大便溏烂，舌淡红，苔薄白，脉细。

六诊复查了糖耐量和胰岛功能，都有明显改善。改用疏肝健脾，方以柴胡桂枝干姜汤并加益气养阴之品，以和少阳、温太阴、养阴温阳益气。处方：柴胡 10g，桂枝 10g，干姜 10g，牡蛎 30g，天花粉 20g，炙甘草 6g，黄芩 10g，苍术 30g，黄连 10g，乌梅 15g，黄芪 60g，茯苓 20g，紫苏叶 15g，玉米须 30g，淫羊藿 15g，砂仁 6。7 剂，每日 1 剂，水煎，早晚分服。予降糖三黄片 8 片，每日 3 次；小檗碱片 0.3g，每日 3 次，饭后服。

通过以上三个案例的分析，我可以理直气壮地说：中药降糖没问题。纯中药治疗，疗效令人信服。不单单是症状的改善，而且糖尿病的专科检查结果全部改善。

这里值得我们关注的是，糖尿病跟消渴病不能画等号。第一，古书里讲的消渴病，与我们现在糖尿病出现"三多一少"症状的阶段有相似之处。但是当糖尿病出现"三多一少"症状了，往往已经是糖尿病的中期，早期的糖尿病常常都是没有症状的，体重不但不下降，反而还会升高。往往都是单位体检才发现血糖高了。第二，消渴病是中医的概念，只要你有"三多一少"就叫消渴。这就包含得很广了，糖尿病在某个阶段会出现"三多一少"症状，甲亢某个阶段也会有"三多一少"，尿崩症也有可能出现"三多一少"的症状。所以，如果说消渴病就是糖尿病，那是完全不对的。糖尿病是西医的病名，是以血糖升高为主的一个病，不管你是胖了还是瘦了。所以，我们用古人治疗消渴病的经验来指导现在的临床，是不可以的。

纯中药降糖，疗效非常好，不单单见效快，而且没有什么不良反应。不单单症状改善，客观指标同步改善，是非常有说服力的，中药降糖确实有效。临床上，我用纯中药降糖的病历有很多很多，很多患者来找我看病，就是冲着我的中药治疗来的，来了就要求纯中药治疗。还有一部分患者，本来是吃西药的，但是经过中药治疗以后，西药的药量就可以减少了，甚至把西药撤掉改为中药。很多患者治疗一段时间以后，把中药、中成药全部都停掉，一两年检查，结果都还是正常的。

二、关于糖尿病发病原因（病因问题）

那我们就回过头来看看，为什么敢讲中药可以降糖呢？我们要从病因、病位、病机去思考。

首先，糖尿病，是一个西医的概念。西医针对糖尿病的发病原因，提出种子学说、土壤学说。种子学说认为，糖尿病跟遗传有关。所以，有些是一家人都有糖尿病。但是相当多患者说我们家里从来没人得糖尿病，就我一个人有糖尿病，这就涉及遗传的倾向性了，这就是第二个概念土壤学说。有这个种子是不是一定得病呢？那还看后天环境，有些家里几个姊妹，每一个都有糖尿病，但是偏偏有一个没有。所以说，糖尿病的遗传不是绝对的。但是，当你有糖尿病，要生孩子，怀胎时就要预防，控制体重，不要形成巨大胎儿。有些人以为胖胖的孩子好带好养，其实错了，很多胖胎儿就有潜在糖尿病的风险在里边。往往巨大胎儿的母亲都有妊娠糖尿病的过程。现在妊娠都要查血糖，往往血糖高一点医生就非常紧张，要患者控制饮食，甚至还打点胰岛素。妊娠糖尿病的患者生完孩子后，有一部分人血糖会恢复正常，但是也留下了一个根，有可能到一定阶段会再次复发，所以要跟踪，这些人都是糖尿病的高危人群。

土壤学说讲的是环境，尤其是我们的后天环境。很大一部分得糖尿病的患者都没有家族史，而是和自身的年龄、生活方式、习惯、睡眠、饮食、运动、情绪有关系。譬如一些城中村的人，原来做农民，现在不做了，当地主了，没事干了，整天就吃，就非常容易得糖尿病。再譬如一些老人家，随着年龄增长，器官功能的减退、衰竭，你说胰岛功能就不衰竭吗？所以，得糖尿病的风险也非常大。

从中医来看，三消学说大家最为熟悉。所以，有些不搞糖尿病专业的老师，不管患者胖瘦，舌苔多厚腻，都是益气养阴，一说血糖高就益气养阴。有效吗？我们认为没效。因为他一想到消渴病，就想到上中下三消，想到气阴不足。但是实际上很多患者很肥胖，湿热很重，你还跟他益气养阴，那不是真的如油和面，湿热混合在体内更难消。随着时代的发展，以及我们对糖尿病的认识进一步深入，这种学说应该要改变。近几年，提出了痰湿、湿热、郁热、气郁、瘀血、阳虚、脾虚等学说。每个医生的经历不同，站在不同的角度，都提出了自己一些独到见解。

我们应当这样看，遗传基因我们是没法改变的，但是遗传基因的后天表达是可以改变的。那我们从脏腑来分析，饮食、运动与脾相关，年龄老化与肾虚、情绪因素与肝郁关系密切。

所以，我们在治疗糖尿病进要抓住这三个方面：脾、肾、肝的关系。

三、关于糖尿病病机的认识（病机问题）

糖尿病的病机，现在有比较多的学说。第一个是热毒学说，在临床上，我们确实发现，热毒学说很盛行。我们医院的心内科，用黄连解毒汤治疗冠心病。这个观点在国际上也很盛行，认为炎症和热、毒有关。在我们内分泌科，患者血糖高的时候，也会表现出邪盛热毒的症状。

我们还发现另外一个问题，在疾病的后期，往往出现脏腑功能衰竭，尤其是心衰、肾衰阶段，血糖一般不高，甚至可以不用降糖药了。这是因为，心肾功能的衰竭，影响胃肠的功能，患者吃得比较少。我们病房有这样一个患者，是糖肾，住在肾内科，用灌肠疗法，这个患者反复低血糖，就收到我们内分泌科。这个患者一直在打胰岛素，但因为他反复低血糖，而又出现应激的高血糖。来到我们科后，就把胰岛素撤掉了，撤掉以后血糖就正常了。病情发展到糖肾阶段，因为肾脏的排泄减少了，就会产生药物的蓄积，所以就很容易引起低血糖。低血糖比高血糖更危险，所以我们把他的药停掉了。

我们看看1型糖尿病合并酮症酸中毒，这种情况往往有阳热的表现。他血糖很高，酮症酸中毒，呈现阳明三急下或少阴三急下的症状表现。大便不通，干结，口渴，舌质红，少苔，土燥而水结。总的来说，有邪在里面。而2型糖尿病高血糖阶段，往往呈现局部湿热、燥热、风热之征象，表现出胃肠湿热、肝胆湿热、下焦湿热，如急性胃肠炎、胆绞痛、尿路感染等；肺卫蕴热，如肺部感染；胃肠燥热，大便不通，大便干结，甚至十多天都不拉大便的也有；皮肤热毒，如皮肤的感染、溃烂，或者是疮疖。

所以，血糖高只是体内一种状态的表现信号，不要见高血糖就去降糖，是要把引起血糖高的原因消除掉。譬如有的患者说胃疼，一直都治疗不好，我说疼痛也会引起血糖高，让患者把衣服掀开，看看具体哪个部位疼。结果把衣服一掀开，带状疱疹。之前很多医生都当胃病治，肯定治不好。所以，我们中医讲望闻问切，望诊也很重要啊。把这个带状疱疹控制好以后，血糖也降了。当然血糖控制好，对带状疱疹的治疗恢复是非常重要的。

血糖，作为机体重要热能与功能转化的原料，中医认为它的性质为甘温的。聚多则生热，热甚则毒生。热毒怎么来的？和局部的血糖高有密切关系。西医认为糖尿病是由于胰岛素分泌相对或绝对不足，并伴胰岛素抵抗，致葡萄糖利用障碍而成。所以严格来说，患者是缺糖的。只是我们测血液里面的糖分高，实际上糖转输障碍，津液调节功能障碍，导致糖的分布不均匀。所以，会出现一种全身的虚损状态，但是局部表现出一种火热、亢奋的状态。从纵向看发病的过程，首先是一种虚，脾肾亏虚，到阳郁不达，到热毒积聚三个阶段。

很多糖尿病患者很肥胖，但是肥胖不代表正气足。有些人油光满面，看起来这种体质好像非常不错，面色很好看，其实是外强中干。可能这种人血糖高已经很久了，已经损伤到他的脾肾功能，已经阳郁不达，郁而生热，热聚集在一起了。

其实，脾肾亏虚、阳郁不达、热毒积聚这三个环节是可以相互转化的，可以顺着来，也可以由热毒盛导致阳郁，再导致脾肾亏虚。所以，临床上是比较复杂的。治疗糖尿病很少能只用一个方，往往要合方治疗。糖尿病其实是大内科小全科，我们各科都有糖尿病患者在住院，糖尿病的病情都是很复杂的，还有全身的并发症，你按哪一个脏器来治疗啊？糖尿病患者的临床表现都是寒热错杂、虚实夹杂、表里同病，甚至阴阳逆乱。仝小林教授将病机概括为"郁热虚损"。

四、关于糖尿病治疗思路（治法问题）

（一）降糖不远寒

我觉得糖尿病的治法，归纳起来有三点。第一点就是降糖不远寒。从

187

糖尿病的角度来讲，糖高不离火，降糖不远寒。你治疗糖尿病，如果血糖高，你当然不能离开凉药，这是基本的，但怎么个凉法？

从人体能量来讲，糖为人体功能活动重要能量来源。正常生理的血糖状态，表现为少火。中医讲少火生气，气食少火。血糖正常，就给我们机体提供正能量，少火是不卑不亢的，是维持我们生命的动力来源。血糖，为饮食水谷所化，其关键在脾胃，而脾胃的功能又离不开肾之元阳的推动，两者是先后天的关系，"先天生后天，后天养先天"。

那么从疾病的纵向来讲，血糖和阳热确实有相关性。我们临床上说，若气不布达，聚集过多则表现为壮火，或亢阳，"亢则害，承乃制"，这对人体是有害的。在糖尿病的早期、中期，阳证、热证确实比较多，这时候血糖都比较高。到了中后期，全身的功能状态在下降，气血阴阳不足，在人表现为全身的虚馁，而局部阳热，出现一种寒热错杂、虚实夹杂的状态。到了疾病终末期，很多患者的血糖就不太高了，多表现为寒证。虚证，这个时候就应该驱寒为主。所以，血糖高跟阳热确实有关系。而患者低血糖的时候，人体表现为疲乏、心悸、大汗淋漓，甚至手颤、头晕、昏迷，即出现气虚到阳虚、阳脱之状，有生命危险，有的人一觉就睡走了。所以，低血糖是非常非常忌讳的。

但是，血糖高往往和阳虚的状态是共存的。我们发现血糖高的患者，既有全身的阳虚，又有局部的阳热，那么治疗上我们就要寒热并用。单纯的温阳，对人体体质有明显的改善，有较大的扶正作用，但稍佐一点凉药，对疗效的提升是很重要的。但这也有一个临床摸索的过程，我在1996~1997年间写过一篇文章，讲述难治性糖尿病的治疗心得。有些人的血糖看了一年，就是怎么都降不下来，然后突然有一天，患者出现一个什么证，血糖就一下子降下来了。我就再回头看，为什么这个患者会突然好了。有一个老太太，是香港人，但是住在广州，因为血糖高，调了一年都不好，但她还是经常来找我。一直到后来，我发现她有一个最重要的症状，就是长期失眠，基本上整晚都睡不着。这个患者舌质偏红，舌苔有点黄，我就开了个黄连阿胶汤。黄连阿胶汤一开，对顽固性失眠效果非常好，从此这个患者的血糖就降下来了。有些人舌红苔黄腻，尤其是抽烟喝酒的人，肯定是大肠湿热，那就用葛根芩连汤。可能之前吃很多药都没效，可是葛根芩连汤一用，肚子一拉，血糖就降下来了。还有些患者，平时大便都不通，某天又生了闷气，出现了大柴胡汤证，那么一用大柴胡汤，血糖就降下来了。我发现，患者出现实证的阶段，用药效果都特别好，同时也发现这几个方里都有黄连。当时，我还不明白各种原因，就写了一篇文章。

后来，我遇到了仝教授。仝教授在我们经方班讲课特别强调他很擅长用葛根芩连汤治疗糖尿病。他是从量效的角度来观察葛根芩连汤的降糖作用。所以，仝教授的观点和我的不谋而合，我只是发现了这么个现象，但是没有这么高的领悟，血糖高与湿热有关，当病出现阳证、热证、实证的时候，取得的疗效就会特别好。

这是第一点，糖高不远温，降糖不远寒，一定要有凉药。

（二）扶正重脾肾

第二点，我们辨证要照顾人的正气。

降糖，虽然不是中医的概念，但是对老百姓很现实。患者不是单纯的精神很好就可以了，他也会知道测血糖，会把指标告诉你。就算他的症状有改善，但他的血糖降得不好，他也会觉得治疗没有效果。做中医很难，西医的指标要关注，中医的症状也要跟着改善。

所以我认为，固本非常重要。固本固什么？固脾肾。本在正虚损，扶正重脾肾。我前面讲，糖尿病的发病与患者所处的环境有很大关系。西医认为糖尿病发病与过饱饮食、缺乏运动、不良生活习惯、年龄老化有关。而中医则讲，"饮食自倍，脾胃乃伤"，久坐伤肉，脾主肌肉，我们现在很多人是动得少，经常坐着，伤了脾胃。我发现，我们大学很多教授都有糖尿病，糖耐量异常的人，多达50%。

很多体型肥胖、有"三高"的人，我们都一定要他查胰岛功能，很多是高胰岛素血症，这些都是潜在的糖尿病患者。现在糖尿病都年轻化，这主要和现代人的生活方式有关系。近期郑勇强博士提出痰湿质是糖尿病前期或早期重要体质特征及防治重点，这个观点也反映了糖尿病患者的体质早期与脾虚痰湿有关，到了中后期，到了糖尿病并发症出现了，就与肾虚有关。脾为后天之本，肾为立命之根，是生命正能量的发生器。无论从发病，到疾病后期至生命之终结，脾肾均是必须重视及立法之本。

（三）气血贵流通

当糖尿病出现并发症的时候，除了有正虚邪实，还有很重要的一环是气血。因为，糖尿病的兼杂证，往往多郁滞，气血不流通。气血与脏腑功能密切相关，脏腑功能的变化会影响气血，反过来气血的变化会影响脏腑。脏腑、经络、气血、表里——贯通。气血无非就是虚和实，气实、气虚、血虚、血瘀。糖尿病并发症都离不开血管，无论是大血管的病变，如糖尿病冠心病、糖尿病中风、糖尿病足，或是小血管的并发症，如糖肾、糖尿病眼底病变、心肌病变等，均关乎血管。血管的病变，久病就入络，就会产生瘀血。所以，糖尿病并发症的防治，重点要关注气和血的问题。《金匮要略》就讲到"若五脏元真通畅，人即安和"。气血畅通，全身脏腑得到了滋养，糖尿病就不会得了，自然其他病也不会有了。所以，人安血糖就会正常。中医的理念是以人为本，我们治疗糖尿病除了关注血糖指标，更要关注人，关注人本身的体质，人的现在和将来都要考虑到。

近期黄开颜博士提出"阳微结"即三阳气机郁结是消渴病病机之一，强调从畅达少阳枢机入手治疗糖尿病的观点。阳微结，是少阳病的关键条文，讲的是三阳的气机的轻度郁结，引起便秘。治疗糖尿病，从调畅气机入手，从三焦枢机入手。调肝也可以降血糖，这个就是强调了治疗从气来入手。

五、关于糖尿病组方用药（方药问题）

下面来看看糖尿病的组方用药。其实，我现在治疗糖尿病形成了一个基本的套路。我认为在辨证的前提下，复方合法运用，抓住清、开、补、通、化这几个要点。

清：我前面讲的糖高不离火，降糖不远寒。清热清火用什么呢？黄连类的方，葛根芩连汤、白头翁汤、黄连阿胶汤、黄连汤、大黄黄连泻心汤等。

开：开什么？开郁。因为我们在治疗过程中，发现很多患者都有气郁。所以，要用开郁的方，柴胡类方，如四逆散、大柴胡汤、小柴胡汤、柴胡桂枝干姜汤、柴胡加龙骨牡蛎汤、柴胡桂枝汤等，另外还有三泻心汤。我们讲柴胡类方调和少阳之枢，而三泻心汤是调理上下之枢。所以，三泻心汤也是属于和剂的范畴。

接着要补：怎么补？我用得最多的是少阴、太阴的方。理中汤、附子理中汤，我的最爱。患者有虚的我也用，没有虚的我也用。因为我们一定要固护脾胃。无论有病没病，我们都应当固护脾胃，未病先防。所以，我的方里面一定会有扶正的药。偏阳虚夹湿的就用真武汤，疾病后期邪气不太盛了，就用金匮肾气丸。通过温补来给患者动力，帮助患者代谢。

第四个要通：因为糖尿病患者很多都有瘀血，所以我经常用桃红四物汤，如果偏寒用黄芪桂枝五物汤、当归四逆汤、桂枝加葛根汤；偏实热用桃核承气汤、桂枝加大黄汤、桂枝加芍药汤、当归芍药散。

第五个，化浊：因为糖尿病患者往往合并有高血脂、高尿酸。所以，在治疗上既要化痰，又要祛湿。化痰用温胆汤、小陷胸汤、苓桂术甘汤；利湿用五苓散、藿朴夏苓汤、三仁汤、麻黄连翘赤小豆汤、茵陈蒿汤、小柴胡汤、甘露消毒丹。甘露消毒丹是温病的方，特别对于那些不离烟酒，压力很大，舌苔非常厚腻，湿热很重的人，就用甘露消毒丹。

我治疗糖尿病，基本上就离不开这几个模块，根据具体的病机，相关的指标来配合使用。总的来说，立方之本，重在降糖扶正，或降糖不损正；调理之要，包括偏气郁者，合用柴胡类方；偏血瘀者合用四物类方；夹痰者合用温胆之类，兼湿者合用利湿之品。

最后，我还讲一下黄连。最近黄连的研究非常多。大约在20年前，我就知道黄连可以降血糖。以前跟一个老教授查房，他就是用小檗碱给患者降糖，我现在也在用。从中医来讲，黄连味苦性寒，它的本身原意是清热燥湿的，现代药理研究证实黄连确实有改善胰岛，改善糖代谢，抗炎，对炎症因子有影响，能够抗氧化，清除自由基，调节脂质代谢，有非常多的作用，在糖尿病的治疗过程中也被很多医家运用。

南京一家医院的专家就在国际权威杂志《Nature》上发表了论文，讲小檗碱降糖降脂，而且还用动物实验解释了小檗碱降脂、降糖的奥妙。这篇文章说，黄连是他汀类药物的一个很理想的补充药。现在冠心病患者都在用他汀类，你说他血脂高吗？不高也要用。为什么？为了稳定动脉斑块。而我们可以用小檗碱，最关键是小檗碱便宜，100片才几块钱。而跟他汀类比，他汀类的肝损害的副作用是很明确的。小檗碱可以降脂、降糖、抗炎，还可以降血压，中医拿它来清热解毒，用它来治疗肠炎，那么多的好处。我们拿小檗碱治疗糖尿病，发现降糖平稳、持久，而且还比较安全。可是，我还是要和大家分享两个案例，这两个案例的患者都是吃了小檗碱后出现转氨酶升高，我就赶快把药停掉，加上中药调理，转氨酶就恢复正常了。所以，这个药有部分人还是不适宜用的。

　　总的来看，小檗碱还是多效的，一箭几雕。它还可以和西药协同作用，你用磺脲类、二甲双胍或者是打胰岛素，加上小檗碱片没有问题。它可控，因为只有一个有效成分——盐酸小檗碱。它价廉，尤其在基层卫生医院推广是比较方便的。

　　都说小檗碱味苦，但有一次，我见到一个患者在咀嚼黄连，这个患者的舌苔很黄。我问他黄连苦不苦，他说不苦。这时我真正感觉到，当方证对应，辨证正确，患者吃药的口感就会觉得特别好，特别舒服。小檗碱片吃多了，会引起便秘，这时候我们可以用一些六味地黄丸来滋阴，再开点大黄茶。我们的降糖三黄片就有这个好处，降糖三黄片的 1 号片就有通大便的作用。体质虚寒的人能不能用小檗碱片呢？我们可以配附子理中汤、金匮肾气丸，并且调整药量。

　　以上就是我和大家分享的心得，谢谢大家！

第四届国际经方班
（武当山班）

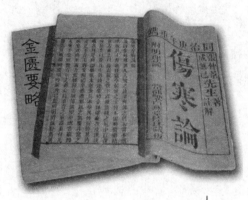

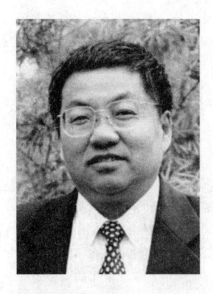

【名师简介】

　　王新陆　教授，博士生导师，全国著名中医内科专家。山东中医药大学原校长，曾任山东省政协副主席、山东中医药大学名誉校长，第十届、第十一届、第十二届全国政协常委。兼任中华中医药学副会长、世界中医药学会联合会中医特色诊疗研究专业委员会会长、世界中医药学会联合会教育指导委员会副会长、全国易经学会常务理事、中华中医药学会内科分会常委、中华中医药学会外治分会副主任委员、国家中医药管理局中医药重点学科建设专家委员会委员。2003 年被评为山东省有突出贡献的中青年专家、山东省名中医药专家。20 世纪 70 年代习医于山东中医学院，1978 年师从全国伤寒名家徐国仟教授。先后出版《脑血辨证》《徐国仟学术经验专家辑要》《王新陆中医内科治疗经纬》（中英文对照）等著作。现主要从事中医疑难病症的研究。

【名师专题】

经方、时病与临床

山东中医药大学　王新陆教授

　　今天上午，我听了刘力红教授和王泰科道长的两个专题讲座以后，觉得收获非常大。大家知道，我们做任何事情，氛围很重要，用网络的语言就是气场很重要。来到武当山这个地方，我就感受到巨大的气场，一个弘扬中医传统文化，发展伤寒学派的气场，在这样一个环境下，大家共同研究伤寒论，我们真的很幸福。

今天，我给大家讲的题目是，经方、时病与临床。这三个概念很平常，组合到一起也很平常，但是我们还是要把他们搞清楚。

一、经方是不是仲景方？

我们说仲景方是经方，但是经方的内涵更为广泛。在《汉书·艺文志》有经方类，共录书十一部，其中"汤液经法三十二卷"所录方也应该是经方类。所以，经方的范围很广阔。这就是要我们知道经方的范围很广泛，从《内经》开始，到张仲景，将近300年，所有中医总结出来的方药的大成，我们可以把他通称之为经方。《汉书》大家知道是东汉的班固所编，又称《西汉书》，他写的是西汉的事。而生活在东汉末年的张仲景写的方药，还是源于《汉书·艺文志》里的经方，这是不会错的。

西汉是公元前206年到公元25年，东汉是公元25年到220年，加在一起400年的时间。西汉淳于意的《诊籍》里，已经有了苦参汤、半夏丸这一些方剂，当时都是以药名当方名。而到了张仲景以后，方名就不仅仅是药名地罗列了，如小青龙汤、白虎汤、阳旦汤等。这说明什么问题？这说明在汉代道教非常的兴旺。

大家在学习中医的时候，要时时刻刻吸收社会的主流哲学思想。我读书的时候，正值"文革"期间，老师讲阴阳斗争、阴阳对立，阴阳天天在对立。其实阴阳是不是天天在对立呢？显然不是，阴阳和谐的时候多，对立的时候少。阴阳互根，互生互长，这才是阴阳的基本属性。阴阳对立的时候，就是阴阳离决了，这个人就死了。《内经》囊括了中医对阴阳认识的所有观点。周元还写过一本《阴阳论》，可是这本书已经失传了，最集周元《阴阳论》大成的就是《内经》。《内经》里把阴阳之间的关系都讲清楚了，而且把阴阳讲得非常到位。

中医的发展有几个高潮和几个突破。第一个繁荣时期，应该是在诸子百家，这时候出了一本书《内经》。第二个繁荣时期是两汉，有了张仲景写的《伤寒杂病论》，奠定了中医的发展之路。同一时期，还有一个比张仲景大23岁的人，叫盖伦。这个人在欧洲写了一本叫《论子宫》的书，把西方医学引向了一个分析医学的道路。而张仲景的六经辨证则把我们中医引向了一个整体医学的道路，使中医延续了1700年的发展。第三个繁荣时期，是金元四大家。金元四大家秉承了仲景的思想，根绝当时疾病的流行，与时俱进地创造了各种各样的流派和学说。而后，温病学的出现又带来了新的突破，解决了16~18世纪的传染病，自此以后中医的发展就停止了。鸦片战争前后，是中国黑暗的100年，国运不兴，中医也烟消云散了，奄奄一息。一直到1937年，抗日战争开始，再后来中国解放了，毛泽东提出西学中，中医、西医共同发展，中医得到了政府的支持，才走到了今天。而现在，是中医发展的最好的时期，是中医的繁荣时期，预示着我们中医会有新的突破。但我认为，中医的发展需要八个字"继承创新，不离大宗"。创新的前提是继承，不离大宗就是不能离开中国传统文化这个根。

我们讲回来，在两汉时期，有一个失落的文明，而张仲景是失落文明的代表，经方是两汉所有医学的遗产的总结。为什么失落呢？因为受道教兴衰的影响。以前，我们的方都是用的道教术语，从《辅行诀脏腑用药法要》中就可以看出，大小阳旦汤、大小阴汤、大小玄武汤、大小青龙汤、大小朱鸟汤、大小白虎汤、大小腾蛇汤、大小六陈汤等，可见当时道教思想于中医影响之大。可是，道教在西汉末年黄巾起义后成为邪教邪说，处于当灭、当剿的位置，统治阶级镇压道教，经方亦随之而湮灭，仅有一部分得救于仲景。在《伤寒论》中，仲景把这些方名改为了桂枝、麻黄、柴胡、泻心、承气之类了。所以可以说，仲景的经方是道医和中医发展的一个具体的记载和总结。这是我想讲的第一个问题。

道医和中医是有区别的，中医重在医，而道医重养重修。道医讲，命在天，寿在我，命是老天爷给的，但是阳寿是自己的，你只要顺应自然，动静结合，恬淡虚无，调和阴阳，有节有序，就能长寿极命，这就是道家的思想，而仲景把道教的思想延续了下来。所以经方，不仅仅是《伤寒》《金匮》的方，而是那个年代的所有的方。

二、时病

下面，我讲一下时病。

时行病是晋·王叔和首先提出来的。王氏以六淫作为外感病的病因，并分为四时正气和时行之气为病两大类。所谓时行之气，即非其时而有其气，如春应暖而反大寒，夏应热而反大凉，秋应凉而反大热，冬应寒而反大温，这是与四时正气相对而言的反常的四时气候变化。我们把由时行之气而导致的病，称为时行病。王叔和讲得很清楚，因其一岁之中，长幼之病多相似，故又称时行之气为时疫之气，这说明王氏已确认时行病具有一定的传染性。

到了明·吴又可，他又提出了时疫病，这就确定了中国古代对传染病已经有了很深的认识。在吴又可的《温疫论》里讲："病疫之由，昔以为非其时有其气……得非时之气，长幼之病相似以为疫。余论则不然。"在他看来，四时气候反常，亦是天地之常事，并非病疫之由。时疫所感受的乃是六淫之外，"天地别有一种戾气"。这样他通过对王氏观点的否定，从而否定了"六淫"致疫的假说。"戾气"亦名"疫气"或"疠气"，因此气之来，无论老少强弱，触之即病，故时疫具有强烈的传染性，这一点上可以说与王氏所见相同。

时病亦称时令病，见于晚清雷丰的《时病论》。他说："时病者，乃感四时六气为病之证也，非时疫之时也。"他把时疫和时行病分开了，把时令病和时行病分开了。时令病就是当下得的病，时行病是当下得的一种流传性疾病。你只要这个季节得这个季节的病，这就叫时令病。例如，春季的春温、风温、温毒、伤风等；夏季的泄泻、痢疾、中暑、暑瘟、热病、疰夏等；秋季的疟疾、湿温、秋燥等；冬季的伤寒、冬温等。雷丰讲，时病非时疫之时，但他也不排除寒疫、疫疟。原因是瘟疫为"天地之疠气"，寒疫、疫疟乃"反常之变气"。其所以名疫，不过因"众人之病相似"之故。所以，雷氏所论时病，应包括四时正气为病与非其时而有其气为病两大类，但以前者为主。且既有新感，也有伏气。所以，《时病论》也是一本非常好的书，大家可以认真看一下。

从王叔和提出时行病的概念，到雷丰对时令病的转论，反映了中国对疾病，特别是对外感病，不断深入的研究和发展。

那么现在的时病是什么病呢？我国从 1965 年起，传染病的死亡率低于非传染病的死亡率，而 65 年以前，在中国大陆，都是以传染病死亡率居高，而非传染病死亡率就低。我查了一下资料，大约是 1951 年，北京和天津 6 所大医院，对 104 例心脏病患者尸检，只有一例冠心病，剩下都不是冠心病，以风心病居多。那个时候，大家生活条件都不好，营养不过剩，不出现冠状动脉粥样硬化，所以很少得冠心病。而随着时代的变化，疾病也在变化之中，现在冠心病、脑血管病、肿瘤已经完全纳入流行病学的调研中去了，并且高居我们死亡率的榜首。这几种病，是当今对我们身体损害最严重，造成人类致残、致死最可怕的疾病，而且是一种慢性疾病。大家知道，现在世界上大约有七万多种疾病，而造成人类死亡的最主要的三种病是冠心病、脑血管病、肿瘤。我们怎么应对它？这是当代医生最主要的问题。

所以，我提出这么一个观点。时令病，从狭义来讲就是时令病，从广义来讲就是时代病，是我们这个时代得的病。如果一个医生不能治自己这个时代的病，只能治疗古代的病和现在已经没有了的病，就不是一个好医生。我们要是生活在几十万年前，可能还能看见恐龙，我们可以去学杀恐龙的技术，现在你学了杀恐龙的技术，已经没有恐龙了，没有施展的地方。所以，我们现在既要学习传统的方法，还要学习现代的技术，来治疗时病、时代病。

我把时病划分了三个阶段：时行病、时令病和时代病。那么我下面提到的时病，指的都是时代病，讲的都是公元2000年以后，对人体健康进行广泛的、肆虐的、侵害性的疾病。

前几天，我有一个很好的朋友，正在慷慨激昂地说着话，突然脑出血，我送他进医院，请了专家把他出血的地方堵住了，才算缓过劲来。我回过头来想，如果不是现代科学飞快发展，我还有没有其他办法治疗呢？我想，如果中医健康发展，应当是有办法的，中国古代就有开颅术啊。现代的高新科技，我认为不是西医的，也不是中医的，而是现代的，可以说是一种现代医学。那么除了高科技手段外，中医有没有药解决这个问题呢？严格来讲，古代有，而现代没有了。现代很多药都失传了，王道长今天早上就说，现在的药品质量迅速下降，炮制也非常不规范，大量的原药已经没有了。譬如犀角现在就不能用了，犀角治疗小儿高烧非常好，现代用水牛角代替，可是水牛角一点都不好用。还有一些药，我们也不敢用了。人中白和人中黄，非常好的两种药。人中白药是治疗口腔溃疡的，比什么药都好用。而人中黄，是把甘草放在一个封闭的竹筒里，竹筒用蜡封，放在古代的大粪缸里浸泡1年左右，再把这个甘草拿出来，实际上甘草一点怪味都没有，可是现在谁都不敢做这个药了。

因为药的缺乏，造成中医的治疗手段和水平下降。现在的安宫牛黄丸能赶上过去的安宫牛黄丸吗？不可能。所以我说，以后中医要毁就毁在药上。我曾经给学生讲过一个讲座，讲到中医是怎么兴起的，以后会怎么灭亡。中医灭亡后，只会留下针灸和推拿。

三、关于《伤寒论》

下边，我简单讲一下《伤寒论》。《伤寒论》是一部、也是第一部将经学与经方有机结合的不朽巨著，注意经学与经方的结合，这是道与器的结合，是理论与实践的结合，所以也是划时代的，几乎是空前绝后的。《伤寒论》是一本活人的书，伤寒的方非常好用，疗效非常好。

西医说我们中医有个最大特点是没有重复性，我说这是胡说，你看《伤寒论》，没有一个是不可重复的。

广西政协一个副主席，高龄生了一对小男孩，因为早产，放在温箱里。孩子不动，躺在那儿喂点奶，然后又给输营养液，就容易得胆汁淤积性黄疸。请各地的医生会诊，都主张手术。后来通过熟人找到我，当时已经有一个小孩因为黄疸去世了，剩下一个孩子，我就给他用茵陈蒿汤加白茅根。孩子生下来到现在已经花了五六万，而我给他开的药，加起来才2块钱，5天黄疸就退了。所以，《伤寒论》的方太好用了。

但是，要把《伤寒论》讲清楚，就需要悟，你不把《伤寒论》的道悟清楚了，你就用他的方总觉得差一点，有的时候你抓不住那个最要害的地方，你就用不好方。

朱丹溪（《局方发挥》）曾说："仲景方实万世医门之规矩、准绳也，后之欲为方圆平直者，必于是而取则焉。"又说："天地气化无穷，人身之疾亦变化无穷，医之良者引例推类，可谓无穷之应用，圆机活法，《内经》是举，与经意合者，仲景书也。"讲得很明白吧！只有仲景书才和《内经》的原意是完全吻合在一起的。

大家知道，张仲景有113个方，缺了一个禹余粮丸，烧裈散也不用了，就还剩下111个方。《金匮要略》262个方，和《伤寒论》重复的方有20个，《伤寒论》《金匮要略》的方加起来大约340个。

四、仲景方在现代中医治疗疾病中的运用

仲景方在现代中医治疗疾病中的运用有这么几个问题，我简单和大家

讲一下。我概括为直接使用法、原方出入加减法、经方合用法、经方与他方合用、经方时病原药、经方与西药。

（一）直接使用法

这就是辨方证。大家知道我们辨证有辨药证、辨方证、辨证、辨病证，各种各样的辨，但是中医里头有个很特殊的，就是辨方证。辨方证就是方以类从，证随方到，这样我们就可以按证求方，而不用循经求病，临症非常实用。只要把《伤寒论》的方都记下来了，都烂熟于心，临床上去用，效果都很好。

我们在用仲景方的时候，一定要用仲景的法。仲景过去给人吃药是坐在边上看着，药喝进去，喝了不出汗盖着被子捂，如捂不出汗喝点米汤，还不行再给你半副再喝，他是这么吃药的。而我们现在开药，患者拿了药回家，早上吃，晚上吃，中午吃，不是仲景的服药方法了。你给人家吃十全大补丸的时候，就要用十全大补丸的法。你给人家开仲景的方，就要用仲景的法，只有这样才会事半功倍。这就叫直接给药法。仲景方之所以是经方，就是因其规范性、科学性、标准性、实用性与可操作性，只要证对方意，真是效若桴鼓。

我昨天和李赛美教授讲，早期 SARS 一定是桂枝汤证。当时我也提过一个中医治疗 SARS 的观察表，后来我发现我提议的观察表在用，而里面的方剂全改了，改成清热解毒的了，没有人敢用桂枝汤。我看 SARS 患者，90%的都会出现头疼、脖子硬，表现出桂枝汤证。当时山东莱州就有一个疑似病例，本来想上报，结果给他吃了两副桂枝汤就退烧了，隔离观察什么事都没有。当时县委书记、市委书记都打电话感谢我。

这就告诉我们在对方证的时候，不要管是什么病，你一管是什么病，就不会用方了。中医没有疾病学，只有症状学，严格讲，疾病学是一个西方引进的名词。我们讲的狐惑病也好，百合病也好，都是一个症候群，或者叫综合征，中医没有疾病学。西医也有症状学，但是它比不上中医的，但是疾病学也有一个优点。譬如，一个人得了小细胞肺癌，通过西医的一系列检查，就能确定这个人最多只能活 3 个月，哪怕是一个刚毕业的大学生，他通过检查结果也基本能判断出来。而一个中医给人号脉，号脉后说："你活不了 1 年。"这就得有 50 年的功底，我们教科书上没有告诉我们，怎么样的脉就表示一个人能活多久，这是中医的短板，要靠经验来补充。经验是什么？经验就是我们平常的临床。

我们临床上一定要注意，不要看病，不要被病牵着走，要学会看方证，被病牵着走你就不会用方了，不敢用方了。这就是《伤寒论》里讲到"但见一证便是，不比悉具"的道理。你不需要理会别的东西，看见一个证就可以用方了。但见一证便是，不必悉具，不仅是对柴胡证，而是对中医临床中所有的病证。因为同样的一个疾病，在不同人的身上表现出来的症状是不可能完全一样的，主症不仅"不必悉见"，也不可能悉见，这样就给医者的首诊、思辨带来了极大的空间。只要有了空间，就和我们现在讲的规范性、科学性、标准型、实用性、可操作性有了矛盾，也带来了极大的不确定性，不可重复性，医者的水平，就立见真伪高下了。这时候怎么办呢？仲景在《伤寒论》第16条中又有示下："观其脉症，知犯何逆，随症治之"。这也是直接使用仲师方的眼目所在，是对但见一证便是的最好的注解和诠释。看见一个证，它逆在哪一个经上，逆在哪一个方证，你就怎么去治疗。譬如一个人口渴，你就要看他是五苓散证的口渴，还是桂枝汤误下后的口渴，判断清楚之后，原方套上去，剂量都不用改，效果马上就见到了。下面我举几个例子。

病例 1

这是 1983 年我研究生毕业的时候看的一个患者，印象很深。这个老年患者是胆囊炎，血象非常高，但是我给他用了四逆汤。我们印象中治疗胆囊炎都应该用清热解毒的药，可是这个患者有脉微细，但欲寐，手足寒，我就给他用四逆汤，患者很快就好了。

病例 2

这个女患者是萎缩性胃炎，胃痛不适，胀满难忍，不反酸，不能食寒凉，否则疼痛加重，脉沉，舌淡，白苔。我给她用小建中汤。患者服药 20 余天，随访数年，未再复发。

我观察到一个特点，萎缩性胃炎会表现为气虚有寒，或者是气虚没有寒，但是绝对没有热象，舌苔一般都是薄白苔。只要舌苔一腻，又有热象的，就肯定不是单纯的萎缩性胃炎，可能伴有糜烂性胃炎。只要舌苔是白的，去做胃镜，90%是萎缩性胃炎，吃饭胀，不反酸，就是经典的萎缩性胃炎。一旦有黄苔，有反酸，肯定不是十二指肠球部溃疡就是糜烂性胃炎，这是我临床观察出来的。

大家要注意，张仲景时代的芍药，是赤芍不是白芍，白芍是从宋代才开始分的。陈无择说："今人多用栽培之芍药，力犹不敌也，谓之白芍。"我们一般认为，赤芍是野生的，白芍是栽培的，现在的赤芍90%都是假的，把栽培的芍药的小根、小枝剪下来，当赤芍用，粗壮的、大的就当白芍，所以现在的赤芍力犹不敌了。现在药的质量都很差了，以前我读书的时候上山采药，采回来的防风有筷子那么粗，把防风踩碎后，满屋子的防风香味。而现在采到的防风都很粗，把他砸碎了，液汁四溅，但一点儿香味儿都没有。所以，大家要注意，《伤寒论》的芍药是赤芍，但是要用质量好的赤芍。

病例3

这个患者腹泻不适，大便泻后则腹痛减轻，久治无效，全消化道钡餐透视示慢性结肠炎，查脉弦细，舌淡暗，白苔，根稍黄，腹泻与进食无明显相关性。方用乌梅丸。慢性结肠炎的人会有肠激惹的现象，乌梅丸是一个很好的方。大家不要忘了，乌梅丸不只治蛔厥，还主久痢。只要你拉肚子，就可以用。大家可以试一试。

病例4

一个7岁的小男孩，素有高热惊厥病史，此次因扁桃体炎发热而致惊厥，诊时已肌注过安定等药，患儿大汗淋漓，烦躁，口干舌燥，渴饮不止，倦怠。白虎加人参汤主之。

这也是按方证相应来处方。我这里的人参，用的是西洋参。为什么用西洋参易人参呢？因现在的人参不能用了，本来人参是五加科的，五加科的绝大多数的中药都有补气的作用、养阴的作用。人参是个很好的药，现在人参多为人工培植的园参，火气太大，其助阳之力尤甚，故不敢用。而老山参是长在大树底下至阴至寒的地方，它助阳，但是它绝对不让你上火，它会生津止渴，但不可多得。张仲景的白虎汤都用人参来生津。西洋参我们的《药典》讲它是一个纯补阴不补阳的药。用西洋参可以补津液，止渴。

以前我去台湾，拜访一个老中医，有一个小孩子扁桃体化脓去找他看，他就从瓶子里拿了一片人参，叫小孩子含着，然后再给哪个小孩子开药。等把药开好了，小孩子已经说喉咙不疼了。如果用的是现在我们栽培的人参，估计肯定更疼，更红肿了。所以，栽培药和野生药有原则性差异。现在已经很难找到好的人参了。现在比较好的人参，是移山参。人参发了芽以后，再送去山里养着，大约20年左右可以长到比筷子稍微粗一点。

病例5

再给大家讲一个颈椎病的案例。这个女患者是银行职员，颈椎病4年余，发作则头晕目眩，上肢麻木不适。3天前因天热吹空调后颈椎强直，自汗出，头痛恶风，颈椎症状加重，舌红，脉浮数。我根据"太阳病，项背强几几，反汗出恶风者，桂枝加葛根汤主之"，用桂枝加葛根汤，效果非常好。

颈椎病是经典的时代病，我们在座的各位，可能80%的人颈椎有问题。电脑、开车、看书等，我们所有活动都是伏案，很少有让脖子休息的时候。如果一个人左手寸脉弱、尺脉沉，你就可以让他去检查一下颈椎。以前我们治疗颈椎病，喜欢用祛风药、通络药，其实以后可以多用桂枝汤，又安全，又好喝，大家可以试一试。颈椎病是个时代的病，只要把生活习惯改了，这个病就会慢慢改善。但要注意的是，不是所有颈椎病患者都会项背不适，如果是表现出手麻的，就要换方了。

（二）原方出入加减

接着我给大家讲下一个问题，是原方出入加减。在现代病临证中，我们也常将仲景方化裁而用，原因有二：一是原方不能尽表其意，二是病机虽似，但症多有出入，稍事加减后，总觉得对症对病治疗更放心一些。特别是对一些援药的使用，更能收到预期的效果。

所谓援药，援就是援助的意思，在方子里加入援药，就更有针对性，提高疗效。援药不同于佐使，而是援助之援。援药是总结近年对中药的药性药理研究，有明确靶向效应的中药（或称天然药物），在中医辨证用药的基础上提高临床疗效的药物。我们知道，《素问·至真要大论》说"主病之谓君，佐君之谓臣，应臣之谓使"，加一条"助力是为援"。譬如一个人消化道疼痛，我们就加千年健。如果这个人肢体疼，我们就用徐长卿。再譬如一个人失眠，我们就用白芍，和酸枣仁一起用，白芍有很好的安眠作用。2013年，我参加全国睡眠会议，上海有学者经过对所有中药的筛查后，发现白芍有很好的镇静安神作用。所以，只要有人睡眠不好，我就加30g白芍，这就是援药。

由于时间关系，经方合用法、经方与他方合用、经方时病原药、经方与西药的问题我就不讲了。

总之，仲景方的使用，从其问世以来就从没有间断过，几乎所有的医者都积极从《伤寒论》《金匮要略》中汲取自己临证的灵感与技巧。特别是用仲景方治疗时代病更具有极大的实践与研究空间和领域。记得10多年前，在烟台海阳县有个姓王的老中医，用伤寒方治病，简直是不敢相信，他的方子一般只开一剂，而剂量全与伤寒方用量一样，从不折算，小青龙汤细辛3两，就是90g。炙甘草汤中甘草120g，生地黄500g，桂枝30g，麦门冬250g，阿胶60g，麻仁250g，生姜90g，大枣30枚，人参60g。但是他的治疗效果非常好。

所以，我觉得《伤寒论》可以研究的方太多太多了。我认为仲景还有很多地方我们没有认识到，我们还要从道的层面和临床的层面，去了解，去发扬，去光大。

今天我就讲到这里，谢谢各位！

【名师简介】

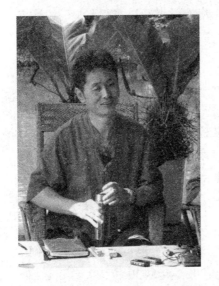

刘力红 广西中医药大学经典中医临床研究所首席教授，国家中医药管理局扶阳法学术流派重点研究室主任，国家中医药管理局中医扶阳流派传承工作室主任，广西中医扶阳研究会会长。曾就读于广西中医学院、成都中医学院、南京中医学院，1992年获医学博士学位，2002~2003年于清华大学人文学院访问1年，除院校教育外，曾先后师承李阳波、邓铁涛等名师，2006年拜于钦安卢氏门下，依卢崇汉师习医。因著作《思考中医》、主编《中医名家绝学真传》及长期以来不遗余力地挖掘民间优秀中医流派，弘扬传统文化及中医理念而蜚声海内外。著名中医药学家邓铁涛教授高度评价刘力红博士对中医的贡献，赞曰："吾道不孤，后继有人矣。"

【名师专题】

冲气以和话桂枝

广西中医药大学 刘力红教授

尊敬的各位道长，尊敬的李主任，各位老师，各位前辈，各位同道，大家上午好。很高兴能有这次机会参加第4届国际经方班，也是第14期经方临床应用提高班。这次会议的主题是"经方与道医"，定在了武当山举办。去年的经方班结束后，李主任就给我提出这个要求，这个我说恕难从命。为什么呢？因为确确实实对于道，我自己也很惭愧，没有太多的学习，更谈不上研究。所以谈"经方与道医"的话题，实在是谈不出什么东西，但也只能"从命"。昨天我跟王道长介绍，我们这个经方班在整个中医界学术活动中品级非常高的。很多学术活动到最后都是虎头蛇尾，而我们的经方班已经是第 14 期了。记得去年参加在广州的经方班，主会场没有位置，还设置了分会场。如果说是演唱会，设置分会场很正常，但是对于一个伤寒学术活动，确实是很稀有，这与组织者的良苦用心分不开。我作为经方班的参与者与学习者，一个感到很荣幸，另外只有"唯命是从"，所以最后答应李主任的邀请。

很感恩李主任的邀请，因为有了这个邀请，促使我下意识去思考、琢磨，后来琢磨来琢磨去于是有了这次的话题"冲气以和话桂枝"。

我们从究竟的角度来讲，"道"跟"医"是一体的，或者更全面来讲，在中国文化里，"易"与"道""医"是一体的。道为医，医为道，如果我们认为医之外还有道，这是不对的；如果我们认为道之外还有什么医，这个也不一定对。我们今天在武当圣地谈论这个话题，逐渐将"医"引向源头，这是一个非常好的举措。

昨天我们吃中午饭后，下午很有幸跟王道长一起。王道长在这里生活了 30 年，可以说对这里一点一滴都很熟悉。他昨天带我们到乌鸦岭，讲了很多故事。武当山是真武大帝的道场，我们研究伤寒的对于"真武"再熟悉不过。《伤寒论》中有一个真武汤，真武汤的元首在哪里？就在这里。我们搞伤寒仲景学问的确确实实应该到武当山。所以，我希望各位同仁参加两天的学术会议之后都去转一转，在祖师爷道场里面应该朝拜，应该恭敬顶礼，作为中医人来讲是必不可少的。我们的腰要躬下来，不要挺得太直，把我们的恭敬拿出来。

今天汇报的话题实际上源自于《老子》。因为"冲气以和"是《老子》第四十二章中的一段话，我们从这里开始谈一谈它和桂枝汤的因缘或者说我的一些思考。今天因为时间有限，这里主要把思考的脉络告诉大家，过后需要大家沿着这个脉络去深入。这只是一个脉络，只是一块砖，希望把大家甚深的思维引发出来。

一、宇宙的诞生（起源）

首先我们谈经方与道医，实际上是谈"医""道"的关系。我们做一个简单的思考，"道"为医体，"医"为道用，从体用的角度来讲是这个关系。谈到"道"的问题，《老子》第四十二章非常有名，很多地方都引用它。"道生一，一生二，二生三，三生万物。万物负阴而抱阳，冲气以为和"。究竟是什么意义呢？我一直认为像《老子》、佛经这样的经典，是直归本体，探讨本体的问题，也就是探讨宇宙、人身本来是什么。正因为是圣人的经典，又是放之四海而皆准的，所以它既谈本体，又谈由本体所派生出来的万象。我们在哪个层面，它就给我们呈现出哪个层面的东西。我经常讲"经者，镜也"，它就像一面镜子，你长什么模样，它就会呈现什么模样。所以，经典是你永远都需要读的，哪怕你已经成道也需要去读。你在变化，它给你呈现的东西也在变化。我带着李主任给的任务，再去读老子《道德经》，发现它跟《伤寒论》有太大的关系。如果不读《道德经》，《伤寒论》的很多问题搞不明白，或者不能真正明白。

我认为这句话讲到了宇宙的起源，宇宙怎么来的？就是"道生一，一生二，二生三，三生万物"。从现在科学角度讲，至今为止，对于宇宙起源比较公认的说法就是"大爆炸学说"，比如霍金的宇宙论，基本上得到了大多数科学家的认可。宇宙在爆炸过程中产生，至于是什么因素导致宇宙爆炸我们今天暂时不去谈，我们只谈爆炸后，怎样生成宇宙。在谈宇宙爆炸前，我们先来谈太极。道教与太极有着太密切的关系，可以说中国的本土文化（除了佛教不是来自中国本土）儒和道，都在谈太极。在《系辞》中讲"易有太极，是生两仪，两仪生四象，四象生八卦，八卦定吉凶，吉凶生大业"。到了宋代，周濂溪先生专门写有《太极图说》，这本《太极图说》把孔子《系辞》里的"太极生两仪"动漫化。太极生两仪，两仪就是天地，实际上这就是宇宙的诞生，然后生四象，然后生八卦。周濂溪说，"无极而太极，太极动而生阳"，我们讲无极、太极实际上是本体层面的东西，它是寂静的，是如如不动的。当我们的世界要产生或者人类要产生的时候，第一件事情就是动，动就生阳。所以，大爆炸也是这样，必然先有爆炸的历练，也就是膨胀的历练。阴阳从哪里来？是由动、静所生，动则生阳，静则生阴，动极生静，静而生阴，而静极了又动，一动一静，互为其根。

在宇宙大爆炸的过程中，有一个名词叫作宇宙的"常量"，它是决定宇宙之所以能够产生的一个因素。现代科学用一个名词描述宇宙的常量叫做"一致性"。"一致性"的解释非常奥妙，现在科学认为它是宇宙诞生的前提。为什么说它是宇宙诞生的前提呢？我们举这样一个例子，在宇宙膨胀的早期，就是宇宙大爆炸的时候，宇宙极速地膨胀（大家可以用思想回顾、描绘这一幕），我们想想炸弹爆炸前是极速地膨胀，这个早期的膨胀有一个速率，我们设定一个正常值（形成宇宙常量的值叫正常值）。这个膨胀的速率如果比正常小十亿分之一，那么宇宙几乎是瞬间大瓦解，什么都不会形成；如果这个膨胀速率比正常快十亿分之一，只会生成稀薄和冰冷的气体。也就是说这个膨胀速率快或者慢都不会有宇宙产生，只有不快不慢、恰到好处才会产生。我们有很多词来描述这种恰到好处，现在科学将其命名为"宇宙的一致性"。正是因为有这样的一致性，才会形成太阳系、银河系等。这是我们大致回顾一下现代物理学所认识的宇宙诞生情况。

那么，它跟《老子》的这段话是什么关系？《老子》的"道生一"，是宇宙诞生的哪个阶段？实际上是"无极而太极，太极动而生阳"的过程，也就是大爆炸早期向外膨胀的动的过程，这个过程叫作阳。因为爆炸就是一个动，这样一个动，宇宙就极速向外膨胀，这就叫"动而生阳"，这是"道生一"。由此"一"是不能形成世界的，所以"一生二"。"一"是阳，"二"就是阴。阴是什么？因为动极而静，静而生阴，所以在宇宙极速向外膨胀的力量生成时，就会有另外一个跟它相对的力量产生，就是约束膨胀的力量，使膨胀不那么快，这就是"二"，这就是"阴"。有了阴和阳，"三"就出来了。"三"是什么？"三生万物"，也就是宇宙能够形成的一个关键。因为有"三"才有万物，没有"三"就没有万物，仅有阴、有阳还不行。"一"是动，动而生阳，"二"是静，静而生阴，"三"就是动与静、阴与阳，或者说收缩与膨胀之间的"冲和"。老子用"冲和"两个字，我觉得太奥妙。过去我们讲"冲和"，讲的是它空虚的一面，所以很多道观叫"冲虚观"。讲它空明的这一面，我认为还不够。因为老子在这里，这个"冲和"之气是有特指的。因为阴阳是相对的，阳是向外，阴是向内；阳极速膨胀，阴不让它膨胀，它有冲突，那么这个"冲"达到什么结果呢？达到"和"的结果，也就是恰到好处的结果，也就是膨胀速率没有快十亿分之一，也没有慢十亿分之一。"三"就是阴阳两种力量"冲气以为和"的结果，只有让它真正的不快、不慢，我们的宇宙才会形成。从这里我们方能深刻地领悟、理解阴阳的根本是要产生"和合"。所以，"三"不是"一"和"二"的累积，是"一"（阳）和"二"（阴）的冲和境界，也就是"万物负阴而抱阳，冲气以为和"的境界。所以，它才能"三生万物"。"三"意味着冲和，可以说，"三"就是"一致性"的表达。"三"也非"三"，"三"实际上讲的是"一"，即天一、地一、人一。所以，《老子》讲"天得一以清，地得一以宁，神得一以灵，谷得一以盈，万物得一以生，侯王得一以为天下正"。"三"描述的就是这种境界。

二、阴阳的要诀

我们刚刚探讨了阴阳与宇宙诞生有什么样的关系，在道生阴阳的时候，阴阳必须处在什么样的条件下宇宙才能诞生，讲的是"万物负阴而抱阳，冲气以为和"的状态，这是老子讲的《道德经》。刚刚我们是讨论道家经典，现在我们回到《黄帝内经》，讨论医家经典。

为什么医和道是"一"而不是"二"？因为它们共同的基础都是阴阳，道不离阴阳，医更不离阴阳。医在谈阴阳时，我认为《素问·生气通天论》的一段话非常重要，"凡阴阳之要，阳密乃固。两者不和，若春无秋，若冬无夏，因而和之，是谓圣度。故阳强不能密，阴气乃绝；阴平阳秘，精神乃治；阴阳离决，精气乃绝。"可以说这段话把阴阳的要旨揭露无遗。我们怎样很好地领悟阴阳？从这段话去领悟。我们强调阴阳平衡，但是怎样做到平衡？《内经》提到"阳密乃固"，要做到"阳密乃固"之后我们所求的阴阳平衡或者刚刚提到的冲和境界才可能会发生。阴阳并不是半斤对八两的关系，这是我们学阴阳或学伤寒要弄清楚的。要使阴阳和，必须首先要保证"阳密乃固"，强调阳。在阴阳里面阴阳二者相对的元素中，阳是主导，阴是从，所以叫"阳主阴从"。《内经》的原则是伤寒的原则，是中医的原则，实际上也是我们整个文化的原则。

"阳密乃固"意味着"阴平阳秘"，实际上也意味着"万物负阴而抱阳"。如果用动漫来描绘"负阴而抱阳"的结构，是阳在内，阴在外。我们讲先天天地定位时，是阴在内，阳在外，《内经》也是这样讲的，天地定位，上为天，下为地，外为阳，内为阴。但是老子在这里清楚地描绘"负阴而抱阳"，阳在内，阴在外。这就是一个体用，这是关键，我们一定要搞清楚。这实际上也是先后天的关系。天地定位以后，并没有万物化生。我们看《周易》就知道在"否"（pǐ）（䷋）的状态下，在天地不交通的情况下，是没有万物化生的；只有在泰（䷊），也就是天左旋，地右转，天地交了之后，万物才可化生。所以，万物化生的前提是天地交。天左旋地右转到什么方位呢？我们看后天八卦中，乾卦（☰）是在西北，坤卦（☷）在西南，就是乾在下，坤在上，经过天地交泰，乾（阳）到了内，而坤（阴）到了外，这就叫天地交。只有"万物负阴而抱阳"之后，冲气才能够和。因为阳的作用趋向于外，阴的作用趋向于内，这样阴阳就能交，能和化，就能万物生；如果阴在内，阳在外的话，阳的趋势越来越往外，阴的趋势越来越向内，这就是我们讲的"阴阳离决，精气乃绝"。这就是"两者不和，若春无秋，若冬无夏"。一切生和死、疾病和健康都在这里面。所以我们讲"因而和之，是谓圣度"者，也就是讲"冲气以为和"，也就是讲我们如何维系天地交的状态，泰的状态，或者说是"负阴而抱阳"的状态，这样才能做到精神治，形神俱，这就是健康之大体，就如《素问·平人气象论》所言："平人者，不病也。"讲的就是这样一种状态。所以我们很清楚，"冲气以为和"，阴阳相互作用最后要达到和泰的状态，它是宇宙形成的要素。像刚刚提到的宇宙大爆炸，为什么这个爆炸没有太急速而形成冰冷稀薄的气体呢？因为有阴在收缩。这两种力量的方向是不一样的，所以叫"冲"。但是"冲"的结果不是"冲突"，是"冲和"。中国的文字太奥妙了！我们看阴阳太极图，阴阳不是完全地相对，而是你进我退，你退我进，太极推手不就这样？在动静进退过程中达到"和"，这才叫"冲和"，这个才有万物的化生。宇宙万物人生，一切的一切，要想生出来，离不开这个前提。它不仅仅是宇宙形成的要素，也是健康的关键。所以，和之为"圣度"，和之才不变。

《伤寒论》中有一条是很多人忽略的，这一条太重要，这一条实际上是仲景把所谓的"和合"和盘托出。原文第58条，"凡病若发汗，若吐，若下，若亡血，亡津液，阴阳自和者，必自愈"。不管你用什么治法，什么样的病，病到什么程度，我们作为医者也好，作为患者本人也罢，所做的事情只有一件，就是怎样使他"阴阳自和"。如果能使他"阴阳自和"，仲景说"必自愈"，说得斩钉截铁，没什么商量，一定会痊愈。从这里，我们就要去参，在道德上我们去悟，在禅宗我们就要去参，如何做到阴阳自和。《伤寒论》398 条，113 方，所要做的事，无外乎这四个字——阴阳自和，离开了这四个字，就没有伤寒。我为什么要感谢李主任，如果没有这个艰涩的任务，我不会有今天这样的感受。

三、桂枝汤要义

那么我们再来看《伤寒论》，尤其是看桂枝汤，我们就会获益：哦，难怪是这样。"和"是健康的根本，"和"是圣度，"和"是因地。什么是"失和"？"失和"就是一切疾病的总持。人为什么会生病，就是"失和"，就是因为阴阳由"冲"变成冲突、矛盾，不是冲和。所以"冲和"二字太有意思，我们好好去思维。桂枝汤为伤寒第一方，为什么能够作为"群方之祖"？因为桂枝汤是总揽和法，我们好好去品一品。失和是一切疾病的总称，所有疾病都不外乎失和两个字，而反过来，桂枝汤是总揽和法，或者说是和法之总持，为诸治之总持，所以它能作为群方之祖，这不是一般的方子能够堪当持的。我们去品一品，张仲景了不起，医圣了不起。"和"是阴阳交互作用之后呈现出来的理想状态，我们用另外的词来描述这种状态就是阴阳的体用。实际上，我们在学习《内经》，学习中医基础的时候，前辈老师们已经总结得很好。在阴阳的相互关系中，比如说互根、互用，这是阴阳很重要的关系，实际上是阴阳的相互为体，相互为用。我们从某些固定的格局来讲，是阴体阳用，实际上是互为体用。为什么说"阳密乃固"？"密"是什么意思？"密"跟发散相对，实际上阳的用，其本性是发散的，但是这里为什么还要强调"密"？这是很有意思的。《素问·生气通天论》说："阴者，藏精而起亟也。阳者，卫外而为固也。"这里谈到了阳"内密"和"外密"的问题，阳内密则为精，阳外密则为固。"阳密"，密的是什么？密的是阴；阴藏，藏的又是什么？阴藏的是阳。我们讲"藏精而起亟"，阴藏的是阳，不是藏自己；阳固的也不是自己，是固阴。所以，阴阳是这样一个相互体用、互根互用的关系。只有这样才可达到"冲气为和"。

如果我们把阴阳作为一个整体，"冲气以为和"就是阴阳的体。桂枝汤实际上是总涵阴阳的体用，所以说桂枝汤是"群方之祖"。何以见得？以经为证，一点一滴都可以在经典里面找到出处。为什么说它总涵阴阳的体用？在《素问·阴阳应象大论》中谈到这样一句话："辛甘发散为阳，酸苦涌泄为阴。"这是我们要构成一个处方的要素。我们看桂枝汤，五味药，桂枝、芍药、生姜、炙甘草、大枣。从五味上分，有辛、甘、酸、苦，就差咸这一味没有；从气上讲，有温热，有寒凉。桂枝、生姜、炙甘草、大枣，这是"辛甘发散为阳"；我们再看芍药，气味酸、苦、凉，为寒，是"酸苦涌泄为阴"。桂枝汤就充分彰显了这句话的含义。我们看桂枝汤用阳多还是阴多？很明显，桂枝汤中，阳为主，阴为从。实际上，我们从群方之祖里面可以明白在组方、用药、立法时，是不能违背"阳主阴从"这样一个原则。因为决定这个宇宙形成和变化的道，虽然是阴阳两个元素，但始终是以阳气为主导，这就是为什么我们是生活在太阳系里面。道门强调修行最后是要朝哪里走的？不是朝阴走，而是朝阳走，最后都是要纯阳，要羽化升天，而不是要降到地里面去。阳不是道体的本身，但它是捷径。所以，我们把阳定为上，阴定为下，思考阴阳时，就是以这些作为大纲、原则，这是我们从群方之祖可以看到的。

另外从和化来讲，桂枝、生姜、炙甘草，辛甘化阳；芍药、炙甘草酸甘化阴，在这个方里是阴阳俱足。在《伤寒论》中，桂枝汤很明确的是治疗太阳中风，这意味着最常见的阴阳失和就是中风。风这个东西非常强，万物生长离不开风，"和"离不开风。但是"水能载舟，亦能覆舟"。什么叫风？《春秋元命苞》记载"阴阳怒而为风"，"怒"就是发怒。大家想想"阴阳怒"是什么样的状态？那就是冲突、对抗，不是"冲和"的状态。所以，实际上中风讲的就是阴阳不是"冲和"，而是冲突的状态。桂枝汤首当其冲所调治的就是阴阳不和引起的一类疾病，而最易导致阴阳不和的就是中风。

我们看《伤寒论》第12条，是桂枝汤首次出现的条文，很有意思。过去我也没有真正读明白这一条，这次可能比较明白。这里讲到的"太阳中风，阳浮而阴弱，阳浮者，热自发；阴弱者，汗自出。啬啬恶寒，淅淅恶风，翕翕发热，鼻鸣干呕者，桂枝汤主之"。这是一条很稀有的条文，因为仲景在太多条文的论述中都很简单，什么情况，什么方主之……不会把病机告诉我们，而这一条，自问自答，非常稀有。这是圣人的慈悲，怕我们不明白，实际上讲到这个程度我们依然还不明白，至少几十年来我没有。在《伤寒论》体系中，张仲景讲桂枝汤是最详细的，从正讲、从反讲，而其他的方子没有这样的待遇，因为其他方子不是群方之祖。《伤寒论》第95条"太阳病，发热汗出者，此为营弱卫强，故使汗出，欲救邪风者，宜桂枝汤"。为什么说桂枝汤太重要？实际上我们讲的"阳浮而阴弱"，或者"卫强而营弱"，就是《素问·生气通天论》讲的"阳强不能密，阴气乃绝"。阳浮了还能"密"吗？汗出了还能密吗？不能密。为什么不能密？阳强了就不能密。仲景讲得太清楚了，这是卫气强啊，卫为阳，卫气强就是阳强，阳强不能密，阳不能"密"而不能为"固"，"凡阴阳之要，阳密乃固。因而和之，是谓圣度"嘛！为什么桂枝汤总揽所有治法？道理就在这里。只不过桂枝汤讲的"阳强不能密，阴气乃绝"讲的是浅者、轻者，也是意味着防微杜渐。

这次我跟唐农校长交流，我们是师兄弟，可以说是心有灵犀。当我在思索这个问题的时候，他也在思索。那天他给我发短信，跟我分享了他的体悟，分享的就是桂枝汤。桂枝汤的问题在他那里已经彻底解决，我想我也可以彻底解决了。"行家一出手，便知有没有"。他一讲，我明白了，我一讲，他也明白了。他讲太阳中风的"阳浮而阴弱"，实际上是少阴四逆的翻版，太阳中风就是太阳的四逆。这问题讲得太有道理。因为四逆是少阴的，四逆为什么叫"回阳"？四逆的根本就是虚阳外越。阳气外越，阳气还能"密"、还能"固"吗？这正是"阳强不能密，阴气乃绝"。所以用四逆回阳救逆，来恢复"阳密乃固"的大格局，来恢复"万物负阴而抱阳，冲气以为和"的生命格局，这是四逆。但是张仲景第一个方已经把将要衍变成少阴四逆的变化给我们展现出来，讲的也是"阳强不能密"。所以，实际上我们整个健康格局的打破就是因为"阳强不能密"，只不过有轻有重。因为"阳强不能密"，所以才有后面的"阴阳离决"，也就是阴阳冲突、对抗的状态，是没戏的状态。我希望今天大家对桂枝汤的理解也能够心有灵犀，心照不宣。今天以后大家对桂枝汤的理解还是像以前那样吗？应该不会了。我们所讲的这些不就是道?! 我们只有在武当圣地才适合谈这样一个话题，才使得我有这样的灵动。这也是祖师大德们对我们道的加被，我作为一个传道者，把它展现出来。在这个层面，我们去领悟桂枝汤，你就知道为什么它能够作为群方之祖。因为一切治、一切法都出自于它。

病到少阴有戴阳、格阳，实际上就是"阳强不能密"，就是违背了

"阴阳之要，阳密乃固"，阳不能"密""固"，跑出去就出现了戴阳、格阳，也就是阳将浮脱，所以只有四逆，甚至是大剂的通脉四逆才能够破阴回阳。仲景在第一个方里就隐含着"阳浮而阴弱"。大家再看第12条是何等的境界。当我重新读这一条时，感觉刹那汗毛都竖立起来，不知道大家有没有这样的感受？你以这样的情怀与仲景沟通，你还有不明白的吗？

我们讲中国的学问有两条路，中国古人提到，"自诚明谓之性，自明诚谓之教"。几乎所有学问都是这两条路。张仲景的序里讲有三条路，我们读仲景的自序，很有意思，他在序最后讲到"生而知之者上，学则亚之，多闻博识，知之次也"。我以前以为这段话和《伤寒论》没有关系，但是如果没有关系，医圣为什么在结尾处要写这些？其实这段话和《伤寒论》有太大的关系，如果我们真正把《伤寒论》这部巨著悟通、悟透，那么"生而知之者上"，就是"自诚明"，从本性出发，你只要"诚"，就可以"明"。与"诚"经常联系在一起的是"信"，信什么？信张仲景呗。信他是医圣，信他不欺我呗。凭这个诚，这个信你悟进去，那么有一天，你就会豁然开朗，这是学问的一条道路，这是学习《伤寒论》其中的一条道路，仲景把它定义为"上"。"学则亚之"，向什么人学习？向明白的人学，"自明诚"谓之"教"。我们通过上课、通过办这样的课程，这叫"教"，教而化之，这就是"学则亚之"。这要根据我们的具体情况，适合走哪条路，条条大路都通罗马。

所以，在少阴"万物负阴而抱阳"的格局完全被打破的时候，我们需要借助四逆汤、白通汤、通脉四逆汤回阳救逆，重建"负阴而抱阳"的格局。"万物负阴而抱阳"的格局完全被打破，也就是"阴阳离决，精气乃绝"。有些人说《伤寒论》和《内经》没有关系，这个我一点都不同意，从这里可以看出两者的关系很清楚、很明白。

从另外一个角度看阴平阳秘的前提是什么？我们可以理解为阴阳平衡，就是"阳密"。"凡阴阳之要，阳密乃固"，阳密而不强，如果阳强就要浮越，从桂枝汤不同的条文很清楚地揭示强则不密，强乃不固。我们可以通过桂枝汤的其他条文来重新理顺，如第53条"病常自汗出者，此为营气和。营气和者，外不谐，以卫气不共营气谐和故尔。以营行脉中，卫行脉外，复发其汗，营卫和则愈，宜桂枝汤"。第54条"患者脏无他病，时发热，自汗出而不愈者，此卫气不和也，先其时发汗则愈，宜桂枝汤。"

215

这里为什么讲"营行脉中，卫行脉外，复发其汗，营卫和则愈"？这意味着什么？营属阴而卫属阳，意味着这是一个内阴外阳的格局，这个格局叫"不和"，所以要"复发其汗，营卫和"，使卫入营中，营在卫外，这时才叫"和"。桂枝汤的用充分体现了这一点。阴的本性是自外而内，而阳的本性是自内而外，所以我们要想去"固"（阳要卫外而为"固"），"固"就要往里，为什么要往里？有了阴它就往里了。"阴者，藏精而起亟也"，"起亟"就是要往外，阴凭什么能够往外，精凭什么能化气？因为有阳它就能化。桂枝汤的阴阳是和合，是环抱，在进退、出入、升降之间。从这里我们知道桂枝汤所治的就是失和，而阴阳的失和也就是营卫的失和，是以阳失和为主。"营气和者，外不谐"，营气没有问题。这里仲景又把另外一个秘密告诉大家，阴阳、营卫之间的失和是以阳失和为主，阳失和就会导致阴失和，阴阳和合或者平衡是以"阳密"为主导，这是阴阳和合前提下的阳主阴从。所以，桂枝汤就是展示阴阳的和化或和合。"辛甘发散为阳，酸苦涌泄为阴"，我们讲阴，讲的是酸苦或者酸甘，或者说是寒凉，阴得到阳，得到辛甘、温热，那么它就可以平，"阴平"讲的是阴能够出阳。平则不弱，阳得阴则入而能秘，秘则不强，秘则不浮，阳不浮，阴不弱，这就是阴平阳秘的世界。通过一个桂枝汤，阴平阳秘的世界就展现在我们面前。

宋代张载先生的《正蒙·太和篇》里有句话很有意思，"有象斯有对，对必反其为，有反斯有仇，仇必和而解"。"有象斯有对"，这个世界展现出来让我们能够感受到的就是象，凡是我们能见到的象，一定是有对立的。有阴就有阳，有高就有矮，有长就有短，就像《老子》第二章讲到的"长短相形，高下相倾，音声相和，前后相随"。我们所居住的世界用佛教的眼光看叫作色界，色界就是以象的形式展现。而有象一定有相对的，相对的双方一定是相反的，正如《老子》讲的"反着道之动"。有向外的一定有向内的，有升就有降，有出就有入，它是相反的。"有反斯有仇"，"仇"是什么？"仇"就是冲突、对抗。我们很多人把阴阳往这条道路上引了，或者说过去我们教育有很大的嫌疑也是这样，使我们不能很好地去理解阴阳。因为它本来有冲突的一面，有对抗的一面，但是我们如果要形成一个鲜活、理想的世界就要转它，转这个"冲突"为"冲和"，所以"仇必和而解"。

我们讲桂枝汤中风，讲到"欲救邪风者，宜桂枝汤"。什么是邪风？最容易使阴阳对立、对抗、冲突的就是邪风。我过去讲《伤寒论》讲到这个风，就是情，在一定程度上就是男女关系。为什么讲风马牛不相及？就是马与牛的繁衍能力再强，不会在一起。夫妻之间要有和谐的情感，要有夫妻生活，它是促进夫妻之间的和谐，但是有一样东西最要命，就是第三者，这就是"邪风"。合法的夫妻之外再去找一个，那不就家破了嘛！所以，桂枝汤是去破这个"邪"，去救这个"邪"。因为这个"邪风"是使阴阳成仇，成冲突。张载先生这句话实际上是对"万物负阴而抱阳，冲气以为和"很微妙的一个解，也是对桂枝汤的正解。我们用这句话来理解桂枝汤，就可以八九不离十。

桂枝汤是《伤寒论》里面加减和化裁最多的方子，所有的桂枝汤化裁都离不开阴阳的消息进退，以期"仇必和而解"，以期"冲气以为和"。我们试举一些例子，比如桂枝加桂汤、桂枝加附子汤、桂枝去芍药汤，在阴阳消息进退里面，这些方子都是增加了阳的成分，都是使阳进阴退；反过来，桂枝加芍药汤、桂枝加大黄汤、桂枝新加汤、桂枝加葛根汤等，这些都是进阴退阳。一个是通过进阳退阴而和，一个是通过进阴退阳而和。依此展开，像芍药甘草汤、芍药甘草附子汤，都是一个道理。清代医家郑钦安先生有句话提到："仲景一生学问，阴阳攸分，即在四逆、承气二方见之。"实际上这两个方子离开桂枝汤了吗？没有！一个是阳，一个是阴，一个是进阴，一个是进阳。我一个朋友讲，天下所有的疾病就用两味药，一味是附子，一味是大黄。这个很有道理，因为所有疾病都是一阴一阳，都是"阳强不能密"。什么因素导致阳不能"密"？这就要具体来看，但是规律在这里。

我们说"治道之要，在于和也"。今天在这短短的一个多小时的时间里，我很努力地表达这样一个观点。我认为这不是我的观点，这是经典的观点，只不过是我把它解读出来。对于"治道之要，在于和也"，我想大家不会有太多问题。因为"和也者，天下之达道也"，这是《中庸》的原话。"礼之用，和为贵"，我们中国文化的核心是礼，而礼的核心是什么？和为贵。要想治乱，最后就是要用这样一个手法。桂枝汤乃和剂之总持。"因而和之，是谓圣度"。这个思想在桂枝汤里得到了充分的展现。它确确实实符合"道生一，一生二，二生三，三生万物。万物负阴而抱阳，冲气以为和"的整体格局，所以它是阴中有阳、阳中有阴。因为要想"和合"一定是阴中有阳、阳中有阴的格局才能和合，而不是孤阴、孤阳。《内经》里讲到"孤阴不生，孤阳不长"，阴中没有阳谓之孤阴，阳中没有阴谓之孤阳，这样它必然就要离绝。因为阴中有阳的话，它就要起而卫外，阳中有阴的话，它就要入内，"负阴而抱阳"这种格局就形成，"冲气以和"的格局就形成，桂枝汤就充分展现了这一点。桂枝汤是开法还是阖法？它一定是开中有阖、阖中有开的法。桂枝汤是升剂还是降剂？它是升中有降、降中有升。桂枝汤是治疗表证的吗？它一定能够治疗表证，但是它能不能治里证？太多的桂枝汤病可以用桂枝汤治疗。从桂枝汤的体用来看，都体现了里中有外、外中有里的道。桂枝汤是补法还是泻法？桂枝汤是损中有益、益中有损。我们说"能知七损八益，则二者可调"，它在桂枝汤里面充分的体现，为的就是阳密而为固嘛！无论从房中术还是任何角度来看，它都是要达到"阳密乃固，两者不和，若春无秋，若冬无夏，因而和之，是谓圣度"。桂枝汤里面就展现了"七损八益，则二者可调"。桂枝汤是清剂还是温剂？它是清中有温、温中有清。如此总总，为其中节。《中庸》讲"中节为和"，为其有和，故为中庸王道之剂，故为群方之祖。

　　时间已到，我今天就分享到这里，有不当的地方，请道长们、各位老师们指正，谢谢！

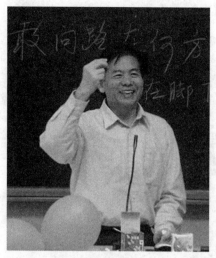

【名师简介】

　　孙晓生　中医养生学博士生导师。国家中医药管理局文化建设与科学普及特邀专家、广东省科技成果鉴定评审专家库首批专家，广东省医学哲学专业委员会主任委员，广东省保健行业协会首席专家，广东省中医药文化养生旅游评审专家。曾主持、参与科技部和中国科学院基地建设项目多项。著有《岭南名医风范》《药苑荟萃》《城市品牌与竞争力》等10多部论著，主持广东省人民政府发展研究中心预防保健课题多项，发表学术论文近百篇。2010年获23部委联合表彰"中医中药中国行活动先进工作者"。2011年领衔开创首批19家中医药文化养生旅游示范基地，开全国养生旅游创新之先河。曾赴美国、德国等地学术交流，已做学术报告、科普讲座、专题演讲200多场。

【名师专题】

问道养生 探秘仙药

广州中医药大学　孙晓生教授

　　各位专家，各位朋友，很高兴与大家相聚在道教圣地武当山。记得第一次接触道教是1994年，当时我在校长办公室工作，为时任卫生部部长的陈敏章代拟一份岭南道教与中医药座谈会的讲话稿，系统的学习是近十年来为研究生开选修课，主要讲述了道教与中医养生的联系。中医养生思想在一定程度上起源于道教的道家思想，其在中医药自身领域内又得到了独特的发展。本系列讲座包括道家道教与中医养生、道教食养及《抱朴子》仙药、《道藏》九大仙药及其现代研究。由于道教研究不深，因此错漏难免，祈望同道教正。

一、道家道教与中医养生

（一）道的概念（道家、道教、道医）

何为道？按照一般的理解，道是道理、法则、规律，还包括事物的本体、本源。在中国历史上，道主要包括道家与道教两大体系。道家思想对道教的形成有一定的启发意义。道家一词最早出现在司马迁《史记》。道家的代表人物是老子，老子姓李名耳，其代表著作是《道德经》，全书共五千余字，分81章（道篇37篇，德篇44篇），是一部博大精深的智慧宝典。该书不仅对哲学、政治、军事、宗教、医学、养生、气功和武术产生广泛而深远的影响，而且作为文化基因渗透到中华民族的生活方式、生存方式和思维方式之中。著名哲学家黑格尔曾对《道德经》做过高度评价，并应用老子的"三生万物"构思写作（正反合三段论）。道家思想起源于老子，发展上经历了黄老之学及魏晋玄学两个时期。黄老之学的主要代表人物有陆贾、司马谈、淮南子等，而魏晋玄学的代表人物有嵇康、陶渊明、王羲之等。这个时期的道家学说已经涉及养生思想，如嵇康的《养生论》、向秀的《难养生论》等，纪晓岚曾对它们给出了"综罗百代，广博精微"的八字评语。这些早期的道家养生著作，在强调个体生命价值的自我完善上，提出"长生久视之道"的思想，更在人与自然、人与社会、人与自身的关系上主张"顺应自然"，强调和谐。

道教是中国土生土长的传统宗教，诞生于中国封建社会初期，由方仙道和黄老道演变而来。两千年来，积累的大量文献是中国古代文化遗产的重要组成部分。道家与道教有着不可分割的关系：道家是道教的源，道教是道家的流。道家是先秦时期的学术流派之一，道教是东汉时期形成的一种宗教，初起为太平道（代表人物是张角），继兴为五斗米道（代表人物是张陵）。道教规定信徒要"修道养德"，修道包括修炼道功、道术等。道功是指修性养神方面的内养功夫，如清净、寡欲、息虑、坐忘、守一、抱朴、养性、接命、存思等。道术是指修命固形的具体方法，如吐纳、导引、服气、行蹻、胎息、辟谷、药饵服食、神丹黄白、符篆斋醮、丹道等。

自战国到先秦，黄老思想对社会思想的影响十分显著，处于形成阶段的医药学（道医），当然也不例外。"仙医"是道医的先驱，如战国的扁鹊、齐王侍医王遂都是道医。汉魏以后，道医历代皆有，如西汉末年刘向撰写的《列仙传》中的崔文才，是学黄老而习医者；朱璜、黄阮丘等是道士为医者。晋代葛洪本人也属道医，其所著的《神仙传》中的沈建、沈羲、马鸣生、王遥、壶公、董奉、封君达等，南朝陶弘景，北朝徐謇，隋唐时期的杨上善、孙思邈、王冰，宋代王怀隐，金代刘完素，元代丘处机，明代王珪，清代傅山等。他们或由学老庄、黄老而习医，或原本为医而引道论医，都属于道医的范畴。历史上医道兼通的代表人物包括张道陵（"符水治病"及炼丹），葛洪（《抱朴子》，仙药），陶弘景（《本草经集注》，本草乃"仙经道术所需"），孙思邈（《千金要方》《养性延命集》），王冰（"弱龄慕道、夙好养生"，以道释医，医道互通）。

（二）道与中医

常言道："道以治身，佛以治心，儒以治世。"道家三大贡献包括精气说、炼丹术、养生药。《内经》的阴阳术数思想直接受《道德经》《南华真经》的影响，老子的"对立统一、阴阳互根""天人相应、病机治则""道法自然、恬淡虚无"思想在《内经》中也有明确的体现。庄子提出的"养生与恬淡无为"思想，以及"气"的概念，在中医基础与养生理论中均具有重要的意义。《伤寒杂病论》的很多方药来源于道医的临床经验著作《胎胪药录》，《辅行诀脏腑用药法要》记载其中的青龙汤、白虎汤以外，为"避道家之称"的小阳旦汤即桂枝汤、大阳旦汤即黄芪建中汤、小阴旦汤即黄芩汤加生姜、大阴旦汤即小柴胡汤去芍药、小朱雀汤即黄连阿胶汤、小玄武汤即真武汤，几乎就是"原方"。道家认为精、气、神是生命的根本，也提出了有与无、生与克、量变与质变等基本哲学思想，这也成为奠定中医理论的基础。

（三）道与养生

养生在《辞源》中释为"摄养身心，以期保健延年"。老子《道德经》第五十章最早提出"摄生"，《庄子·养生主》最先提出"养生"，《吕氏春秋·节丧》有"动以养生"的论述。嵇康《养生论》首次对养生概念作出说明。道家思想是养生理论的源头。有学者认为，道家顺应自然、珍视生命的世界观和方法论是《内经》养生理论的先导。真正的理论构建是以《内经》为标志，如《灵枢·本神》"故智者之养生也"。《内经》162篇中有40多篇涉及养生，首次从医学的角度专门论述养生问题。

李约瑟的《中国科学技术史》提到："道家思想从一开始就有长生不老的概念，而世界上其他国家没有这方面的例子，这种长生不老的思想对科学具有难以估计的重要性。"道家及其后继的道教哲学，是中国本土诞生的重要思想流派，对中国哲学乃至中国文化有着深远的影响。道家在道论中认识生命本质的同时，又以种种技巧性的道术实现其目标，如导引、按摩、食养等。在道家思想中，养生的思想基础是九守、十三虚。养生的目的是保全生命、延年益寿、得道成仙。主要的养生方法包括内丹（静功）、养神、养气（吐纳）、导引（动功）、养形（屈伸）、房中、服食（食养食疗）、草木之方（药饵）等。早期道家的养生思想对社会发展是一把双刃剑，炼丹术促进了制药化学的发展，但同时其服丹成仙的思想也导致了人们忽视社会、逃避现实，甚至中毒身亡的后果。科学的中医养生应涉及预防医学、临床医学、康复医学3个层面。其强调自然观、社会观及生命观。自然观是指人与自然，天人合一；社会观是指人与社会的不可分割性；生命观是指身心统一，人体整体。

（四）道与仙药

一直以来，仙药以其神秘的面纱，游移于传统文化民俗之中，与人类的生存信仰，尤其是与老百姓的身心健康密切相关，仙药以草木谷菜、鸟兽虫鱼等天地所生之物，调动人体阴阳自和的能力，维护健康，甚至提升生命质量。究竟有没有如此神奇的力量？人的生命只有一次，如何延长寿命，增进健康，始终是人的强烈欲望，然而生长壮老已，无论帝王将相，还是平民百姓，都是不可抗拒的自然规律，历代先贤只好把探索寄托在神奇传说之中。如何才能揭开仙药的神秘面纱呢？人的寿命有多长？经过现代的科学研究表明，长生不老是不可能的，但是延年益寿是有可能的。

何为仙？《说文解字·人部》说："长生仙去，从人。"《释名·释长幼》说："老而不死曰仙。仙，迁也，迁入山也，故其制字人旁作山也。"《汉书·艺文志》说："神仙者，所以保性命之真，而游求其于外者也。"庄子《逍遥游》载有"藐姑射之山"。《列子》载"列姑射山"。《山海经》记载有"不死树""不死药"。"仙"的基本概念与含义：①原型是人，长寿非常，迁居山林，能力超常。②匡扶正义，扶危救困，惩奸除恶，治病救人。③仙中有药，药中有仙。④可以修炼，得道成仙。这些基本概念与含义反映出古人对生命理想国的憧憬，对改变生老病死的探索。道家认为人分为5种：凡人、贤人、圣人、至人、真人；炼养术有三方法：导引、按摩、芝菌（服食药物）。

何为药？"治病草也。凡物可以治病者，皆谓之药，古以草木虫石谷为五药"。大部分药主要是取材于草本植物的根、茎、叶、花、果。《汉书·平帝记》载"直云本草者，为诸药中草类最多也"。《抱朴子·内篇》载"知上药之延年，故服其药以求仙；知龟鹤之遐寿，故效其导引以增年"。

何为仙药？《神农本草经》载："紫芝……久服轻身，不老延年，神仙。"饮食物中对强身健体、延年益寿具有奇特的功效，而且服食量少力大的一类物质历来被认为修道成仙的仙药。其大概根据两种途径：一是动植物或者矿物存在或者生长的环境符合道教思想所描绘的"仙境"；二是动植物或者矿物本身呈现道教理想的相貌，并且服食之后确有效果。道士们相信，灵秀之地必然生产精微之物，精微之物必定有轻身成仙之功。倘若服食之后，验之不爽，自然会被记载下来，流传后世。秦始皇时期，曾派方士徐福带三千童男童女往渤海之东仙山（蓬莱、瀛洲、方壶、岱舆、员峤）求取长生不老仙药。中药方剂中不少以"仙"命名，如仙术汤、仙方活命饮、神仙巨胜子丸、神仙饵茯苓延年不老方、八仙长寿丸、青宫八仙膏等。

（五）岭南道教与中医药

岭南宗教的发展史从另一个侧面反映了岭南医学的发展史。广东茂名是第一个也是唯一一个以道士为名的城市。潘茂名生于西晋太熙元年（290年），其医术高明，治病救人，深受老百姓的爱戴和崇敬。人们为了纪念他，便用他的姓和名命地名，所以高州史上曾称潘州，又曰茂名。潘茂名是岭南道教的先驱，以"立德行义、悬壶济世、救死扶伤、舍己救人"的精神，被誉为岭南道教之父。隋代，罗浮山道士苏元朗最早提出道教"内丹"概念，此后内丹养生得到发展，外丹服石之风逐渐遏止。宋代，张伯端开创内丹南宗后，其传人四祖陈楠（博罗人）、五祖白玉蟾（海南人）均为岭南人。南宗内丹是相对于北方龙门派、全真派而言，注重内养修炼，对道教气功养生有重要贡献。南宋时，沈括记载"广南道人"（即岭南道士）发明"阴炼法"和"阳炼法"，用小便炼制中药秋石的方法，秋石功能滋阴降火，治骨蒸劳热咳嗽等。明代，潮阳方士盛端明曾为明世宗进献秋石等药物，医著有《程斋医抄》，汇集临床各科资料。清代，罗浮道士陈复正著有《幼幼集成》，是中医儿科名著，反对过用寒凉治惊风，主张以"误搐、类搐、非搐"分析小儿抽搐，以免滥用惊风病名。

1. 郑安期与石菖蒲

据清光绪《广州府志》卷 29 记载："秦，安期生，琅琊卖药东海边，时人皆言千岁也。"

方士云集岭南，在罗浮山、白云山一带采药，白云山蒲涧因九节石菖蒲而得名。广州白云山上有"郑仙祠"，为纪念先秦方士郑安期而建。传说当时岭南瘟疫横行，他为了拯救民众，跋山涉水，四处寻找仙草，在白云山采集九节石菖蒲时，失足坠崖驾鹤成仙。老百姓根据其指引，寻找仙草控制了疫情。即使是痰迷心窍，神志不清，生命垂危的重症患者，以石菖蒲、生姜，共捣绞汁，灌服即醒。出于感激和崇拜，老百姓在其坠崖处建祠纪念，并以坠崖日为白云诞，人们通过登高祭祀，普遍得到平安健康。这一传说与神农尝百草一样，体现着两个方面的积极意义，一是不辞辛劳的为民意识，二是敢于探索的科学精神。这不正是我们今天需要倡导的吗？每当经过白云蒲谷之时，闻清泉潺潺，看碧草葱葱，我们没有理由不由衷地肃然起敬。

石菖蒲品种很多，盆栽欣赏亦有其价值，诗云："瓦盆犹带涧声寒，亦有诗情几砚间，抱石小龙鳞甲老，夜窗云气故斑斑。"九节石菖蒲在许多文学作品和医学著述中被誉为仙草。其为天南星科多年生常绿草本植物，全株有香气，性微温味辛，最早药用见于《神农本草经》，开窍豁痰、醒神益智、理气活血、散风祛湿，治癫痫、痰厥、热病神昏、健忘、气闭耳聋、心胸烦闷、胃痛、腹痛、风寒湿痹、痈疽肿毒、跌打损伤。据《神仙传》载：汉武帝上嵩山，遇采药长者告之"闻中岳石上有石菖蒲，一寸九节，食之可以长生"。这反映出其在人民心目中的药用地位。石菖蒲在传统养生丸剂中多被选用，如彭祖延年柏子丸（《千金翼方》）、孔圣枕中丹（《千金方要》）、不老丹（《普济方》）、还少丹（《卫生易简方》）。我校在石菖蒲方面的研究课题很多，如"石菖蒲不同部位对中枢神经系统的作用及机理研究""石菖蒲对中风病脑蛋白质组和神经元凋亡基因调控的影响""石菖蒲 β-细辛醚单体防治缺血性脑损伤的作用机理研究""石菖蒲有效部位对中枢递质受体活性的影响""石菖蒲对实验性心肌缺血损伤心肌细胞的保护作用""石菖蒲治疗急性心肌梗死的物质基础及其作用研究""石菖蒲水溶性成分对癫痫模型大鼠神经肽 Y 的影响""石菖蒲抗大鼠马桑内酯所致慢性癫痫的作用机理研究""抗癫痫石菖蒲有效组分配伍冰片缓释片临床前开发研究""石菖蒲治疗脑肿瘤源性脑水肿的临床实验研究"，等等。

2. 葛洪与青蒿

晋唐三大道教养生家之一的葛洪，为寻觅丹砂来到岭南，后隐居罗浮山，著《抱朴子》，并发现常山、青蒿治疗疟疾的功效。青蒿，苦，辛，寒。归肝、胆经，功效清热解暑、除蒸、截疟，用于暑邪发热、阴虚发热、夜热早凉、骨蒸劳热、疟疾寒热、湿热黄疸。本品苦寒清热，辛香透散，善使阴分伏热透达外散，为阴虚发热要药；此外兼有解暑、截疟之功。现代研究表明，青蒿的主要药理作用包括抗疟作用、抗菌作用、抗寄生虫作用、解热作用、免疫作用、对心血管系统的作用等。

3. 鲍姑与红脚艾

葛洪的妻子鲍姑，是一位值得称道的生草药专家，她采用岭南地区盛产的红脚艾（五叶艾、刘寄奴、珍珠花菜）为患者灸治疾病，疗效卓著，也受到人们的崇敬和怀念。据《越秀三元宫历史大略记》记载：鲍仙姑井，又名虬龙古井，井边的红脚艾配井水作为医方，活人无数，用艾治赘疣，一灸即愈。红脚艾，也叫珍珠花菜，菊科艾属甜菜子，味微苦、辛、甘、淡，性寒无毒，内服清热祛湿、凉血解毒、祛瘀明目，外敷热毒肿痛。红脚艾的主要用途：全草入药，有温经、祛湿、散寒、止血、消炎、平喘、止咳、安胎、抗过敏等作用。历代医籍记载为"止血要药"，又是妇科常用药之一，治虚寒性的妇科疾患尤佳，又治老年慢性支气管炎与哮喘，煮水洗浴时可防治产褥期母婴感染性疾病，或制药枕、药背心，防治老年慢性支气管炎或哮喘及虚寒胃痛等；其叶晒干捣碎得"艾绒"，制艾条供艾灸用，又可作"印泥"的原料。此外，全草做杀虫的农药或熏烟进行房间消毒、杀虫；嫩芽及幼苗做菜蔬。红脚艾也是潮汕地区常用保健食品，早餐煮食配猪瘦肉或猪肝。

（六）现代中医养生的发展与展望

养生是一门古老而又新兴的学科。从道家的养生思想开始，到现代中医养生学的形成，经历了长期的实践与发展。从宋代医学开始，十三科分类中有养生专科。而中医养生学的内容首次于1987年进入高校课程。我从1990年开始为《羊城晚报》《粤港信息报》养生保健专栏撰稿，为不少来信的群众解答了养生方面的问题。在对中医养生学进行了长期的专注研究过程中，整理了很多相关医籍的养生医药知识，并发表了多篇的研究论文与多本论著。我认为，饮食与养生存在重要的联系，所谓"民以食为天"是千古不变的话题，所以，利用食养食疗进行养生保健是一项重要的研究课题。现代营养学认为蛋白质、脂肪、糖（能量）、维生素、微量元素、纤维、水为人体基本的营养素。而中医学认为，饮食养生的关键并非在于"营养要素"，中医的食养食疗需要根据个人体质来调养。程钟龄《医学心悟》有"七不"，即"不分气血、不辨寒热、不识开阖、不知缓急、不分五脏、不明标本、不深求调摄之方以误人者，是不可不讲也"。2007年，在"中医中药中国行"活动启动仪式上，吴仪副总理强调了养生与治未病的重要性。在现代的中国，养生不仅仅是一种健身延年的保健方式，而且更是一种文化品格、一种民族心理、一种思维方式。养生方法很多，从本能到自觉，五花八门，莫衷一是，最具专业性的是养生本草，其核心是抗衰老，必须探索学术规律。

二、道教食养及《抱朴子》仙药

（一）道教与养生关系密切

源于中国的道家及其后继的道教哲学，是中国本土诞生的重要思想流派，对中国哲学、中国文化，尤其是中国医学有着深远的影响。道教倡导"贵生""养生"，即尊重生命，热爱生命，提高生命质量，追究健康长寿。道家思想与中医养生关系密切，如《道德经》"顺乎自然、道法自然"与四时养生、节气养生、时辰养生；"柔弱者生之徒"与导引、太极、八段锦等运动养生；"无为而无不为""恬淡为上""见素抱朴""少私寡欲"与调畅情志，心理养生。道教对生命科学影响至今的有精气说、炼丹术、养生药。道教分为道论和道术，道家在道论中认识生命本质的同时，又以种种技巧性的道术实现其目标，如气功、导引、按摩、食养、房中术等，对中医养生学影响尤为明显。历史上有许多医道兼通的代表人物，如张道陵"符水治病"及炼丹；魏伯阳《周易参同契》载汉代已能炼制适用于治病的矿物药，"医人有五毒之药"；葛洪《抱朴子》有专篇讨论炼丹，载有许多关于制药化学的实验，是制药化学的开端，同时载有仙药专篇；陶弘景《本草经集注》言本草乃"仙经道术所需"；孙思邈《千金要方》《养性延命集》也是医道兼通的著作；王冰则"弱龄慕道、夙好养生"，以道释医，医道互通。

（二）道教食养三大来源

道教养生术包括内修与外养。食养就是其外养的重要内容。食养，也称服食，又称"服饵"，主要是选用矿物、植物，也有少量动物类药和食物，经过一定的加工、配伍、炮制成丹药或方剂。食养肇端于战国时期的方士，除了服食一些矿物药外，还多喜食草木药，"百草花""桃李蕊""兰韭根""芝草"等。服饵之术被纳入道教养生体系并得到长足的发展。以葛洪为代表的道教养生家认为，精、气、神是构成人体生命的三大要素。"先将服草木以救亏缺，然后服金丹以定无穷"。唐代发展达到高峰，上至帝王将相，下至市井百姓都对服食之术趋之若鹜，成为一种社会时尚。在长期寻找和服食实践过程中，也确实发现了不少具有抗衰老作用的药物，积累了丰富的食养经验。其来源主要包括三大类：一类是金石类矿物，现在已极少应用；一类是草木类植物，如五芝、茯苓、松子、松脂、柏子仁、胡麻、黄精、天门冬、地黄、白术、杏仁、石菖蒲、肉桂、槐角、黄芪、山药、菊花、枸杞子、麦门冬、楮实子、石韦、桃胶、五味子、远志、黄连、泽泻；还有一类是珍珠、龟板等动物类。后两类大多数已收入《中药学》教材。

（三）《抱朴子·内篇》仙药选介

道教养生的代表人物葛洪（284—364），为东晋道教学者、著名炼丹家、医药学家，字稚川，自号抱朴子。他曾受封为关内侯，后隐居罗浮山炼丹，著有《神仙传》《抱朴子》《肘后备急方》《西京杂记》等。葛洪精晓医学和药物学，主张道士兼修医术。"古之初为道者，莫不兼修医术，以救近祸焉"，认为修道者如不兼习医术，一旦"病痛及己"，便"无以攻疗"，不仅不能长生成仙，甚至连自己的性命也难保住。葛洪《肘后备急方》最先记载疟疾特效方"青蒿一握水二升渍，绞汁尽服之"，并使用艾叶消毒。在《抱朴子·内篇》20 卷中，"金丹""仙药"和"黄白"三章均论及服食之术，"仙药"卷载有上百种服食药物，且认为上药延命，中药养性，下药除病。其中"服之不老"植物药有以下几种。

1. 茯苓

茯苓别名云苓、白茯苓，有"仙家食品"之称。道教认为服食茯苓可成仙，将其列为仅次于丹砂的仙药之一。其为多孔菌科真菌茯苓的菌核，多寄生于松科植物赤松或马尾松等松等树根上。《本草纲目》载"松之神灵之气伏结而成"，故有滋补之功，久服令人延年耐老，面若童颜。其性味甘、淡、平，具有利水渗湿、健脾和中、安神益智的功效。服食茯苓的方法有多种，一种是将茯苓煮烂，取粉和蜜蒸食，或以脂麻混和服。"茯苓……当削去皮，研为方块。银石器中清水煮以酥软解散为度……用其粉以蜜和如湿香状，蒸过食之尤佳。胡麻但取纯黑芝麻，九蒸九曝，入水烂研，更入去皮核研烂枣肉，与茯苓粉一处溲和食之，尤佳。"据《千金要方》所载的"饵茯苓方"，茯苓也可酒浸、磨成屑末服食。茯苓之核心附于松根者，称茯神或抱木神，主要用于安神。

2. 松柏

松柏凌冬不凋，气香脂润，被誉为百木之长，其松叶、松实是养生常食药物。《仙药》载："食松叶、松实，当时苦涩，后稍便之，遂使不饥不渴，冬不寒，夏不热。"《本草纲目》转引《枕中记》服松柏法："尝以三四月采新生松叶，长三四寸许，并花蕊阴干；又于深山岩谷中，采当年新生柏叶，长二三寸者，阴干，为末，白蜜丸如小豆大……以酒服下。"松子仁甘温，润肺止咳，润肠通便，《日华子本草》云其"补不足，润皮肤，肥五脏"，《本经逢原》云其"甘润益肺，清心止咳润肠，兼柏仁、麻仁之功，温中益阴之效，心肺燥痰干咳之良药"。松脂又名松膏、松胶、松香，以松树干的分泌液炼制而成，气味苦甘温，无毒，《神农本草经》称其"久服轻身，不老延年"；《仙药》称"长服松脂，身体转轻，气力百倍，登危越险，终日不极，年百七十岁，齿不落，发不白"。《千金要方》载有其服食方法。柏子仁与松子仁相似，性味甘平，功效为养心安神、润肠通便。《神农本草经》载"主惊悸，安五脏，益气，除风湿痹"；《本草纲目》载"柏子仁性平二不寒不燥，味甘二补，辛而能润，其气清香，能透心肾，益脾胃"；"养心气，润肾燥，安魂定魄，益智宁神"。

3. 胡麻

胡麻又名乌麻、巨胜、黑芝麻、油麻，《仙药》载其"耐风湿，补衰老"，性平味甘，补益肝肾，润肠通便。《神农本草经》将其列为上品之药，谓其"主治伤中虚羸，补五内，益气力，长肌肉，填脑髓。久服轻身不老"。《名医别录》载其"坚筋骨，明耳目，耐饥渴，延年"。胡麻的服食方法有多种，既可以与米共煮成胡麻饭，也可经过加工后与酒共服，常服延年不老。《本草纲目》谓"古以胡麻为仙药"。

4. 黄精

黄精又称黄芝、鹿竹、救穷草、仙人余粮，性甘、平，具有滋肾润肺、补脾益气的功效，久服能强身延年。《仙药》称"昔人以本品得坤土之气，获天地之精，故名"。《名医别录》曰其"主补中益气，除风湿，安五脏。久服轻身延年不饥"。孙思邈在《千金要方》中载有以黄精为主要原料的服食方"黄精膏方"，即黄精经过打碎，蒸熟，取汁，加干姜末、桂心末，微火煎至微黄后，"酒五合和，服二合，常未食前，日二服。旧

229

皮蜕，颜色变光，肤色有异，鬓发更改"。

5. 天门冬

《仙药》称："天门冬，或名地门冬，或名莚名冬，或名颠棘，或名淫羊食……服之百日，皆丁肚倍马吏于术及黄精也"。其性味甘，微苦寒，有养阴润燥、清肺止咳之功效。在《神农本草经》中，天门冬也被列为上品之药，称其能"杀三虫，去伏尸。久服轻身益气，延年不饥"。孙思邈在《千金要方》中载有三种"服天门冬方"：一为"曝干捣下筛，食后服方寸"；二为"捣取汁，微火煎"，再加白蜜、胡麻末、大豆黄末和为饼，日服一枚；三为"酿酒服"。

6. 地黄

《神农本草经》将地黄列为上品药，名为地髓，谓"久服轻身不老，生者尤良"。汉代起用地黄、蜂蜜煎膏服用以图养生长寿之风十分盛行。《仙药》云："服地黄八年，夜视有光，手上车弩也。"地黄的服食方法有多种，一为以生地黄五十斤捣之，绞取汁，然后加白蜜、枣脂成丸，每日服三丸；二为酒泡晒干后，与甘草、厚朴、巴戟天、干漆、覆盆子各一斤捣下筛。食后酒后方寸匕。

7. 白术

白术是菊科多年生草本植物的根茎。白术性味苦、甘，温，具有补气健脾、燥湿利水、固表止汗和安胎作用，为健脾要药，适用于脾胃虚弱诸症。《神农本草经》中就被列为上品药物，谓"术煎饵，久服轻身，延年不饥"。《仙药》也称"术饵令人肥健，可以负重涉险"。《本草汇言》言"脾虚不健，术能补之；胃虚不纳，术能助之"。《本草纲目》中则载有"服术法"。

8. 杏仁

杏仁为蔷薇科植物杏的干燥植物种子，有苦杏仁和甜杏仁两种。自《神仙传》记载"董仙杏林"的传说以后，使用越来越多，谓其能"令人轻健安泰"。杏仁性味甘苦，微温，有小毒，具有止咳平喘、润肠通便功效。《云笈七签》载有以杏仁炼制成丸的"夏姬杏仁金丹方"一则。

9. 石菖蒲

石菖蒲为"水草之精英，神仙之灵药"，为天南星科多年生草本植物石菖蒲的根茎。其性味辛，温，具有开窍宁神、化湿和胃之功效。《神农本草经》中将其列为上品之药，称其能"补五脏，通九窍，明耳目，出音声……不忘，不迷惑，延年"。《千金要方》称其"益心智，长生不老"。《仙药》中有服食石菖蒲的记载："韩终服石菖蒲十三年，身生毛，日视书万言，皆诵之，冬袒不寒。又石菖蒲生须得石上，一寸九节已上，紫花者尤善。"《列仙传》也有类似记载："但食术与石菖蒲根，饮水。不饥不老如此，传世见之，三百余年。"《本草纲目》载"石菖蒲酒，治三十六种风、一十二痹，通血脉，治骨痿，久服耳目聪明"。

10. 桂

桂有肉桂、桂枝、桂皮之分，性味辛、甘，热，有补火助阳、散寒止痛、温经通脉的功效。《仙药》云："服桂二十年，足下生毛，日行五百里，力举千斤。"《本草汇言》谓："肉桂，治沉寒痼冷之药也……壮命门之阳，宣导百药，无所畏避，使阳长则阴自消。"

三、《道藏》九大仙草及其现代研究

"九大仙草"出自唐开元年间的道家经典《道藏》。《道藏》是道教经籍的总集，是按照一定的编纂意图、收集范围和组织结构，将许多经典编排起来的大型道教丛书，内容包括道教经典、论集、科戒、符图、法术、斋仪、赞颂、宫观山志、神仙谱录和道教人物传记等，其中不少内容涉及中国古代科学技术，同时对中国哲学，中国文化，尤其是中国医学有着深远的影响。

道家饮食养生之道在取材上非常推崇铁皮石斛、天山雪莲、三两重人参、百二十年首乌、花甲之茯苓、苁蓉、深山灵芝、海底珍珠、冬虫夏草，在现代养生保健中依然使用，其作用不断地得到临床和实验研究的证实。

1. 石斛——补阴药

石斛为兰科多年生草本金钗石斛、铁皮石斛、束花石斛、美花石斛或马鞭石斛等的新鲜或干燥茎。其甘而微寒，入胃经，擅长养阴清热、益胃生津，可用于热病伤津及胃阴不足。其又入肾经，滋养肾阴、清虚热，兼有养肝、明目及强筋骨的作用，可治肾阴不足或肝肾阴虚所致咽干而痛、

虚热不退、筋骨痿软、腰膝酸痛、目暗不明。鲜石斛以色黄绿、肥满多汁、嚼之发黏者为佳，清热生津力强，温热病邪入营血，高热烦渴者适用；干石斛以色金黄、有光泽、质柔韧者为佳，以滋阴清补为长，热病后期，阴亏虚热者适宜。

石斛的化学成分主要有多糖类、生物碱类等。现代研究表明其能促进胃液的分泌而助消化，使肠道蠕动亢进而通便；能提高免疫功能，提高癌症患者外周淋巴细胞 E-RFC 的形成率；有延缓衰老的作用；对眼睛晶状体中的异化变化有阻止及纠正作用；对半乳糖性白内障有延缓及治疗作用。石斛碱有一定镇痛解热作用，其作用与非那西汀相似而较弱。石斛还可降低心率、血压，减慢呼吸及降血糖等。

2. 天山雪莲——祛风湿药

天山雪莲为菊科植物天山雪莲的干燥地上部分。维吾尔医称其能补肾活血强筋骨、营养神经、调节异常体液，用于风湿性关节炎、关节疼痛、肺寒咳嗽、小腹冷痛、白带过多等。《新疆中草药》谓其"祛风胜湿，通经活血"。中医学认为本品性味甘苦，温，《本草纲目拾遗》载其"能补阴益阳，治一切寒证"。本品用治肾虚阳痿、腰膝酸软、筋骨无力，又能祛风胜湿，尤宜于风湿痹证而寒湿偏胜者，可单用泡酒服；还能活血通经、调冲任而止血，治疗下元虚冷，寒凝血脉之月经不调、经闭、痛经、崩漏带下。

天山雪莲的化学成分主要有糖类、黄酮、黄酮苷类、香豆精素、木脂素类、倍半萜、生物碱等。现代研究表明有抗炎、镇痛、解痉、祛痰平喘、利胆、抗胃溃疡及增加心输出量、减缓心率、扩张血管、降血压、抗癌、抗自由基、抗疲劳等作用；此外还具有雌激素样作用活性，可引起子宫平滑肌收缩，降低血液黏稠度，抑制中枢神经。

3. 人参——补气药

人参为五加科植物人参的干燥根和根茎。其性味甘、微苦，温，是大补元气、救脱扶危、补脾益肺、安神益智之佳品。其补气范围广，而且大补元气、复脉固脱之功无药可代，为拯危救脱要药，最宜于因大汗、大吐、大泻、大失血或大病、久病等所致元气虚极欲脱、脉微欲绝等重危症。《本草经疏》谓其"能回阳气于垂绝，却虚邪于俄顷"；《本草纲目》

谓其"治男妇一切虚证"。本品用于体虚欲脱、肢冷脉微、脾虚食少、肺虚喘咳、津伤口渴、内热消渴、气血亏虚、久病虚羸、惊悸失眠、阳痿宫冷等。

人参主要含有人参皂苷、人参多糖等适应原样成分。现代研究表明有强心、扩张血管、改善血液流变学、抗血栓形成、抗缺氧和保护心肌作用、平衡中枢神经系统、双向调节血压、抗动脉粥样硬化及降血脂、增强造血功能、降血糖、兴奋肾上腺皮质系统、促性激素样作用、增强机体免疫功能、抗肿瘤、促进大脑学习和记忆功能、促进核酸和蛋白质的合成、抗氧化、抗衰老、抗疲劳等作用。临床常用治疗高血压病、心肌营养不良、冠心病、心绞痛、急性心肌梗死、缺血性心力衰竭、糖尿病、性功能减退、神经衰弱、贫血、高脂血症、慢性疲劳综合征等。

4. 首乌——补血药

首乌为蓼科植物何首乌的干燥块根。生首乌补益力弱，且无收敛之性，功偏解毒、消痈、截疟、润肠通便，多用于疮痈、瘰疬、风疹瘙痒、久疟体虚及肠燥便秘等。制首乌甘涩微温，不燥不腻，入肝、肾经，长于补肝肾、益精血，且可收敛精气，为滋补良药，尤为治须发早白、脱发、早衰之要药，尚可强筋骨、化浊降脂，常用于血虚萎黄、眩晕耳鸣、腰膝酸软、肢体麻木、崩漏带下，以及"益血气，黑髭鬓，悦颜色，久服长筋骨，益精髓，延年不老"。

首乌含有磷脂、蒽醌类衍生物、二苯乙烯苷等。现代研究表明其所含的卵磷脂是脑组织、血细胞和其他细胞膜的组成物质，有促进血细胞新生和发育，增加肝糖原作用。首乌煎剂能增强免疫，对特异性免疫功能以增强 T 淋巴细胞功能为主；能提高超氧化物歧化酶（SOD）活力，抑制单胺氧化酶活力，抗衰老；还有减慢心率、增加冠脉流量、抗心肌缺血、降血脂、抗动脉粥样硬化、抗寒、抗菌、抗病毒等作用。

5. 茯苓——利水药

茯苓为多孔菌科真菌茯苓的干燥菌核，寄生于松科植物赤松或马尾松等树根上。茯苓性味甘、淡，平，归心、肺、脾、肾经。《神农本草经》称其"久服安魂、养神、不饥、延年"。甘则能补，淡则能渗，善于利水通窍，为利水渗湿和治痰要药，常用于痰饮目眩、心悸怔忡等；且能健脾补中，渗湿而止泻，使中焦清升浊降，故常用于脾虚湿盛之食少体倦、便溏泄泻；又能补脾而助气血生化之源，同时有养心安神之功，对于心脾亏虚所致的惊悸失眠等有良效。

茯苓含有茯苓多糖、β-茯苓聚糖、茯苓酸、三萜类、麦角固醇等成分。现代研究表明其具有利尿、镇静、抗肿瘤、降血糖、增加心肌收缩力、抗变态反应、抗炎、清除自由基、抗皮肤色素沉着、增强胰岛素活性、增强免疫、护肝、降低胃液分泌等作用。临床用于水肿、胃潴留及慢性胃炎、妊娠晨吐、心悸、婴儿腹泻、梅尼埃病、脑血管病、肿瘤等。

6. 肉苁蓉——补阳药

肉苁蓉又称"马芝""地精"，为列当科植物肉苁蓉的干燥带鳞叶的肉质茎。其性味甘、咸，温，质润，入肾经，既补肾壮阳，又益精血，故可治肾阳不足，精血亏虚所致的阳痿不孕、腰膝酸软、筋骨无力。其又入大肠经，能补益精血而润燥滑肠，常用于津枯肠燥便秘，对老人肾阳不足，精血亏虚者尤宜。

肉苁蓉主要含有葡萄糖、蔗糖、甘露醇、琥珀酸、β-谷甾醇等。现代研究表明其有降低血压作用，且能促进唾液分泌；有抗动脉粥样硬化的作用；还能调整内分泌，提高免疫功能、促进代谢、增强记忆、抗氧化、抗凋亡、抗衰老、利尿作用。肉苁蓉对阳虚和阴虚动物的肝脾核酸含量下降和升高有调整作用；有激活肾上腺、释放皮质激素的作用，可增强下丘脑-垂体-卵巢的促黄体功能，提高垂体对 LRH 的反应性及卵巢对 LH 的反应性，而不影响自然生殖周期的内分泌平衡；所含的无机盐和亲水性胶质类多糖有通便作用。

7. 灵芝——安神药

古代用灵芝有"青、赤、黄、白、黑、紫""六芝"之分，现代《中国药典》规定为多孔菌科真菌赤芝或紫芝的干燥子实体。其"主耳聋，利关节，保神益精，坚筋骨，好颜色"，"补中，增智慧，不忘"，"益脾气，安神"，"益肾气，通九窍，聪察"，"久服轻身不老，延年神仙"。灵芝甘、苦，气香，药性平和，归心、肺、肝、肾经，既善补气、养血、安神，为治气血不足，心神失养所致的心神不宁、失眠、惊悸、多梦、健忘、体倦神疲，或虚劳短气、不思饮食等症之良药；又擅补益肺肾、止咳平喘，为治肺肾两虚、久咳气喘之妙品，尤其对痰湿型或虚寒型疗效较好。

灵芝主要含有多糖类、三萜类、核苷类、呋喃类衍生物、甾醇类、生物碱类、蛋白质、多肽、氨基酸类、倍半萜类、无机盐等。灵芝多糖具有免疫调节、降血糖、降血脂、抗氧化、清除自由基、抗衰老及抗肿瘤作用；三萜类化合物能净化血液，保护肝功能；灵芝多种制剂分别具有镇静、抗惊厥、强心、抗心律失常、降压、镇咳平喘作用；此外还有抗凝血、抑制血小板聚集及抗过敏、保肝等作用。现代为治疗神经衰弱、慢性气管炎、支气管哮喘、白细胞减少症、冠心病、高脂血症、心律不齐、急慢性肝炎及肿瘤之辅助用药。

8. 珍珠——安神药

珍珠为贝科动物马氏珍珠贝、蚌科动物三角帆蚌，或褶纹冠蚌等双壳类动物受刺激形成的圆珠状物。其味甘、咸，性寒，质重沉降，入心、肝经，重可镇怯，故有安神定惊之效，主治心神不宁、心悸失眠；甘寒益阴，善清心、肝之热而定惊止痉，用治小儿痰热之急惊风、癫痫、高热神昏、痉挛抽搐；且有清肝热、明目退翳之效，用治肝经风热或肝火上攻之目赤涩痛、眼生翳膜等眼疾；清热解毒、生肌敛疮，可治口舌生疮、牙龈肿痛、咽喉溃烂、疮疡不敛。《本草汇言》谓其"镇心，定志，定魂，解结毒，化恶疮，收内溃破烂"。《证类本草》称"敷面令人润泽好颜色"，即有润肤祛斑之效。

珍珠主要含有碳酸钙、有机物等，具有镇静、镇痛、抗惊厥、退热、抑制皮层电活动、促进创面肉芽生长、保护眼睛、抑制中枢、抗溃疡、促进骨形成、凝血、抗氧自由基、抗辐射等作用，眼科疾病（如白内障等）、神经系统疾病、心血管疾病、消化系统疾病、外科创伤中均有应用。

9. 冬虫夏草——补阳药

冬虫夏草为麦角菌科真菌冬虫夏草菌寄生在蝙蝠蛾科昆虫幼虫上的子座及幼虫尸体的干燥复合体。其性味甘，平，归肺、肾经，功能补肾助阳、补肺平喘、止血化痰，为平补阴阳之品。其性平力缓，宜于病后体虚及肺肾两虚之久咳、虚喘、劳嗽、咯血及肾阳虚之阳痿、遗精、腰膝酸软。

　　冬虫夏草主要含有麦角甾醇类、D-甘露醇、虫草酸多糖醇、蛋白质、氨基酸、脂肪酸、多种核苷、维生素及生物碱等，具有增强免疫、抗肿瘤、调节心律、降血压、抗心肌缺血、抑制血栓形成、保肝、防治肝纤维化、镇静催眠、抗衰老、抗应激、祛痰、平喘、抗炎、抗病毒、降低胆固醇及甘油三酯等作用，对性功能紊乱有调节恢复作用。临床主要用于治疗肾功能衰竭、性功能低下、心律失常、呼吸衰竭、慢性肝炎及肝纤维化等。人工培养虫草菌丝体在抗衰老、抗应激、免疫作用、镇静、催眠，对心血管作用方面不低于天然虫草，抗心律失常、降血脂也有效果。

　　时间的关系，我简单地向大家提出了关于经方与道教的一些思考，希望各位与我一起探讨。最后我想用两句话结束今天的讲座：弄斧必到班门，养生需上武当。我今天只是班门弄斧、抛砖引玉，而武当有很浓重的道教文化，很好的自然环境、生态环境，非常适合养生。谢谢大家！

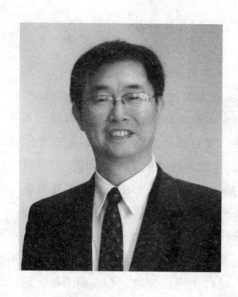

【名师简介】

金世明　中华中医药学会理事，中国中西医结合学会理事，广东省政协第十届委员会委员，广东省中医药学会、中西医结合学会副会长兼秘书长。近年来一直从事中医养生文化的研究，其"中医养生保健的智慧与方法"系列讲座受到国内外医学同行和广大听众的好评。

【名师专题】

道德健康与道德养生

广东省中医药学会　金世明教授

尊敬的各位医学同道，大家下午好！来到武当山这样一个道教圣地跟大家共同交流，我很自然地想到了一个题目，叫"道德健康与道德养生"，这也是我最近几年来学习中最深刻的体会。以前，我们受到西方人的影响，只是关注生理健康，而当我们读到《黄帝内经》第一篇"上古天真论"的时候，才明白黄帝问的第一个问题，岐伯解答的第一个问题，就是健康。

《黄帝内经》二十几万字，但是介绍人文始祖黄帝仅用了 24 个字，"昔在黄帝，生而神灵，弱而能言，幼而徇齐，长而敦敏，成而登天"。接着就转入正题了。黄帝问岐伯天地的自然规律，"余闻上古之人，春秋皆度百岁，而动作不衰；今时之人，年半百而动作皆衰者，时世异耶？人将失之耶"？

这是一个多么深刻的话题，而岐伯回答黄帝的这个问题仅仅用了235个字。首先，他用了45个字回答黄帝，古人为什么活100岁还能自理呢？"上古之人，其知道者，法于阴阳，和于术数，食饮有节，起居有常，不妄作劳，故能形与神俱，而尽终其天年，度百岁乃去"。接着又用55个字把今时之人为什么50岁左右各种生理功能就不行了做了深入剖析，"今时之人不然也，以酒为浆，以妄为常，醉以入房，以欲竭其精，以耗散其真，不知持满，不时御神，务快其心，逆于生乐，起居无节，故半百而衰也"。接着又用了135个字，告诉黄帝今时之人怎么样才可以活到100岁还动作不衰，"夫上古圣人之教下也，皆谓之虚邪贼风，避之有时；恬淡虚无，真气从之，精神内守，病安从来。是以志闲而少欲，心安而不惧，形劳而不倦，气从以顺，各从其欲，皆得所愿。故美其食，任其服，乐其俗，高下不相慕，其民故曰朴。是以嗜欲不能劳其目，淫邪不能惑其心，愚智贤不肖不惧于物，故合于道。所以能年皆度百岁而动作不衰者，以其德全不危也"。我非常惊讶，古人就用了235个字，就把今天我们要讨论的养生问题、健康问题等很多深刻的大事情都阐述清楚了。

首先，他告诉了我们什么是健康。古人能活那么久，是因为道德健全。这235个字里面，有一处精神、两处神、三处心、四处欲和一处愿，总结了精神和健康的关系，我概括起来，健康就是生理健康、心理健康、道德健康的整合。如果我们明白了健康是由生理健康、心理健康、道德健康整合的话，我们就明白了，如果一个人道德不健康，他心理会健康吗？如果一个人心理不健康的话，他生理会健康吗？脱离了前面两者去追求单独的生理健康，是做不到的，也行不通的。

有人问我，那应该怎么养生呢？其实古人早就告诉我们：生理健康——保健与营养；心理健康——疏导与调养；道德健康——教育与培养。实际上，我们很多的病都是起于无知，甚至死于无知，所以健康教育非常的重要。养生是防火，治病是救火，防火重要还是救火重要？救火一定要救，起火了不去救行吗？肯定不行。但是从长远看来，我们在认真研究救火的同时，一定要认认真真地去防火，就是时时刻刻都要好好养生。我是湖南人，在湖南有一个很有名气的医生，我回到湖南，他问我一个问题，说身上有一个病，自己老是搞不好，问我有没有经验。我想，每个人都会有很多追求，但总有一个共同的追求是健康长寿。我们作为医生，如果自己身体不好，那怎么去做老百姓健康的榜样呢？但是，每个人由于先后天的因素，身上都会有各式各样的病，我们怎样才能让自己健康或者越来越健康呢？这就是需要我们从事医学的人认认真真去思考。这么多年来，因为工作的需要、学习的兴趣，我慢慢钻研，非常受益。我现在60多岁，可是我发现我的记忆力比我30多岁的时候还好，而且我发现中医学越钻进去，心情就越开朗，越愉快，身体越来越好。

岐伯不是说了吗？"虚邪贼风，避之有时"，还要"恬淡虚无，真气从之，精神内守"，如此你就不会得大病。什么叫广义的"邪风"？广义的邪风就是非其时而有其气。我们的祖先在《黄帝内经》里讲到了几种历法，一个是十二月阴阳合历法，还用了一种叫"十月太阳历"，还有北斗七星历。北斗七星历告诉我们，斗柄指向东边，春天来了，春天要刮东风；斗柄指向南边，夏天来了，夏天要刮南风；指向西边，秋天来了，秋天要刮西风；指向北边，冬天来啦，冬天要刮北风。如果冬天刮南风呢？广东有句谚语"十二月刮南风，十个鱼塘九个空"。说到2003年的SARS，当年顾植山教授出版了一本《疫病钩沉》。我记得他的书是7月份出版的，我10月份买到他的书。他的书里写道："庚申年大旱，三年后必有大疫。"2000年是庚申年，那一年中国大旱；2003年，以肺为表现的传染病就出现了。当广东报道了SARS病例后，顾教授就把他的研究材料报到了国家中医药管理局，他的书就是在这么一个背景下出版的。在出书的时候，出版社的社长还说："我可以给你出书，可是你敢不敢真正预测？现在，最后一批'非典'患者已经出院了，你就预测一下今年下半年'非典'还会不会卷土重来？你必须把这部分内容加进去。"后来，他就在书里写，说下半年不会再来，而且2004年初还会特别冷，并且讲述了很多道理。当年买到他这本书的人都在追踪，是否确实会如顾教授所说。结果到了2004年，中国特别的冷，而且全世界都特别冷。于是我就想，我要好好地学习《黄帝内经》。我找到顾教授，加入他的研究团队，和他学习。包括2008年奥运会期间，很多人造谣说中国会发生传染病，他听到这个消息以后，就认真地研究并撰写报告给卫生部和国家中医药管理局，说那段时间中国不会有传染病。2009年5月，卫生部说手足口病5月份会爆发，让大家做好准备。他就递了一份报告，说5月份手足口病就会逐渐消失，不需要做准备。结果证明他是对的。所以，《黄帝内经》是大智库，隐藏了很多很多的秘密。

《黄帝内经》都是按六十甲子计算的。六十甲子怎么来的呢？古天文学家说，太阳系60天一个循环，当地球围绕太阳转60圈的时候，水星转了296圈，金星只转了96圈，火星只转了30圈，木星只转了5圈，土星只转了2圈。只有过了60年，金、木、水、火、土星和地球、太阳才回到一致的轨道上，重新一个循环。古人用六十甲子来推算，估计道理就在这里。我相信古人是观察了无数个六十甲子，才总结了今天的规律。我在想，为什么叫"周易"？"周"，周期也；"易"，变化规律。只有周期，它才会有规律，没有周期，就没有规律。

所以，《黄帝内经》说"恬淡虚无，真气从之，精神内守"，就是说，面对社会上各种各样的诱惑，我们的心要恬静、淡定，心无杂念，心像宇宙一样空灵。只要做到这些，你的真气、你的气血就会在体内按照循行规律运行流动，饱满而不外散。《黄帝内经》的描述，比世界卫生组织最近提出的四大健康基石：合理膳食、适量运动、戒烟限酒、心理平衡，生动得多，而且足足早了五千年。

接着看《伤寒论》序里说了什么？说现在很多人"竞逐荣势，企踵权豪，孜孜汲汲，唯名利是务，崇饰其末，忽弃其本，华其外而悴其内"。

接着看《道德经》怎么说的。我认为《道德经》将来一定会成为全人类的真正的健康经典。想要健康，就一定要好好研究《道德经》，体悟《道德经》，感悟《道德经》，悟到《道德经》的精华。很多人讲到哲学，就认为哲学是空的，我很有幸跟刘力红教授在巴马住了三个晚上，和刘教授讨教了很多问题。刘教授告诉我什么是哲学，他说哲学是研究终极真理的学问，所以一切学问都在哲学的基础上，哲学是研究的源头。譬如《道德经》就讲："我有三宝，持而保之。一曰慈，二曰俭，三曰不敢为天下先。"前不久，我策划了一个公益活动，我非常有体会，其实关爱别人，就是关爱自己。"慈""仁慈""仁爱""慈悲"，实际上是养生中的重要课程。"慈故能勇；俭故能广；不敢为天下先，故能成器长"。

这里"不敢为天下先"不是要你不去负责任，是要你不要冒头，不要做那些时机没成熟的事情，要多方面考虑。天地日月是大公无私的，所以人也要大公无私，也就是要"不敢为天下先"。那么"夫慈，以战则胜，以守则固，天将救之，以慈卫之"，是说遇到了困难，天来救你，假设你不慈而卫之，天也救不了你。我们来这里学习，来这里交流，我把过去中医的体会概括为道德健康与道德养生，其实就是"炼精化气，气化神，炼神防虚保自身，自身自有灵丹药，何须深山把药需"。内丹在哪里？在自己身上，什么叫精？什么叫气？什么叫神呢？好比这盏灯，灯里面油就是精，你给它放上灯芯草一点，火就燃了，你把手放在火旁边，它有热气，而这个火光，就是神，这是我的一种感悟。精气神，联系到我们的身体呢。我们都能看得见、摸得着的身体，是精，但实际上我们是瞬息万变的，我们是能量态的，这就是气，而我们的精神意识，这就是神。三者虽然不可分开，实际上意识是主宰者，但我们现在缺乏对人类意识、对大自然的这个意识的真正的研究和了解。

为什么上一世纪，量子论和相对论是最大的科学成就？有人说量子论和相对论是既有矛盾，又相辅相成的。量子论的发现让整个人类、整个社会推进了一大步。我最近对量子力学有个感悟，我觉得量子，能量也。整个宇宙由百分之四的显物质，百分之二十三的暗物质和百分之七十三的暗能量组成。能量是物质吗？信息是物质吗？我找了一些书来看，我越来越坚定地相信广义的物质是包括信息、能量和狭义物质的。我们，以前的研究老是注重在狭义物质上，不注重广义。

德国的一位教授讲中国的文化，对整个科学界的贡献是非常大的。譬如他在研究元素周期表的时候，发现元素周期表按照周易六十四卦去排列，排列出来以后对人类生命健康的研究非常清楚，可以清晰看出哪些元素对身体有好处，哪些元素对身体没好处。他发现，中国的很多的见解非常惊人、非常超前。我再举个例子。最近我看到福州大学一位教授的讲稿，这位教授发现人体超阴离子氧化自由基在我们人体的走向就是经络的走向，他在大白虎身上用荧光技术显现出来。而且随着时间的不同，经络还走向不同的脏腑，和中医的子午流注有一致性。再譬如肺和大肠相表里、心与小肠相表里、肝胆互为表里，在胚胎学上就可以重复验证。当精子、卵子结合以后，就会很快地分裂，形成一个初始管道。这个初始管道一头是未来的嘴，一头是肛门。接着，在这个初始管道上继续分，形成未来的大肠和两节肺。第二个初始管道，就分出未来的小肠和心。第三个管道分出未来的胆囊和肝。这就是肺与大肠相表里、心与小肠相表里、肝与胆相表里用胚胎学研究的结果。所以，从胚胎学的层面，治肺的方法可以治某些大肠的病，这不是没有科学数据的。

再比如讲到八卦，天地、水火、山泽、风雷。有了天地，然后有了人类；有了水，出现了生命；有了火，就有了温度，形成了热带、亚热带、温带、亚温带、亚寒带、寒带，接着有了万事万物的出现，所以后天八卦的主卦是水火，我们的祖先是不是很有智慧呀？人类离不开的主要是淡水，淡水就是江湖、湖泊，现在叫湿地，古人叫泽，有山就有水，水从山上流下来的，这就是山泽的来源。但是你走到山顶上，比如说我们到山江源头，到了青海，你看，水从哪里来？"黄河之水天上来"。热带风暴，带来了水，还带来了风和雷。这就是八卦，对我们自然界最重要的自然现象做了描述，也是自然界最重要的原动力和恒动力。我们现在有2000多万种物质，不管是人工合成还是自然合成的，都有一个规律，就是最后一圈的核外电子一定要有八个，一个不多，一个不少，这就是八卦的巧合。我们人类的遗传离不开基因密码，也就是腺嘌呤、鸟嘌呤、胸腺嘧啶、胞嘧啶。氨基酸的组合一共64个，与我们周易六十四卦伟大的巧合，其实这都是我们祖先伟大的智慧。

其实现在，怪病越来越多，越来越年轻化，而绝大多数的人吃得比地主好，住得比地主好，穿得比地主好，病从哪里来？因为我们现在以钱为最重。你看"钱"和"贱"，只是偏旁不一样。我想，老祖宗是要提醒我们后人谁被钱迷了，谁就把自己变成了一个下贱之人，为了钱，夫妻反目、夫妻成仇、兄弟残杀，为了钱，各种各样的病都来了。所以，我想精气神，要以精神为主导。

我们知道，原子是由原子核和核外电子组成的，原子核由质子、中子组成，质子、中子由夸克组成。两个夸克就组成了能量，三个以上夸克就组成了我们狭义的物质。门捷列夫并没有看过单个的原子，但是他就能总结出元素周期表这么伟大的规律，所以我们不要轻看古人的智慧。因悟性产生的智慧往往是大智慧，只有把握大智慧我们才能够真正让自己越来越健康，也才能去帮助家人，帮助朋友，帮助人民。

这是一个道和术的问题。现在很多人都希望别人告诉他一个秘方，但是你知其方，不知其病，也没有效，只有当你悟道，你才能举一反三、举一反八，用庄子的话说，叫"通于一而万事毕"，什么事情可以做。我有时候跟我做生意的朋友讲，中医强调八纲辨证，做生意也离不开八纲辨证，只是换了 8 个字，中医是表里寒热虚实阴阳。那么做生意呢？就是质量价格服务信誉，有了这 8 个字，企业一定能搞好。我有一次做养生讲座，一个年轻人站起来，问我会不会炒股，我说不会。他说你不懂炒股，跟我们讲什么养生。接着站起来就走了，而且走掉了十几人。后来，我就去学怎么炒股票，发现炒股票和看病是一样的，要用"望闻问切"来炒，意思就是只要学好了中华文化，你什么都可以做。

我们中医学是文化的体现，每一个民族都在追求健康长寿，而你在追求健康长寿的过程中，你生活中的种种经验就会被记录下来，慢慢形成民族的特定文化。所以，没有民族医学文化的民族文化是不存在的，医学首先是文化的体现。但是我们被某些西方人忽悠，医学就变为一个自然科学，连我们中医药大学招学生大部分招的是理科生。其实在 1977 年，美国的一个医学家恩格先生，他说要把单纯的生物医学模式转变为生物-心理-社会医学模式。生物医学是自然科学，心理医学离得开人文科学吗？何况我们中医学从诞生第一天开始就是自然环境、社会环境。所以说，我们的医学模式是很先进的，不需要到 1977 年以后再改。我个人的体会是，科学越发展，越能体现我们老祖宗的伟大智慧。

譬如，"明"是日和月，我们看得见的东西都离不开太阳的光辉。而"暗"，是日和音。我们宇宙绝大多数都是暗物质，暗就是太阳的阴影，看不见，还可以靠听觉。我们老祖宗总要我们抓规律，而"规律"两个字就告诉我们宇宙中最大的规律。"规"就是"圆规"，一切都在做圆运动，月亮围着地球转，地球围着太阳转，太阳系围着银河系转，银河系围着宇宙中心在转，而且中间是空的。就算在微观，所有的核外电子围着原子核在转，中间也是空的。信息是充满在整个的宇宙中间，充满在我们生活的周围，我们是怎么接受信息的呢？是通过共振。我最近连续写的几篇文章是关于中医信息与养生保健的，我认为我们是一个收音机、一个电视机，你是怎么样的频道，就会与宇宙产生怎么样的信息共振。你收的是一个善良的频道，那么善良、博爱、感恩等信息就会与你共振，如此你的心情就会越来越好，身体也会越来越好，形成一个良性的循环。如果你设了一个仇恨的频道，那么所有与仇恨有关的信息就与你共振，一天到晚紧张兮兮的，你会健康吗？

有一个非常有名的健康专家，讲过一个故事：北方有个小伙子，肝病八九年，肝脏里面有好大的一个瘤子，四十天瘦了二十斤，睡在床上动都动不了，最后抬他去看病，抬他回来，家里把后事都准备好了。工会主席代表、党组织代表去看望他，说："你这个小伙子工作表现一直不错，现在你马上要走了，我们来看望你，你还有什么要求，我们尽量满足你。"这个小伙子感动得泪流满面，提出了一个要求，说想看一眼天安门，也不知道这一辈子还有没有机会了。这个工会主席就回去汇报，厂里认为这个小子思想挺进步的，然后决定组织上给他报销来回路费，还挑了四个年轻的工人，抬他去天安门。那么天安门看了，觉得总算可以闭眼了，结果有一个工友说既然到北京了，不如去北京大医院看看，接诊的医生是全国影像学权威，看完了以后说，你这不是癌症啊。这个小伙子听到这个消息后，一下子就高兴了，就能站起来走，能吃能睡，很快就好了，这说明什么？信息可以杀掉一个人。肿瘤就是个慢性病，大千世界一物降一物，哪有治不好的？就怕医院给下了"不治之症"的结论，怎么治都会死，到时候真的就是人财两空了。我最近收集了一些资料，就是讲到一些被断定活不久的肿瘤患者，把信息转移后，身体就越来越健康了。所以，很多事情都值得我们去反思，不要老是停留在狭义物质上。

　　有一次，我从洛杉矶飞回广州的时候，看见了一边白天一边晚上，感觉非常有意思，突然发现和太极图很类似。所以，你在生活中只要仔细去发现，我们祖先的大智慧就会经常闪出来，你比如说"善良"的"善"字你怎么写？"美好"的"美"字开头，"欢喜"的"喜"字结尾，博爱、感恩、行善积德的人，你的人生一定是美好的开头，欢喜的结尾。但是"恶"呢？"恶"字怎么写？"亚""心"为"恶"，这告诉你心一定要正，不可有一点偏，稍微一偏，你可能就恶语伤人，你的人生道路上就可能结下一个恶果。所以，这就是我们祖先留下来的智慧。

　　20世纪，当人类的科学研究从狭义物质上升到能量阶段的时候，整个社会发展多快。但是现在讲的信息是附着在能量层面的信息，真正对人类意识内容的研究根本还没有完全设立。其实我们中国藏龙卧虎的学者很多，他们耐得住寂寞，一个问题一个问题地研究。刘力红老师写《思考中医》也很多年了，你看他最近在哪里？还在成都学习，他自己带了一大批研究生了，但他经常把自己摆在一个学生位置上。我记得刘力红老师给我推荐过一本《内证观察笔记》，有些人读了觉得里面有迷信的东西，有悬的东西。其实，我们人类对大自然规律的认识不到万分之一，而所谓的科学家、所谓的学者最喜欢拿万分之一去解释万分之万。他解释不清的，他就说你是伪科学、是迷信。所以，我说这些人才是最大的伪科学者。伪科学者包括两种，一种是封建迷信，一种是科学迷信。

其实民间藏了很多好东西。我认识一位道长，他是把中药发酵后来治病。发酵告诉我们一个问题，我们每个人由六十万亿个细胞组成，但是我们身体里同样有三百万亿个细菌、有三千万亿个微生物，我们是生活在微生物的汪洋大海之中，缺少正常的益生菌，我们就会生病，就不可能健康。就像我们每天早上去买酸奶吃，其实吃的是细菌，只是叫"益生菌"，买的冬虫夏草也不过就是麦角菌和真菌。我们应该重新认识微生物跟人类的关系。《新华字典》的倒数第三页上告诉我们，地球有四十六亿年的历史，人类的历史在《新华字典》上只有一百六十万年，现在普遍承认是三百万年，而细菌跟微生物有四十亿年的历史，它们是我们地球村的先民，所以我们不能与它们为敌，要与它们和谐相处。我在《科学世界》杂志上摘录了这么一段话："生命密码"不仅仅是被记录在 DNA、RNA、蛋白质的序列里，它也寓于这些序列之外的其他种种生命物质（比如能量"货币"腺苷三磷酸，即 ATP 的产生和流通）和行为（感受和认知）之中。对基因组序列的彻底解读，标志着基因组生物学研究的新起点。这就说明广义的物质是包括信息、包括能量，我们不要认为精神的主宰不重要。你给人家治病，你的药开得多么准，你的药多么质量高，他如果睡不好觉，这个药马上效果减半。如果他还心事重重，那药效又减半。所以，我们的祖先研究，强调的是一个整体观念。

我看书看得很杂，在赖声川的书里有这么一段文字："说来讽刺。如果你是当年在雅典、中国或印度追随苏格拉底、孔子或释迦牟尼的门徒，你的目的绝对不是学谋生的一技之长，或者得到可以加薪的证照，你唯一的目的就是学习这位老师所教导的唯一科目，'智慧'。反观现在的教育体系，五花八门，独缺这个科目！现在的学校是学习技术而不是智慧的地方，我们正选择一条与古人相反的路，不自觉中推卸责任，不愿面对'智慧'这门过去唯一的科目。我所指的是个人的智慧，也就是个人对生命的透视力，对宇宙的觉察力。但多少能干的知识分子碰到人生危机时彻底无助，甚至崩溃？这时抱怨没人教他们对付这些问题的智慧，为时已晚。"

我们研究病的目的是为了治病，治病的目的是为了健康，为了什么的健康呢？为了生命的健康。但是我们问问自己，包括我们这些医生，我们对生命又学习了多少、了解了多少呢？一个对生命都没有很好了解的人，你研究的疾病的方法说不定就错了。

说生命复杂吧，很复杂，每个人都是有六十万亿个细胞，我们人身上的血管，连起来可以绕地球两圈半，我们的 DNA 连起来是太阳系直径的……非常复杂。但是你说简单嘛，又很简单，我们每个人的体重的 64.3% 是氧元素，10% 是个氢元素，1.6% 是碳元素，3 个元素占了我们任何人体的 92.9%，还有 3% 的是氮，2% 的是钙，1% 的是磷，0.35% 的钾，0.25% 的硫，0.15% 的钠，0.15% 的氯，和 0.05% 的镁，这些常量元素，占了我们体重的 99.8%，多简单，其中五个元素组成我们看得见的外表，包括脂肪、蛋白质、核酸等，还有六个组成我们细胞外液、细胞内液等。当然我们的新陈代谢需要很多重要的酶，这些酶离不开一些重要的微量元素，在体内含的比例多少，从 0.026% 的硅到 0.005% 的铁，一直到 0.000004% 的铬和 0.000002% 的钴，等等，我们的科学家也总结出来了。

金日光教授从中还发现了什么呢？我们的细胞为什么能瞬息万变？我们坐在这里，每秒钟我们的骨髓就可以产生两百五十万个红细胞出来，两百五十万个细胞死掉，如果你只是新的出来，旧的老不去，这就是白血病的一种。我们的骨髓，每一天要换掉四两，如果骨髓只生不死，这就是白血病。这其实是新陈代谢出了问题，该走的不走，新的就不能出来。金日光教授告诉我们，生命动力元素主要有锶、镁、钙、钪、钛、钒、铬、锰、铁、钴、镍、铜、锌、钼等含水络合离子。中药为什么能治病呢？因为中药里恰巧含有最容易被人吸收的这些生命动力元素。他举了个例子，为什么贫血可以吃四物汤？因为四物汤里四味药，每味药都含有水络合离子状的、丰富的铁元素，其中当归里的含量还是其他中药的 80 倍。所以，中药里边叫当归是补血的圣药。他写了一本书叫《当代中医药生命动力学》。

我们人是瞬息万变的，你身上的所有的细胞都在瞬息万变。你现在是你，马上又不是你了。所以，我们不要停在狭义的物质上，要超越到能量层面，还要更上升到信息层面。其实我们每个人身上也有电磁波，每秒三十万公里,月亮离我们三十八万公里,你说我们有多大的能力,我们有多大的能量?每个人身上不知道有多少潜能都没有挖掘出来。

爱因斯坦有句名言:"宇宙最不可理解之处是它是可以理解的。"所以,我们不要自暴自弃,不要认为"哎呀,太复杂啦,搞不清楚"。当你得了一次感冒或者得了一次病,你发现这个病突然间在某一个时辰好了。这是为什么呢?这就值得我们去研究了。你看我们的心脏,我已经60多岁了,我的心脏就跳动了20多亿次,都没有坏过。哪一个人造运动机器动一亿次不报废的?找不到。所以,我们要珍惜我们的身体,不要安了支架才后悔。我们不要认为我们的生命是随便来的,我们的生命是上天给的,你到世上走一遭,应该尽力去做该做的事。

我读了巴金先生的《随想录》,这本书有44.6万字,可是巴金写了8年,为什么?他在序言里写,因为他病了,78岁的时候五劳七伤,病得写字都写不动,所以他创作得很慢。79岁,他在上海住院1年,看遍了所有医生,很多人都认为他在那年就会走掉。80岁,香港中文大学给他授予荣誉学位。他跟他女儿说,我如果再不去,可能一辈子去不了啦,他女儿就陪他去,并且事先跟香港中文大学组委会说明父亲身体很不好,请不要安排他做学术报告。校方同意了,只是让他在拿奖的时候说几句话,就送他去宾馆了。等巴金先生回到了宾馆,有一个学生跑来给了他一封信,说这是香港大学的同学委托转交的一封信。那封信很薄,巴金拿回家打开一看,就几句话,"我们见到您很高心,您是我们学习的榜样,您就像这篇文章里所赞扬的人一样。"一篇什么文章呢?一篇英文文章,还是复印件,只有五段话的英文文章。

他发现其中三段话特别有意思:没有人因为多活几年几岁而变老,人老只是由于他抛弃了理想;岁月使皮肤起皱,而失去热情却让灵魂出现皱纹。你像你的信仰那样年轻,像你的疑虑那样衰老;像你的自信那样年轻,像你的恐惧那样衰老;像你的希望那样年轻,像你的绝望那样衰老。在你的心灵中央有一个无线电台,只要它从大地、从人们……收到美、希望、欢欣、勇敢、庄严和力量的信息,你就永远这样年轻。他反复地读这三段话,最后得出一个结论:过了八十岁,我要从零开始。于是,他最后活到了101岁。我写过一篇文章叫"世纪老人巴金的长寿秘方:生命信息与养生保健"。巴金为什么活到101岁?三个字,"仁者寿",还是落在道德上。你读他写的书，发现他是一个非常爱国的人，老想着国家，想着人民，想着真理，尽管他受了很多委屈、吃了很多苦，他都这么坚持。所以，最后我发现他长寿的秘密其实就是老祖宗的话"仁者寿"。

由于时间关系，我今天的讲课就到这里，谢谢大家！

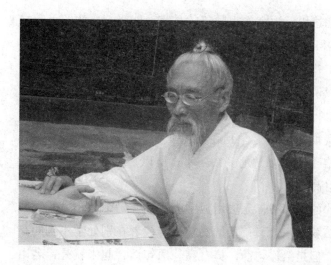

【名师简介】

　　王泰科　道长，武当山全真教高道。出生于河南省南召县鹿鸣山，武当著名道家养生专家，生于中医世家，自幼受父教习医药，早年临床于内外各科，学习中草药栽培采集、炮制等

中药常识。后遁入道门，游至武当山潜心修炼至今。擅长书法、道教乐器、周易预测，尤其精通中医药原理和武当养生功。王泰科道长一直致力于武当道教医学、武当道家养生功、命理、堪舆、周易、术数的研究，曾著述出版《大药性赋》《养身功十二段锦》《大众养生之道》等。多次随团远赴美国、法国、泰国、中国台湾等国家和地区进行道教文化交流。

【名师专题】

浅谈传统中医的思想、理论和方法

——还原中医的真实面貌

武当山全真教　王泰科道长

　　今天应邀与大家交流经方的文化，感到很荣幸。能和这么多的老师、学生、专家、教授在一起交流，是多么幸福。在这个地方交流经方是非常有意义、有价值的。因为武当山是仙山，我们来到这个仙山、圣境，无形当中给大家带来一种精神上的愉快，对道的一种憧憬。俗话说，离地三尺，头有神明。我们在这里，沐浴着祖师爷的甘露，能听着自然的天籁之音，能享受着自然的阳光，呼吸着新鲜的空气，我们的心身是多么的喜悦。这体现了什么呢？"名山名水出名人，因名而名"。武当山是个名山，丹江的水是名水，所以说，山和水，促成了一个地灵人杰的局势。

一代祖师在这里修行，一代的名人志士在这里留下了秘籍，他们的精神存在这里，所以，我们在这里能学到在其他处学不到的知识。在这里，有那么多专家、教授给我们上课，是多么荣幸，所以，还有下半句，"高师高徒授高道，德高且高"。

历代的高师、历代的祖师爷，无法用数字去表达，是个无止境、无数的东西。历代的高师培养出一代又一代的高徒，传授着在别处学不到的高道。这就是德高且高。但是给你句话，莫自高。两句话合起来就是：名山名水出名人，因名而名，莫自名；高师高徒授高道，德高且高，莫自高。

来到武当山这个地方，带给大家一种道和德的感受，可能讲授的内容在别处也能听得到，但是带给我们的感受不一样。因为这里是仙山洞府，不入其境，难得其传，不入仙境，难得仙传。所以，希望每一个学生，在老师的亲传口授里，好好领会，用心灵去感受。再把学到的东西带回去，做很好的发扬。既来高山，不可空回，希望各位受益多多，满载而归。

我跟大家交流的，是微不足道的东西。我已经在山上住了几十年，久居深山，不知世情，每天独往独来，孤陋寡闻。我的一些观点，或许是很幼稚的，因为没有人交流，所以我说的任何一个观点，只是我的一个想法，不代表什么，我今天只是想和大家分享一下我的一点想法。

我不讲经方，我只讲现在学医的时弊。因为任何事情，都是先有思想、认识，才有实际行动，思想支配行动，理论指导实践。如果我们没有思想理论，就等于没有明灯照路。所以说，思想理论是文化体系的指路明灯，是每个人的文化精神之路。一个人，不能没有精神，一个民族不能没有文化精神。所以，我们学黄老之道，传播岐黄之术，必然是要一种精神支柱。郭沫若说过一句话很经典，如果没有道教文化，就等于大树没根。鲁迅先生也说，中国的根底全在道教。这些名人对道教有如此高的评价，我觉得一点都不过分。

因为黄老思想，传扬的是天下阴阳自然之道。而孔孟的学教，传播的是中国历史文明的精神。如果我们医学界的人，没有这样一种精神，就会产生很多时弊。我们也知道，有人冲击中医，说伪中医、伪科学。我们不去计较，而是应该反省自己，去除弱点，从而壮大自己，端正自己的思想态度，也就是要明确传统中医的思想、理论、方法，还原中医的正确面貌。

中医有道学、玄学、神学、仙学、哲学、生命学。我很赞成张锡纯衷中参西的观点，因为时代不一样了，西医有些诊断治疗，我们要学习，我觉得我们应该继承衷中参西。

我认为，我们现在应该还原中医的理论体系，回归传统中医。什么叫传统中医呢？我想上古时期，东方医学的经典理论，才是我们的传统中医。我认为，只有用传统中医的观点去治病的人，才叫中医。我们应该把黄老思想、岐黄之术传承下去，我们应该学习老祖宗传下来的东西

首先，传统中医应该学习东方医学三圣的经典，包括《神农本草经》《内经》《难经》，继而学习历代的医圣、名医留下的宝贵经验。但是，我们必须明确，要以道德思想化生。欲学技术，先学道德。在这个经济挂帅的时代，很多人唯利是图，背叛自己的良心，所以说，我们学中医，必须要先学道德。

而我们应该以阴阳五行来体现我们的思想理论体系，中医是以阴阳为体，以五行为用的，从阴阳五行的生克制化来体现它的变化，来平衡它的变化，所以我们的思想必须建立在这个理论体系里面。在这个体系里，我们还要知道中医的传统，知道中医的治病法则，什么叫中医，中医基本特点是什么，等等，这些我们都必须明明白白。

中医的诊断必须依据望闻问切，四诊之法少了一个都不可。望其形神，闻其声味，问其病情，切其脉搏。脉是一个很真实、很真切的东西，中医必须学会切脉。不但要学习二十八脉，其细微之处也要知道。摸脉了以后，自己心里明明白白的。他哪一脏有病，属于阴、属于阳、属于虚、属于实都清清楚楚的。但是望闻问切必须得参合，主要以望色切脉为主要，参合问和闻，望闻问切缺一不可。必须学会四诊参合，而且有过硬的脉法，并学会辨证。只要辨出是寒热温凉表里虚实，心里又何愁没有方法呢？不就是用汗吐下和清温补消的八法治疗吗？八纲辨证法治疗，这不就是我们中医的传统，先圣的武器吗？如果不学会这些东西，就不容易准确判断疾病了。

有些在跟我学习的学生，就说以前上课老师都没讲。我说那你还得在我这重新学，脉这一步不过关，你就毕不了业，出不了师。我们应该把失去的宝贵经验捡回来，不能把脉诊疏忽了。

第二个问题，应该强调中医的整体观，不可分门立科。过去的中医，只有男科、女科、儿科、外科，而现在分得太细了，影响对疾病的全体治疗。中医主张标本兼治，急则治标，缓则治本，也主张内外结合。比方说针灸、推拿，刮痧等的一些外治法。而现在把整体分解，把中药也分成儿科用药、妇科用药、男科用药、老年用药，这太荒唐了。中医只有寒热温凉、升降浮沉、苦甜酸辣。现在，我们已经被外界的邪说扭歪了思想，所以应该恢复中医的完整体系，也就是说要以内科统帅各科。内科是各科的桥梁，内科通了，一通百通。这和血气阴阳是一样的道理，阴阳就贯穿了整个宇宙，大如天界，细如微尘，万事万物无所不容。

第三个问题，现在的中药为什么治不好病？我在丹江的时候，遇到了许多采女贞子的老太太，这些女贞子都没有长黑就已经采了。我跟老太太说，女贞子要过冬长黑以后才有效，才能滋阴补肾，现在采太可惜了，等等再采吧。她们给我的答复是：我们老百姓没有钱，只要能卖出钱就可以了。还有人说，就是要青的女贞子才有效，还说是科学道理。我认为这是胡说八道，不过也可能是我久居深山不近世情。如果女贞子不熟就可以入药，那么其他果仁类的药如大枣、山楂，是不是也不需要长熟，半熟就采了呢？我想这是个谬论。所以，适时而采非常重要，否则会对中医的疗效产生负面影响。

采药以后要进行炮制，这就像市场买了菜，该生吃的要生吃，该炒熟的要炒熟，该蒸的蒸，该煮的煮。中药也一样，通过炮制去毒或增效。譬如要九蒸九晒的药物，我是一遍都不省事，这样的药效才特别好。中药有十二种炮制方法：酒醋盐煮，姜煽炙炒，蒸煮煅片，飞腌揉捣。现在有了机器，在很多环节上可以代替手工，但是在关键点上没有手工的好。举个简单的例子：石磨磨出来的豆腐，跟磨豆腐这个机器打出来的味道截然不同。现在很多年轻人都体会不到我们那个年代的自然风味了。我认为东西复古不是一种落后，而是一种进步。我们不妨用这十二种方法来炮制药物，对比一下疗效，自然就会信服了。这是对中药炮制的疑问。

那么在采药时间上，我认为也应该恢复传统。有二十四节气，我们要根据不同的节气制作不同的药。比方说三月三采蒲公英，五月五采艾，七月七采益母草，八月八采桂花，九月九采菊花，寒冬初九采女贞子等。我们应该根据二十四节气，知道什么药该什么时候采。同时，我们也要避免中药种植过程中使用农药、化学制剂。

我师父年熬益母膏，用的是几百年传统的炮制方法。丹参是这里面很重要的一个药，我师父有一个经验：这个丹参从山上采回来的，5斤丹参才能熬1斤药，在田里种的，10斤都熬不到1斤药，因为在田里生长时间太短了。

我们采集药，不要论成本，不要论价格高低，关键是要保证药的疗效。如药采集不应时，栽种不合理，产生很多负效应。而炮制药物，中医有12种炮制方法，都是根据患者的需要而设的，我们不但要重视炮制手法，还要重视炮制药的日子，所谓的择黄道吉日炮制，每一个月的节令都是我们炮制药的好时机。特别是那些解毒药，如万病解毒丹、大罗紫金锭等，通过择定日子炮制的，对于蝎蛰、虫咬、毒蛇咬伤效果比较明显。而过了五月端午再做，效果就差了一大截了。我们制的太阴丸、太阳丸，在日食和月食的时候做出来的药丸就是空心的，而其他时间做出来的药丸却是实心的，在初十的时候做出来是半空的，非常奇怪，你说这是什么原因呢？这冥冥之中的妙用太多了，我们不得不相信择日是一门学问，择日是制药的一种必要。

所以，我们现在要知道药怎么炮制，用什么炮制，不要省事，不要走捷径。采集药物的时候，也要适时而采，那么对药能达到什么的效果，我都是提前知道的。所以，我们应该把传统捡回来。以上我提出的观点，供大家参考。

下面，我再说下一个问题，中医与道医有啥区别？近几年，有不少采访专门探讨这个问题。那究竟什么是道医呢？我想笼统而又准确地讲，你必须是一个道人，篆道行医。如果你不是一个道人，不知道什么是篆道行医，那只能说你是一个门外汉。如果大家觉得我的说法过分，那么我现在出一个题，看谁能圆满的回答。什么是道呢？

有人认为就一个字，好说啊。道，贯穿着周易、命理，贯穿着万事万物，贯穿着我们的人生，贯穿着医药，步步是道，但是谁又能把道说清楚呢？其实这是一个大题。大家想想，如果篆道容易，那么这些阴阳变化就应该了解得非常清楚，你又何愁不会治病呢？道医除了传统中医的基本特点掌握之外，还要突出道教，把宗教特色用于治疗，因为有些病，不是单靠药就能治的。另外，道医还讲性命之学，通过各种方法把人控制在不病的状态，人不病则寿，驻寿可仙，祛病、强身、延年、得道、成仙。另外，还有一个问题我要讲一下。作为一个道医，不能认为有毒的药就闻之远避，就不能用。我们要取其长，用其毒而制毒。毒药有它的专门用法，你只要用好，随手起效，救人治大病。药本身有毒，但是可以通过炮制以减毒，或者有时候是专门用这个毒。不可因毒掩光，把它打到冷宫里去，这就可惜了。如果都认为附子有毒，就不去用，那么我们的扶阳派为什么还用那么多附子呢？

我经常在反思一个事情，究竟附子、干姜是热还是寒？有些人能用几十斤，能用一辈子，难道他身上是冰凌组成的？我觉得不好解释，我现在还没有思考好。还有巴豆、大黄是泻药还是补药？等等，一系列的问题，其实这都涉及制药工艺。如果一个医生看见某个药说太凉，不敢用，太热不敢用，有毒又不敢用，那么只用平药，能治病吗？我们的用药八法不是明明白白说虚者补之，实者泻之，表者寒之，里者下之嘛？所以在辨证论治的前提下，要把药用好，对于有毒的药物，谨慎把握就好了。所以说，只要学会辨，知道阴阳的变化。其实没有毒的东西，人参照样会导致人死亡，黄芪也治死过人，熟地用200g也会导致人昏迷。有一个人突然昏迷了一个星期，睡在床上，活不活，死不死，不会说话，有人说找谁谁谁就会好。那时候我在山上了，还把我叫下山去看，我一看处方方剂开的没问题，就是熟地用了200g，过量了，而且还炮制得不好，掐开一看，里面还是黄的。我用了半斤山楂、二两大黄救他，好了。你说熟地有毒吗？本身没毒，只是用得不当。这就和人道一样，每个人都有短处，你要取其长，变通地来认识，大才大用，小才小用。再高大的建筑，也要靠细粒的河沙来黏合，但如果只拿出一粒沙子，这有用吗？用药是这样，用人也是这样，观察世道也是这样。道家在炼丹的时候，肯定也经历过多次失败，最终才得出好的结果。道人都不怕这些毒药，只要善于变通，掌握其中的理，那么就是无穷无尽的力量。

大的层面上，道医讲的是大宇宙，天地的阴阳变通，风寒暑湿燥火对人的利害。人的七情六欲能导致疾病，大家都知道。那么大地的气候，风寒暑湿燥火，你能避开吗？它们是有益的还是有害的呢？在六气当中，适其时而有其气者，就为正气；失其时而有其气者，就为邪气。适其时而有其气，形成春温夏热、秋凉冬寒，这是四时的正气。如果春天当热的不热，当温的不温，夏天当热不热，秋天当凉的不凉，冬天当寒的不寒，这就是失其时而有其气，导致了春不生夏不长、秋天不结果冬天没有收藏，这就是邪气。你在六气当中生存，可是六气好还是不好呢？同样的气候，有些人会感染上疾病，有些人毫无影响，这和人的个体差异有关系。你健康，就不会染病，你符合致病的条件，就会得病。我们必须要懂得这些道理。

人在大气中生存。抱朴子曾经说：人在气中，气在人中，气在人在，气去人亡。何尝不是这样呢？人每天呼吸吐纳，呼吸的不就是宇宙间的氧气吗？不就是新鲜空气吗？如果没有新鲜的空气，你这个人的五脏之气怎么能维系？所以，人在气中生存，气又在人中来支撑着你的生命。五脏六腑都有气，如果没有气来帅血，那你就是一个病体。所以，以气帅血，气随血走，血随气行。气通，才不痛。《内经》的话很简练，如果你能理解《内经》中的十句话，那你就是一个明白的医生。

人有五脏，以五行为代表，心就是火，肺就是金，脾胃就是土，肝就是木，肾就是水。这是非常形象、非常真实的东西。古人是怎么认识的呢？心为啥是火呢？因为心是红色的，火性炎上，心的形状就是火形。肺为啥是金呢？金是白的，司以呼吸。那肾主水，肾就是黑的。脾胃就是黄的，它属土。接着，再用五行的变化来产生五行的生克制化，金来克木，木来克土，土来克水，水来克火，火来克金。一生一克，来促进你的循环，相生、相克的关系，得到了阴阳的平衡，互相促进，互相制约。所以，中医是一门哲学，是靠变化来体现的。如果你不了解这种变化，你怎么把内脏的关系调理好呢？

当一个人有胃病，除了知道此人本身有胃病，还要看他会不会被其他脏器所克制。有胃病的人，有几个肝脏没病的？这是一种木克土的关系。其他脏腑也一样，生我者，我生者，克我者，我克者。只要掌握了这个规律，何愁不能处理病呢？

偏盛了、偏衰了都是病，盛也不行，弱也不行，你要把脏腑调和到平衡状态，才是没灾没病。心脏有热，火性上炎，怎么样让火热泻下去呢？

名师经方讲录

心与小肠相表里，泄小肠的热，自然就能泻心火。大家想想是不是这个道理？又如祛脾胃之湿必须利小便，不利小便，湿气就没法出去。这就是我们用药的变法，缺一不可的关系。

所以，我认为首先要端正思想，找准理念，自己来成就自己，自己来提高自己。什么病我都能治，哪儿有治不好的病，只是说早晚的事。我们自身要强大，那么强大从哪里来呢？不就是学会的阴阳的变化，学会了道医的阴阳变通吗？这不就是德高且高了吗？所以说，道为医宗，道学一宗，命易理，都出于道。明白了，你才能成大道，你才是不老神仙。必须强调的是，道德是道医的处世核心。在环境恶劣的情况下，患者来了，你去不去？特别在农村，有些人冒着风雪来请你去，你去不去？你不去就是不够医德。但是你去了，没这个本事，也不行。所以说，道为体，德为用，医技医德是必需的，是我们提升自己的必修功课。

所以今天，我不讲经方，因为经方是一辈子的经验，太多太多了，真是说不完。我从十五六岁开始行医，现在已经将近60年了。如果我一年遇上10个疑难杂病，那么我有多少案例可以和大家分享啊，所以我就不说了。我只是把理念告诉大家，让大家知道如何去提升自己，该读什么书，该走什么路，当老师的该怎么教学生，当学生的应该怎样去学习，明白了这些之后，就可以星星之火去燎原大地。希望我们这个班，越办越好。我们都共同走在这个行善路上，越走越远，越走队伍越壮大。希望永远办下去，让天下人民多多受益。好，不说了，谢谢大家！